LA MEDECINE THÉOLOGIQUE,

OU

LA MEDECINE CRÉÉE,

Telle qu'elle se fait voir ici, sortie des mains
de Dieu Créateur de la Nature, &
régie par ses Loix.

OUVRAGE, OÙ S'EXPLIQUE
l'Hygieine par les principes du Méchanisme :
puis par de semblables notions tirées des Scien-
ces les plus propres à perfectionner la Méde-
cine, l'on y développe les idées des vraies
Causes des Maladies, de l'Ordre auquel elles
appartiennent, & de leurs vrais Remèdes.

On y a joint à la fin les Thèses de Médecine
de l'Auteur de ce Traité.

TOME SECOND

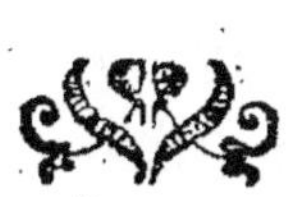

A PARIS,

Chez GUILLAUME CAVELIER, ruë S. Jacques,
près la Fontaine S. Severin, au Lys d'Or.

M. DCC. XXXIII.

Avec Approbation, & Privilège du Roi.

LA MEDECINE
THÉOLOGIQUE.

TROISIE'ME PARTIE,

OU

L'ON CONCLUD CET Ouvrage en examinant, suivant les principes qui ont été établis dans les deux premiéres Parties, quelles sont les Sciences nécessaires pour perfectionner la Médecine.

I.

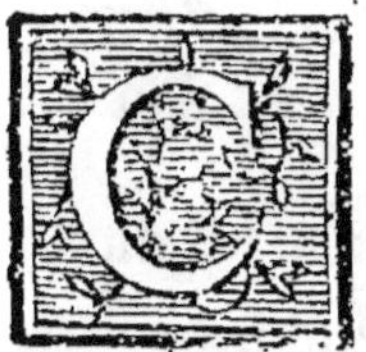ES Loix si universelle-
ment & si constamment ap-
perçûës dans toute l'œco-
nomie animale, en tout
âge, tout sexe, toute condition, tout

Tome II.   A

état, de santé ou de maladie, sont donc les effets, les conséquences & les émanations de l'*ordre du Créateur*; & de-là se comprennent les sortes de connoissances qui sont nécessaires pour faire un parfait Médecin. Les anciens Médecins s'étoient proposé cette perfection dans un enchaînement de plusieurs sciences, qu'ils appellerent *Encyclopédie* (*a*), sans laquelle ils jugeoient qu'un Médecin ne pouvoit se rendre parfait ; persuadés que cette *Encyclopédie* ouvroit seule le chemin à la félicité ou à l'heureux succès de l'art : *In Medico nulla potest esse perfectio sine illâ Encyclopediâ, quæ viam homini munit ad felicitatem* (*b*). Ces anciennes idées subsistent parmi les Modernes, en recommandant & réhaussant comme il font aujourd'hui, pour la perfection de la Médecine, l'étude de la *Géométrie*, de la *Méchanique* & de l'*Anatomie* ; toutes sciences qui forment chez eux une pareille *Encyclopédie.* Mais les Anciens y ajoûtoient encore la *Musique*, l'*Astrologie*, l'*Astronomie*, quelques-uns même la *Pein-*

Loix de l'œconomie animale indiquent les sciences nécessaires à un Médecin.

(*a*) Vide *Castellum*, de Optimo Medico.
(*b*) *Scaliger*, Lib. 1. de Re Poëticâ

ture (a). Ces dernieres idées ont paru de trop, ou avoir quelque chofe de bizarre, parce que la raifon ou les rapports de la *Mufique*, de l'*Aftrologie* & de l'*Aftronomie* avec la Médecine, étoient demeurés obfcurs. Mais ils fe manifeftent dans ces notions de juftefle & de régularité, que nous découvre l'*ordre* du Créateur reconnu dans les fonctions ou le *méchanifme* de l'œconomie animale. En effet, ces fciences étant toutes également dans l'étude des *juftefles*, des *rapports*, des *raifons*, des proportions qui font en toutes chofes; elles enfeignent également à chercher, à découvrir dans le petit Monde, qui eft le corps humain, le poids, la mefure, la vérité invàriable des nombres & des proportions que le Créateur a mifes entre tous les êtres de l'Univers, comme le Sage l'a reconnu en lui difant, *Omnia in menfurâ, numero & pondere depofuifti* (b). Mais ces raifons de juftefle, tirées de l'ordre du Créateur, donnent la *raifon* de l'équilibre créé entre les *fluides* & les *folides*.

Ces fciences font celles qui enfeignent les proportions.

(a) Vide *Caftellum.*
(b) *Sapient.* c. 11. v. 21.

A ij

& par conséquent du *ton* naturel sur lequel le Créateur a originairement monté les organes du corps humain ; & voilà la vérité des convenances que ces sciences des nombres, des mesures & des proportions ont avec la Médecine, c'est-à-dire, avec l'ordre, dont on doit se faire une étude, pour se mettre & se tenir au fait de celui qui domine dans l'*œconomie animale*. Car *dans la Musique* (comme parle celui des PERES* qui eut autant d'élévation d'esprit que de religion), *dans la Géométrie, dans les mouvemens des Astres, & dans les rapports infaillibles des Nombres,* (c'est l'Arithmétique), *domine l'ordre avec tant d'empire. . . . . . . que celui qui combat ou qui commande sous les loix de cette Philosophie, s'éleve jusqu'à l'ordre souverain* ; c'est donc jusqu'à *la Loi éternelle,* cet *ordre du Créateur,* par laquelle nous ayons vû commencer la vie du corps humain dans sa naissance, & continuer de l'entretenir avec la santé pendant le cours de cette vie. Or comme les *loix temporelles* dans le grand Monde *n'ont rien de juste & de légitime que les hommes*

____

* *S. August.* L. 1. c. 5. De l'Ordre,

n'ayent pris de la Loi éternelle * ;
tout de même, les règles de la Médecine & les ordonnances des Médecins
n'ont dans le petit Monde rien de juste
& d'heureux, que ce qu'elles prennent
dans cette loi éternelle de l'ordre du
Créateur. Telle est la boussole du Médecin, tel doit être son point de vûë;
plus attentif encore aux manieres des
choses qui se passent dans le corps humain, qu'à la substance ou à la matiere de ces choses. Une affinité entre
les loix du Créateur & celles de la Médecine, peut-elle donner un Médecin
pour un homme détourné ou dépris
de la Divinité ? Aucun mortel au contraire se trouve-t-il par sa profession
plus habituellement occupé à contempler sa puissance & sa sagesse ?

I I. Mais croiroit-on, à ce discours,
entendre parler Médecine ? N'est-il
point étrange, dira-t-on, que dans un
Ouvrage où il n'est parlé que d'*ordre*,
l'on voye l'Auteur sortir lui-même si
étrangement de l'*ordre* de son état, de
son art & de sa condition ? Car en effet,
ces discours paroissent bien moins son-
ner comme ceux d'un Physicien, qu'ils

Règle qui
doit guider
un Médecin.

Objection
là-dessus.

* *Idem* , ibid. L. 1. c. 6.

A iij

ne paroiſſent ſe monter ſur le *ton Théologique*; de-ſorte qu'on ſeroit porté à
penſer que c'eſt voir s'immiſcer la Médecine dans la *Théologie*; ſera-ce donc
autre choſe que s'entendre débiter des
idées *métaphyſiques*, tirantes au *Sublime*, & un peu au *Séraphique*?

III. MAIS ces reproches ſortent
du fond inique & déſobligeant des
préjugés que l'on a pris dans le monde contre les Médecins, où on les donne pour des gens tout de *chair* & de
ſang, qui ne parlent & ne penſent que
corps & matiere. Mais s'ils ſont *Philoſophes*, ces Médecins, leur ſera-t-il
interdit de s'élever vers les choſes ſpi-
rituelles? & s'ils ſont *Chrétiens*, leur
meſſied-t-il de parler Religion? Ce dernier avantage a manqué à HIPPO-
CRATE; mais inſtruit autant qu'il l'é-
toit de la ſorte de *Philoſophie* qui eſt
propre à la Médecine, il prononce
qu'en Médecine tout doit ſe rapporter à la Sageſſe, *oportet & Sapientiam
ad Medicinam traducere, & Medicinam ad Sapientiam* (a), & que la Sageſſe doit faire toute la Médecine, en

____

(a) *Hippocr.* Epiſt. ad *Democrit.* de Naturâ
Humanâ.

élevant l'efprit d'un Médecin jufqu'à
Dieu, *Medicus enim Philofophus Deo
æqualis habetur* (a). Penfée qui a été
celle encore d'un grand Philofophe (b),
qui dit que le Sage eft femblable à Dieu,
en ce qu'il eft à quelque égard, &
quelquefois feulement, ce que Dieu eft
toûjours: *Eft enim Sapiens aliquandò,
id quod Deus eft femper.* Cet égard
fe trouve ici dans cette uniformité de
loix que l'on voit entre la Médecine
& la Loi du Créateur. De-forte que
les règles de celle-ci n'ont de jufte que
ce qu'elles empruntent de celle-là ; &
alors ce *fublime* dans la fcience d'un
Médecin, eft-il un titre de préfomp-
tion? Et de voir ainfi un Médecin occupé de l'action continuelle du Créateur, fera-ce une raifon de l'accufer
d'une fuperftition affectée, ou de *fpiri-
tualités féraphiques?*

IV. MAIS ces notions philofo-
phiques furent celles des Anciens Médecins dans l'étude des fciences qu'ils
recommandoient, lorfqu'occupés de la
psrfection qu'ils vouloient donner à la
Médecine, ils cherchoient à compren-

(a) *Hippocr.* de Decenti Habitu.
(b) *Ariftote.*

A iiij

dre par les vérités qu'ils connoiſſoient dans ces ſciences, dans l'*Aſtronomie* par exemple, celles qu'ils cherchoient en Médecine. *Per Aſtronomiam. . . . par-tes Medicinæ, tàm theoricæ quàm pra-Elicæ perficiuntur non ſolùm ; verùm etiam ipſum judicium, quod per Medi-cinam incomprehenſibile eſt, fit tamen per ipſam Aſtronomiam comprehenſibi-le (a).* De les voir donc ces Anciens Sages, comme HIPPOCRATE (b), & GALIEN (c), (cet homme immortel en Médecine, cet illuſtre Maître en Ana-tomie, titres que lui rend enfin aujour-d'hui la Médecine moderne, par la bou-che d'un illuſtre Médecin Anglois) (d) ; De voir, dis-je, ces Princes de la Méde-cine recommander l'étude de la *Muſi-que*, de l'*Arithmétique*, &c. ce n'eſt ni par imbécillité, ni par ignorance, dont au contraire accuſe le ſçavant VALESIUS ceux qui mépriſent l'A-ſtronomie, *Aſtronomiam*, dit-il, *de-*

Idée des
Anciens ſur
la nature des

(a) Ex *Frederico Chryſogono :* apud *Caſ-tellum*, de Optimo Medico.

(b) Epiſt. ad *Theſſalum* filium.

(c) Meth. de *Hipp.* & *Plat.* Decret. Lib. Si quis opt. Med.

(d) *Douglaſs.* Deſcript. comparata Muſ-culorum, *Præfat.* p. 1. & 3.

rident *nonnulli*, *ut ad Medicinam ni-*
hil utilem, *non aliorſùm quàm ut hâc*
ratione, *propriæ ignorantiæ pudorem ef-*
fugiant ; c'eſt au contraire un fond de
goût qu'il avoient de la haute Philoſophie , qu'HIPPOCRATE recommande au Médecin, laquelle doit l'é-
lever juſqu'à Dieu , & dont ils voyoient
les principes lumineux renfermés dans
les notions de ces ſciences. Car mal-
à-propos ſe fait-on une idée baſſe de
l'*Arithmétique*, en confondant les *cal-*
culateurs & les *compteurs* avec les vrais
Philoſophes, leſquels ſont ceux qui
inſtruits de la vérité des rappors im-
muables qui ſont entre les nombres
& entre les êtres , ont appellé nombres les *proportions* (*a*) qui ſe trouvent entr'eux, parce que les rapports
entre les *nombres*, étant invariables,
ils ſont comme les *formes meres des*
proportions , ou les *proportions* eſſen-
tielles , d'où peuvent prendre leur dé-
nomination toutes les ſortes de proportions. C'eſt donc la ſcience des *pro-*
portions (*b*) que les premiers Maîtres
en Médecine ont conſeillé d'étudier

connoiſſan-
ces néceſſai-
res à un Mé-
decin.

(*a*) Voy. *S. Auguſt.* Liv. 2. du Libre
Arbitre, ch. 11. paragr. 31.
(*b*) *Idem*, ibid. paragr. 29.

A v

sous le nom d'*Arithmétique*. Il en est de même de la *Musique* ; elle fut si estimée autrefois, que pour relever la sagesse admirable de *Salomon*, l'Ecriture nous dit qu'il étoit plus sçavant que *Ethan*, qui étoit le plus sçavant Musicien d'alors. Qui ne sçait d'ailleurs qu'aucune science n'est plus curieuse que celle des concerts & des consonnances, qui sont des rapports & des proportions si naturelles, qu'elles sympathisent avec les nerfs, & influent efficacement sur leurs *oscillations* ou leurs ondulations ? L'on en voit des exemples dans les effets des instrumens sur les *Prophètes*, qui se trouvoient inspirés lorsqu'ils entendoient le son de certains Instrumens de Musique, & encore dans la personne d'*Alexandre le Grand*, qui couroit aux armes dès que son Musicien lui joüoit un certain air & sur un certain *ton*. Elles remédient encore à des affections convulsives, ou *spasmodiques & mélancholiques*, jusqu'à faire fuir le *malin esprit*. L'exemple en est sensible dans les Saints Livres en la personne de *Saül*, qui ne trouva d'autre expédient pour chasser le *malin esprit*, lorsqu'il en étoit trop tourmenté, que d'appeller le Chantre par excellence,

(*egregius Pfaltes*) c'étoit *David* lui-
même ; car la harpe ou la Guitarre tou-
chée par une aufli habile main que la
fienne , donnoit la chafle à ce malin
génie. *Galien* fe louë encore merveil-
leufement des fecours qu'il a tirés de la
Mufique, pour la cure de fâcheux maux;
& l'on en a vû de nos jours d'heureux
fuccès pour foulager de fâcheufes mé-
lancholies. Mais les guérifons certaines des morfures de la *tarentule* *, qui
s'opérent ordinairement par la *Mufique* , fuffiroient feules pour autorifer
la *Mufique* en Médecine , & en particulier , pour faire voir la force que les
modulations ont fur les vibrations des
nerfs , pour les calmer, & rétablir l'é-
quilibre , qui eft le comble des proportions gardées dans l'œconomie animale. C'étoit encore par de femblables vûës que les Anciens faifoient
entrer dans l'*Encyclopédie* des fciences
qu'ils croyoient néceflaires à la perfection d'un Médecin, la *Peinture* , ou
le *Deffein* , fçavoir pour porter fon efprit à l'étude des proportions. Car qui
ne fçait combien les grands *Peintres* ,
inftruits par des Maîtres en Géomètrie,

* Vid. *Baglivi* , de Tarentulâ.

Toutes se rapportent au goût & aux idées de proportions que le Dessein enseigne aux Peintres.

sont au fait des loix ou des règles des proportions, pour exécuter d'une maniere surprenante des *perspectives* : de plus, qui mieux qu'eux connoît les proportions des parties du corps humain, qu'ils atteignent avec tant de justesse, que la statuë de *Polyclete*, comme le rapporte *Galien*, étoit d'un dessein si parfait, & si parfaitement exécuté, qu'elle passoit pour la règle ou le modèle à suivre par tous les *Statuaires*. L'*Astronomie* étoit encore conseillée dans ce goût par les anciens Médecins. Et en effet, quoi de plus propre à appliquer l'esprit d'un Médecin aux loix du petit Monde, qu'en le tenant attentif à celles qu'il observeroit dans les mouvemens du grand, elles qui règlent tout l'Univers ?

V. Toutes ces idées, moins bien développées à la vérité parmi les Anciens, se manifestent dans la Médecine moderne, où elles se trouvent rassemblées dans l'étude de la *Géométrie*, aujourd'hui tant recommandée pour avancer les progrès en Médecine, parce qu'en effet toute seule elle renferme toutes les idées, les avantages & les espérances de toutes ces sciences. En effet, le *méchanisme* emprunté des con-

connoissances de *l'hydraulique* & de la *pneumatique*, paroît parfaitement propre à faire comprendre celui d'une machine comme le corps humain, où les esprits & les fluides mûs & poussés par les puissances qui les font agir, remplissent les idées de justesse, d'harmonie & de proportions, qu'on admire dans ces sciences. Les sçavans *Borelli*, *Bellini*, *Pitcarn*, *Strom*, *de Moor*, *Keill*, *Freind*, *Bianchi*, *Lancisi*, *Morgagni*, *Santorini*, &c. qui ont si admirablement bien exécuté ces vûës, ont persuadé les esprits de l'avantage que retire la Médecine, de l'étude des proportions, de même que les sçavans *Physiologistes* qui ont suivi ces principes, comme les célèbres *Willis*, *Bohn*, *Charleton*, *Cockburn*, *Pitcarn*, *Bergerus*, *Techmeyer*, *Hoffmann*, *Boerhaave*, *Stalh*, & toute son Ecole ; car quels Médecins plus que ses élèves suivent tant en effet les loix des méchaniques dans l'observation du ton des parties, des modifications ou manieres d'être des *solides* *, en même tems qu'ils abjurent le systême des *méchaniques* ? En

Les Modernes développent ces idées des Anciens.

* Vid. *Juncker*, Conspect. Med. Pract. Tab. I.

faut-il davantage pour justifier le bon goût & le bon choix des sciences que les anciens Médecins recommandoient pour perfectionner un Médecin, en le dressant uniquement & le dirigeant vers l'étude des *proportions* ? parce que cette étude concourt avec celle des loix de la Médecine naturelle, qui est fondée dans celle du Créateur, & sur l'ordre de sa sagesse & de sa puissance, pour la nourriture, la conservation & l'entretien du corps humain.

VI. MAIS ce sont ces loix si admirablement ordonnées, ce sont ces règles si justement exécutées, ces proportions si réguliérement observées, ce sont toutes ces loix qui ont été entrevûës dans l'*Encyclopédie* ancienne & moderne, que nous découyrent évidemment les nouvelles connoissances en Anatomie. L'Anatomie donc bien entenduë est la plus nécessaire de toutes les sciences pour perfectionner la Médecine, parce qu'elle toute seule renferme non-seulement tout le fond de la science des proportions, & des loix véritables de l'œconomie animale, mais encore elle le développe le plus sûrement pour la perfection de la pratique; car embrassant universellement

routes les vûës de la Médecine, elle
méne directement aux moyens propres
à l'art de guérir, qui ʃont ceux de moderer ou d'exciter les puiʃʃances pour
garder ou rétablir la ʃanté.

VII. La raiʃon de ʃûreté de la
part de l'*Anatomie*, vient de ce qu'elle montre au Médecin routes ces loix
actuellement exécutées dans l'ordre, la
conʃtance & la régularité des fonctions
de la vie ; au lieu qu'on ne fait qu'en-
trevoir, & d'emprunt, les principes de
ces loix dans les règles de la *Géomètrie*, d'où il faut les copier pour les
ajuʃter aux puiʃʃances des organes du
corps humain, c'eʃt-à-dire, aux forces
des *ʃolides* & à la nature des *fluides* ;
de-ʃorte que la ʃtructure de ces organes bien détaillée, met ʃous les yeux
l'application de ces loix, par l'exercice
dans lequel elle les montre pour l'entretien de la vie. Ce qu'un Médecin
ne voit donc que de loin dans toutes
les ʃciences de *proportions*, & de près
dans la *Géomètrie*, il le voit préʃent, à
découvert & ʃous ʃes yeux dans l'*Anatomie*. En effet, la ʃeule montre de la
juʃte diʃpoʃition extérieure des parties
du corps humain offre aux yeux un arrangement ʃi bien concerté, que le

plus habile des Architectes (*a*) établit comme règle, qu'un édifice n'est régulier dans sa structure, qu'autant qu'elle a du rapport à la régularité ou à la symmètrie des membres du corps humain. Déja un grand Philosophe (*b*) charmé de l'ordre qu'il voyoit dans la composition du corps humain, avoit crû y apercevoir les mêmes beautés d'arrangemens & de rapports que dans les parties de l'Univers. C'est pourquoi l'on a conclu que les hommes ont une avance naturelle, pour connoître le monde, parce qu'ils portent un monde en eux-mêmes.

> —— *Quid mirum noscere Mundum,*
> *Si possunt homines, quibus est Mun-*
> *dus in ipsis ?*

VIII. LE détail seul des seules proportions extérieures des parties du corps humain, fourniroit la matiere d'un juste volume ; & ce volume a même été exécuté il y a plus de 100 ans par un Sçavant (*c*) d'Allemagne ;

(*a*) *Vitruve*, L. 3. c. 2.
(*b*) *Aristote.*
(*c*). *Albertus Durerus*, en 1623.

& il y traite avec bien des recherches, des proportions du corps humain, de l'aveu d'un Médecin Italien (*a*), qui a depuis lui sçavamment & très - curieusement traité de ces mêmes proportions (*b*). Mais accordant à ces deux Sçavans l'éloge que mérite leur érudition, nous nous contentons de conclure de quel nombre prodigieux doivent être les proportions répanduës dans l'intérieur du corps & attachées à chacune de ses parties, puisqu'il en paroît tant sur sa seule surface extérieure. L'on compteroit plus de cent mille de ces proportions intérieures, sui-vant le calcul que s'en fait un Théolo-gien (*c*): *Certæ proportiones etiamsi ad partes internas singulas, ad ossa, ad viscera, ad nervos, arterias, venas, musculos, adeò ut plùs quàm centum millia proportionum in solius hominis fabricâ sint consideranda.* Mais indé-pendamment des justesses de propor-tions sensibles, que ces Sçavans font observer dans un si curieux dé-

Proportiõs extérieures des parties du corps hu-main.

(*a*) *Elsholtius.*

(*b*) *Anthropometria,* en 1654.

(*c*) *Leonhardus Less.* Lib. 1. de Provi-dentiâ Numinis.

tail, nous ne pouvons nous refufer à celle que l'Anatomie moderne nous montre également répanduë fur toute la furface du corps humain.

IX. C'est dans la ftructure de la *peau*, & de l'*épiderme*, fur-tout dans celle-ci ; car elle eft une preuve complette de l'attention de la Nature dans la proportion & la jufte mefure avec laquelle elle diftribuë, place & applique les fucs qu'elle employe. Car l'épiderme n'étant formée que des expanfions fines & *arachnoïdes* des vaiffeaux nerveux - excrétoires, qui s'élèvent du tiffu de la peau pour fe replier fur fa furface, puis, en s'étendant & fe dilatant, former des millions de pores ; ç'auroit été des iffuës toûjours ouvertes, qui auroient expofé le corps à une continuelle déperdition, c'eft pourquoi ils font comme recouverts ou défendus par un nombre auffi prodigieux de petites écailles, découvertes & vérifiées par les premiers Maîtres en Anatomie *, & lefquelles fervent comme de foupapes pour moderer la fortie du *fpiritueux* que ces

* *Ruyfch , Leeuvvenhock , Morgagni , Heifter.*

pores exhalent continuellement ; parce
qu'étant chaffé par la vertu *fyftaltique*
de ces bouches *excrétoires* qui entretiennent l'évaporation furprenante de
la *tranfpiration*, il avoit befoin de ce
frein. Avec quelle juftefle donc & dans
quelle proportion la plus exacte faut-
il que ces fucs halitueux s'échapent infenfiblement, que ces expanfions ner-
veufes-vafculenfes fe rabattent fans faire de plis fur la furface de la peau , &
qu'en confervant à ces bouches leurs
diamètres naturels, elles leur ména-
gent & adaptent des efpéces de cou-
vercles par le moyen de ces petites
écailles! Pour cela donc il faut que la
puiffance qui pouffe du centre du corps
vers ces extrémités les fucs qui doivent
s'échaper, & ceux qui doivent s'*affizi-
ler* pour former les rebords de ces
bouches, le faffe avec une telle juftefle
& dans une proportion fi précife , que
rien ni d'âpre, ni de raboteux ou d'i-
négal s'accumule fur la peau. Cette
réflexion mène même plus loin ; car s'il
y a tant de ménagement à garder de
la part de la Nature, pour entretenir
la peau dans cette poliffure qui la rend
unie & *lévigée*, un Médecin doit-il
avec moins de ménagement & de pro-

Inconvé-
niens des
Emplâtres,
des Onguëts,
& de sem-
blables To-
piques.

portion employer des remèdes dans les maladies de la peau ? Ceci donc bien entendu insinuë l'abus de tous ceux qui portent trop à la peau, quand elle est déja indisposée, comme encôre de ceux qu'on y applique extérieu-rement ; car s'ils sont capables de roi-dir cette tissure écailleuse de la sur-peau, comme sont la plûpart des *hui-les*, des *onguents* & des *emplâtres*, dont il se fait tant d'inconsidérées profusions en Chirurgie ; ce sera le moyen d'atti-rer sur la peau des âpretés galeuses, des inégalités *dartreuses*, *éréfipélateu-ses*, plus ou moins *phlegmoneuses*. C'est que c'est s'éloigner pour la guérison des maladies de la peau, de ces vûës de justesse & de proportions, dans les-quelles il faut entretenir ses enduits, ses fibres & ses *excrétoires* dans la justesse de ressort & de flexibilité qui en fait la bonne habitude.

X. Aussi Hippocrate pa-roît-il singuliérement occupé de la bonne disposition de la peau, par rap-port à la santé du corps ; car comme si elle étoit l'instrument qui en marquât la mesure, ou un *hygieinomètre* natu-rel, il fait observer qu'elle ne doit pas être trop dense, ni trop serrée dans ses fibres, *Cutis raritas Alvi densitatem efficit, Cutis coarctatio Carnis auctionem* (a); de-plus, qu'elle ne doit point être craffeufe, ni féche, *Cutis squallida & plus æquo sicca, malè affectæ Alvi index* (b). Enfin il en appréhende le trop de molleffe ou la flaccidité, qui eft une marque d'affaiffement, *quibus Cutes circumtenduntur aridæ & laxæ, sine sudore moriuntur: quibus verò laxæ & raræ, cum sudore moriuntur* (c). Il en examine jufqu'aux rides pour bien juger de fon état, *Cutis collabentis corrugatio, renutritio, extensio* (d). Dans ces vûës préférant les habitudes du corps qui ne font ni trop charnuës ni trop dures, mais égales, unies & modérées à tous égards, il avertit que la couleur de la peau blanche, brune & rougeâtre (c'eft celle des fanguins) eft de meilleur augure que celle qui eft d'un pâle bizarre, tirant fur le livide: *Corporis natura probandæ sunt leves, moderata.... neque admodùm carnosa* (e);

Obfervations d'*Hippocrate* fur l'état de la Peau.

(a) Epidem. L. 3 f. 3. t. 1.
(b) Coac. 625.
(c) Aphor. 71. f. 5. Epid. 6. f. 6.
(d) Ibid. f. 3. t. 21.
(e) Aphor. 44. f. 2.

neque dura, quæ sunt colore albo, aut nigro, aut rubro. Deterius est si ex pallido mixtum colorem, aut lividum habeant (a).

XI. HIPPOCRATE n'en demeuroit pas à ce examen, superficiel ce semble parce qu'il ne regarde que la surface du corps, son attention pour le traitement des maladies l'avoit rendu observateur des attitudes, des mesures & des proportions des membres extérieurs. C'est pourquoi il prévient les Médecins sur le racourcissement que contractent les parties dans la vieillesse ; car autant qu'il est de l'état d'un jeune corps d'être grand, autant devient-il comme naturel à un corps de se racourcir en vieillissant : *Proceritas corporis Juventæ nec indecens, Senecta verò inutilis & deterior parvitate (b).*

XII. TOUTES ces marques de justesses, de rapports, de proportions répanduës sur la surface du corps, sont-ce rien moins que des annonces ou des signaux que la Nature donne aux Médecins, de toutes celles qui sont ren-

(*a*) Prædict. p. 99.
(*b*) Aphor. Sect. 2.

fermées dans l'intérieur des viſcères ou dans les organes de l'*œconomie animale* ? Auſſi le même HIPPOCRATE, ce Maître de l'art, montre-t-il une attention très-particuliérement détaillée ſur la tête ou le cerveau ; parce que de la tête doit, dit-il, ſe meſurer la force du corps & du genre nerveux, *ex Capite oſſium natura æſtimanda eſt, tùm etiam nervorum, &c.* (a) & pour toutes ces raiſons, il étoit perſuadé que le cerveau eſt la ſource des maladies, *humanorum morborum Caput radix eſt* (b).

XIII. APRE'S cela, faut-il s'étonner s'il examine de ſi près & avec tant de ſoin les différentes figures des têtes, dont il remarque les unes formées en pointe, *qui acuminato ſunt Capite*, d'autres qui ſont plus rondes, *dùm Capitis pars rotunda plùs reliquis eminet* (c) ? L'obſervation de M. BAGLIVI eſt ſinguliérement ſemblable à celle-ci d'HIPPOCRATE, que ce ſçavant Italien a ſçû ſi habilement copier en bien des occaſions. Il dit donc qu'il a ſouvent remarqué

(a) Epid. L. 6. ſ. 6. t. 26.
(b) Epiſt. ad *Demetr.* Regem.
(c) Vid. *de Capitis vuln.*

dans sa pratique , que les personnes qui avoient de petites têtes , quoique le reste du corps fût même *athlétique,* que ces personnes étoient sujettes à de fréquentes fluxions , à des surdités & à de fréquentes maladies ; parce qu'en ces personnes le principe du genre membraneux , qui est la dure-mere , se trouve gêné & trop à l'étroit dans ces crânes étroits : *Sæpè contingit in praxi ut homines qui Caput parvum sortiti sunt.......licèt reliquo corpore athletici....... tamen obnoxii sunt catharris , &c.* *; & il confirme cette observation par l'ouverture des corps. Ces remarques sont semblables dans *Hippocrate* sur les figures différentes des autres parties ; car après avoir distingué les grosses têtes des petites , ils descend aux différens cols , qui sont dans les uns plus ou moins gros , en d'autres plus ou moins courts ; puis aux ventres , qui sont plus longs dans les uns , & plus ronds dans les autres , sans omettre leurs différentes figures plus ou moins larges ou étroites : en un mot il conclud qu'il y a une infinité de semblables observations à faire sur les

---

* *Baglivi* , de Fibrâ motr. p. 299.

parties différemment figurées, qu'il faut qu'un Médecin sçache pour bien distinguer les causes des maladies : *Multæ sunt figurarum species, quæ magnopere differunt, quod ad affectiones attinet, tùm ægroto, tùm sano, velut Capita parva aut magna, Colla tenuia aut crassa, longa aut brevia, Ventres longi vel rotundi, Pectoris & Costarum latitudines, & alia infinita quæ omnia nosse oportet quatenùs differant, quò causas singulorum cognitas probè observes* (a) ; & de ces observations générales, il conclud qu'il n'est point à propos que le corps soit d'une habitude trop mince ou trop délicate, *hominem minimè tenuem esse oportet* (b). Au contraire le corps doit avoir une poitrine large & quarrée, *Pectus verò laudandum quadratum & hispidum* (c) ; parce que ces sortes de constitutions sont plus dures au travail, *hirsuti corporis habitus labores magis sustinent* (d). Mais de ces observations tirées des dehors & des superficies du

(a) Lib. De veteri Medicinâ.
(b) Prædict. L. 2. p. 96.
(c) Ibidem.
(d) Lib. de Vict. rat. in Acut.

corps, HIPPOCRATE apprend à inferer de la disposition intérieure du sang & des viscères, faisant remarquer, par exemple, que le sang est flatueux en ceux qui ont des épaules comme aîlées; *In his qui alarum instar prominentes habent Scapulas, flatus causa est, sunt enim flatulenti* (*a*) ; faisant d'ailleurs remarquer encore que ces sortes de figures & de constitutions aîlées exposent à de malignes ou dangereuses fluxions : *Quicumque alata latera à naturâ habent, quod à tergo Scapula operta alarum instar emineant . . . . . ii in malignis distillationibus malè habent* (*b*). En effet, il est d'observation que ces sortes de structure d'épaule & de poitrine menacent de *phthisie*, ou rendent en ces personnes cette maladie très-dangereuse.

XIV. C'EST ainsi donc que les disconvenances ou les proportions perduës dans les parties extérieures, deviennent des présages de disproportions ou dérangemens des parties intérieures; ce sont les maladies *organiques*, qui consistent dans l'aliénation

Proportiõs perduës, causes de maladies.

(*a*) Epid. L. 6. S. 3. t. 9.
(*b*) Ibid. t. 14.

des convenances ou de la fymmétrie de celles qui compofent les organes; fymmétrie qui fait la fanté, fuivant la definition que donne de la maladie organique le célebre FERNEL : *Morbus organicus, qui inftrumenti rationem & fymmetriam infregerit (a).* Symmetrie enfin qui confifte dans l'arrangement naturel & dans la jufte fituation des parties, comme il l'explique ailleurs (b), *horum fymmetria.... inftrumenti fanitas eft, &c.* Ce font ces efpèces de maladies que les Anciens ont appellées *in fitu*, parce que ce font des fituations changées ou déchûës de l'état naturel ; mais maladies mieux démêlées depuis les nouvelles découvertes, qui ont appris les égards que l'on devoit dans les maladies à l'état des *fibres* devenuës plus ou moins lâches ou tenduës (c) ; car delà dépend la juftefle de l'*équilibre* entre les *fluides* & les *folides*, pour la fonction de chaque vifcère, & pour la confervation de la fanté, comme

(a) Pathol. L. 1. c. 6.
(b) *Idem*, ibid. c. 8.
(c) Vid. *Baglivi*, *Bellini*, *Boerhaave*, *Santorini*.

l'enseignent tous les illustres Moderne.

XV. Toutes ces réflexions font voir la raison de sagesse, pour laquelle dans la Médecine moderne les nouvelles découvertes se sont toutes portées vers l'Anatomie. C'est qu'en effet l'Anatomie seule, étant entenduë comme elle l'enseigne aujourd'hui, peut suppléer à la connoissance parfaite de la plûpart des sciences dont on recommandoit l'*encyclopédie*. Mais parmi toutes les choses utiles qu'a découvertes la nouvelle Anatomie, la structure des fibres y tient autant le premier rang, que les fibres étant comme les élémens des parties du corps, elles découvrent le fond & les raisons naturelles du *méchanisme* de ses organes. Mais quelle partie est plus *fibreuse* que la peau? De quelle conséquence donc devient la situation, l'ordre & l'arrangement de ses fibres, par rapport à la fin ou l'objet principal de ce *méchanisme*, qui est de soûtenir l'*équilibre* dans tous les organes? Ainsi où la quantité des fibres fait une grande partie du poids de toute la masse des *solides* qui font la trême ou le tissu des parties de tout le corps, là elles doivent avoir grande part à l'*équilibre* qui les maintient avec les *fluides.* Or les membranes les plus minces ne laiſſant point que de donner un poids conſidérable, étant même dépoüillées de tous les ſucs qui les arroſent ; que penſer de la peau auſſi denſe & auſſi ſubſtantielle qu'elle eſt ? Les *inteſtins,* par exemple, ſi minces, ce ſemble, dans leur tiſſure, étant deſſéchés pèſent *une livre* (a) ; & la peau habillée & paſſée en cuir pèſe *quatre livres & demie* (b). Comparant à préſent la part que fait le tiſſu de la peau dans la quantité ou le poids de tous les *ſolides* qui compoſent le corps, ſuivant le calcul du ſçavant & ingénieux M. KEILL (c), il paroît que ce poids du tiſſu de la peau, eſt environ la trentiéme partie de toute la maſſe de ces *ſolides,* puiſque dans un corps de *160 livres,* la ſomme des *ſolides* qui y contiennent les *fluides* eſt de *127 livres.* Peut-on après cela ſe diſſimuler la part que doit avoir la peau pour la conſervation de l'*équilibre* qui fait la ſanté ? Car c'eſt encore une connoiſſance ſinguliérement dûë à l'Ana-

Equilibre
des parties.

(a) *Loſelius :* apud *Elsholtium* , Anthropometr. in Præfat.

(b) *Id.* ibid.

(c) Vid. *Verdries* , De Æquilibr. p. 35.

tomie moderne, que lapeau e ſt le terme où aboutit la force du cœur, parce qu'il pouſſe le ſang en très-grande
quantité à l'habitude du corps, qui eſt
terminée par la peau ; mais en même
tems cette quantité de ſang doit être
renvoyée au cœur, parce que de-là
dépend l'égalité de *l'équilibre* dans
toute la machine : Au-reſte, qu'une telle fonction reconnuë aujourd'hui de
fait, juſtifie donc bien la ſageſſe de
l'attention que nous avons vûë dans
HIPPOCRATE ſur les différentes diſpoſi-
tions, les attitudes, l'arrangement, la
poliſſure & les proportions, tant des
fibres de la peau, que des parties extérieures du corps humain.

XVI. QUELLES vûës, quels
avant-goûts, quels preſſentimens dans
ce grand Médecin ! car c'eſt que ces
proportions doivent influer dans l'é-
quilibre intérieur du corps, à proportion de la force, des ſituations & des
manieres d'être des fibres differem-
ment modifiées, devenuës plus molles
ou plus roides, plus longues ou plus
courtes ; car de-là viendront les différentes inflexions que donneront à la
peau les parties qu'elle recouvre, &
qui par-là ſeront figurées ſous une tel-

le ou telle attitude, fous un volume
plus ou moins gros, en rond, en
long, en pointe, &c. Tout ceci donc
fuppofé, fi le retour du fang au cœur.
eft d'autant plus retardé ou accéléré,
(toutes proportions gardées) que les
diftances feront plus ou moins éloi-
gnées ; fi les *ofcillations* doivent autant perdre ou gagner , que les fibres nerveufes auront plus ou moins
de flexibilité , d'aifance, ou de longueur ; à quels dangers ne fe trouve
point expofé l'équilibre de la fanté ,
quand les fibres de la peau forties de
leur niveau, ou par maladies, ou par
des conformations vicieufes, auront pris
des plis , des inflexions, des courbures,
& qu'elles auront ainfi contracté des
contraintes & des gênes, qui changeant
leurs directions, altèrent les ofcillations de leurs fibres, leur élafticité &
leur force.

XVII. L'IDE'E que nous donne
l'Anatomie moderne fur la nature &
la puiffance du *genre membraneux,*
autorife toutes ces réflexions. Le *genre membraneux,* fuivant la penfée d'un
des plus grands génies de la Médecine *, eft l'un des deux principaux

* *Baglivi,* de Fibrâ Motr. p. 298.

B iiij

Raifons
méchani-
ques touchãt
le cours du
fang.

mobiles qui meuvent le corps; & le *cœur* eft l'autre. Ainfi la peau remplie d'autant de petits refforts qu'elle a de fibres, contrafte continuellement avec le cœur ; car celui-ci envoye le fang à la peau , & celle-ci le renvoye au cœur. Ce n'eft point que ces envois & renvois du fang de l'une à l'autre de ces puiffances, fe faffent à la maniere des piftons de la part de la peau, comme ils fe font de la part du cœur, mais par voye de preffion *fyftaltique*, qui diftribuë fur le champ & continuellement aux vifcères les fucs qui lui en font venus. Mais la force de *preffion* *, d'ailleurs fi efficace pour la fonction de l'œconomie animale, eft ici d'autant plus active , qu'elle eft foûtenuë par le reffort & la gravité la plus puiffante qui foit dans la Nature. Car (comme on ne peut trop le faire obferver) chaque *pied cube* de deffus la furface de la peau foûtenant, comme on l'a dit ailleurs , le poids de 2660 livres , il devient prouvé que toute la furface d'un corps adulte contenant environ quinze pieds quarrés , ce fera un poids de 39900 livres que foûtiendra toute la fuperficie

* Vid. *de Moor* , Cogitat. *paffim.*

d'un corps. Fut-il rénitence réciproque
ou force de *réſilition* mieux établie,
pour renvoyer de la circonférence au
centre les ſucs qui y ſont envoyés ?
Après cela eſt-il étonnant que la peau
dans ſon naturel ſoit tenuë liſſe, polie
& égale ? Un poids énorme, mais égal,
la preſſe également dans tous ſes points.
C'eſt tout l'*atmoſphère*, ce *fluide* uni-
verſel, liquide ſans être liqueur, mais
qui, comme font les eaux ſur la ſurface
de la terre, qu'elles tiennent en *équi-*
libre, preſſe la ſuperficie de la peau, &
la ſoûtenant contre l'impulſion du ſang
que le cœur pouſſe vers elle, il la tient
en équilibre avec les puiſſances intérieures du corps. Une telle preſſion
étoit d'ailleurs néceſſaire, parce que
la preſſion des corps n'eſt puiſſante,
qu'à proportion que leurs ſurfaces étant
bien liſſes, elles s'uniſſent & s'appli-
quent de plus près, ou plus immédiatement l'une ſur l'autre. Cela étant,
à quels inconvéniens ne ſe trouve point
expoſée la ſanté, par l'altération que
cette preſſion ſouffre quand la peau a
perdu ſa poliſſure, ſon égalité ſuperfi-
cielle & comme ſon émail, par des
âpretés habituelles qui la déſigurent ?
Ne ſeront-ce pas les cas de ces mala-

Effets mé-
chaniques
de la peſan-
teur de l'air
ſur la peau
plus ou
moins bien
conſtituée.

dies honteufes & humiliantes, la *lépre* & l'*éléphantiafis*, qui ne feront incurables que parce que les fucs envoyés à la peau, fans en être proportionnellement renvoyés au cœur, croupiffent comme échoüés dans le réfeau de la peau, où par l'épaiffiffement les humeurs s'aliénent ou dégénérent de leurs qualités naturelles, & par-là caufent de très-fâcheufes maladies, fuivant la réflexion du fçavant Monfieur BOERHAAVE (*a*).

XVIII. LE principe donc de tout équilibre dans le corps humain, fe trouve dans ce qui fe paffe dans l'habitudu corps, entre l'air d'une part qui preffe & qui pèfe, & la rénitence du fang qui fe porte par l'impulfion du cœur vers la peau ; & pour cela, le grand *mobile* du grand monde uniffant fur la furface de la peau fon action à la puiffance d'un des deux grands *mobiles* qui remuent & animent tout dans le petit, il devient dans celui-ci la caufe de l'*équilibre* qui s'exerce dans tous les deux. Car comme l'air ou la *matiere éthérée* foûtient dans le grand (*b*)

(*a*) Inftitut. Med.

{ *b* } Vid. *Vater*, Phyf. Exper. p. 71.

tous les êtres, chacun dans leurs cen-
tres ou dans leurs penchans, dans
l'ordre du Créateur, suivant les juf-
teſſes & les proportions qu'il a établies, & les orbes céleſtes mêmes ſuf-
pendus comme en équilibre, chacun
dans leurs diſtances & dans leurs ſituations invariables; tout de même une
action continuée d'une force *gravita-*
tive (*a*), venant à contrepeſer ſur la
peau les puiſſances du corps humain,
ce même air devient la cauſe de l'é-
quilibre qui ſe maintient dans les viſcères.

XIX. Au-reste, la *rénitence*
alternative ou réciproque du ſang &
de la puiſſance qui le pouſſe contre la
preſſion élaſtique de l'air ſur la ſurface
de la peau, eſt ſenſiblement démon-
trée dans ce qui s'obſerve dans le *ba-*
romètre, dès que l'air diminuë de ſa
preſſion; car ne fut-ce ſeulement qu'à
faire deſcendre le *mercure* de *trois*
pouces, il ſe trouve que l'air qui étoit
du poids de *39900 livres*, diminuë
tout à-coup, & de compte fait, de
3982 livres (*b*). Ce phénomène arri-

Rénitence
de la Peau &
de tout ce
qui s'y paſſe
contre l'Air.

(*a*) Voy. M. *Derham*, Théologie. Aſ-
tronomique, p. 133.
(*b*) Vid. *Verdries*, locô citatô.

ve fur les hautes montagnes ou dans
des tems pluvieux ; & alors la *rénitence* ou l'impulfion des fucs ou du
fang, augmente fi étrangement, qu'elle
jette les perfonnes dans des *anxiétés*,
des *oppreffions* & des *lipothymies* mortelles (*a*) ; & à ceci revient l'obfervation
d'Hippocrate touchant la cha-
leur humide de l'air, qui trouble les
fonctions du cerveau, & celles de tout
le corps, qu'elle rend non-chalant, fans
vigueur & fans force : *Aufter caliginem
inducit, caput gravat, pigros & lan-
guidos reddit* (*b*) ; & ceci eft confirmé
par ce qui arrive aux animaux dans les
différentes machines *pneumatiques*, parce qu'ils deviennent ou énormément
gonflés & bouffis dès que l'on a pom-
pé l'air, ou qu'ils meurent foudaine-
ment. Cela arrive vifiblement, parce
qu'en vuidant l'air des unes, le fang
dans ces animaux augmente d'impulfion, & fa rénitence devient maîtreffe, parce qu'elle n'eft plus contre-
balancée par la preffion de l'air ; ou
bien l'air devenant trop comprimé
en d'autres machines, ou trop raréfié,

(*a*) Vid. *Verdries*, ubi fuprà, p. 37.
(*b*) Aphor. 5. 9. 3.

ces animaux expirent, parce que la rénitence du sang, ou s'excède, ou s'éteint (*a*), en ce qu'il se boursoufle.

XX. Au-surplus, ce n'est rien moins tout ce qui se passe à l'habitude du corps par l'action de la *force gravitative* de l'air, que la communication de cet ordre du Créateur, ou le passage du grand dans le petit Monde, de la *loi éternelle*, qui a établi & ordonné dans l'Univers l'harmonie merveilleuse qui y subsiste invariablement depuis 6000 ans. Là ce sont ces masses énormes des *orbes célestes* (*b*), que cette loi soûtient dans l'ordre & la régularité de leurs révolutions: *Quando præparabat (Deus) cœlos..... quando certâ lege & gyro vallabat abyssos: quando æthera formabat, & librabat fontes aquarum..... legem ponebat..... appendebat fundamenta terræ (c)..... cœlos palmo ponderavit...... appendit tribus digitis molem terræ, & libravit*

Raison de cette alternative de rénitence.

(*a*) Voy. M. *Derham*, Physique Théologique, p. 6. &c.

(*b*) Voy. Théologie Astronomique du même, Partie VI. ch. 2. & par-tout ailleurs.

(*c*) Proverb. c. 8. v. 27.

in pondere montes, & colles in staterâ * .

Ici dans le petit monde du corps humain, ce font dés maffes de millions
de vaiffeaux qui compofent les globes
ou les corps des vifcéres, qui en conféquence de la Loi commune du Créateur, entretiennent dans l'*équilibre*, par
la juſteſſe de ſes périodes & de ſes révolutions, la circulation du ſang ou
des ſucs qui roulent dans leurs vaiſſeaux. Cependant, que le magnifique
ſpectacle de l'Univers, ſelon la penſée
de GALIEN, que la ſuperbe apparence des Cieux ou de leurs orbes,
n'obſcurciſſent en rien l'idée de l'admirable méchaniſme du corps humain,
dans lequel ſe perd preſque la beauté
de tout ce noble appareil ! Car celui-
ci, quoique ſous une maſſe plus petite,
ne renferme pas moins la ſageſſe, la
puiſſance & la merveilleuſe providence du Créateur. *Ne igitur mireris uni-*
verſam Aſtrorum ſeriem ſummo arti-
ficio diſpoſitam eſſe, neve te attonitum
magnitudo eorum, vel pulchritudo, vel
motus perpetuus, vel circuitionum certa
deſcriptio reddat, adeò ut ſi inferiora
hæc comparaveris, parva tibi videan-

* *Iſaïe*, c. 40. v. 12.

tur esse & omni ornatu carere : etenim sapientiam & virtutem & providentiam hic quoque similem invenies (a). Où trouver en effet plus d'art, plus d'adresse, plus d'ordre, plus de proportion, enfin plus de *méchanisme* ou de *géomètrie*, que dans l'édifice du corps humain ? Tout y est de génie ou de méchanique, composé de *ressorts*, de *liens*, de *léviers*, de *presses*, de *poulies*, de *filtres*, de *passoires* ou de *cribles*, enfin de mille sortes de *points d'appui*, qui soûtiennent, qui dirigent, qui déterminent, qui contraignent les mouvemens de toutes ces parties organiques. Ajoûtés que chacune d'elles est composée d'un nombre innombrable de *tuyaux*, de *canaux*, de *vaisseaux*, tous liés de *filamens*, de *fibres*, de *mambranes*, ayant chacun leurs dimensions, leurs capacités, leurs diamètres, leurs bouches & leurs issues. Est-il concevable qu'il se trouve nulle part plus d'harmonie que dans l'*équilibre* qui règne dans une si admirable machine ? Aussi est-ce d'après un semblable artifice qu'un sçavant Mathématicien (b) conclud, que dans les or-

(a) *Galenus*, Lib. 3. de Usu Part. c. 10.
(b) Apud *Verdries*, Vera ad Medicinam Via, p. 40.

ganes du corps humain eſt renfermé
le fond de toute la méchanique des autres arts : *Quocircà quùm corpus omninò
diviſibile, figurabile, mobile, aptiſſimum
atque efficaciſſimum vinculum eſt, quo
omnes diſciplinæ rerum corporearum inter ſe quàm arctiſſimè aſtringuntur,
quàm maximè in unum coëunt.*

XXI. A CES traits ſe reconnoît
le ſublime de cette Philoſophie qu'HIP-
POCRATE juge la plus propre à la Médecine ; car il la donne pour une ſcience, qui d'un Médecin fait un Sage à
la reſſemblance d'un Dieu, & que
pour cela il appelle *Philoſophus Iſotheos.*
Un Sçavant * d'Allemagne a expliqué
dans une ſçavante Diſſertation, ce que
l'on doit entendre par cette expreſſion
d'HIPPOCRATE, *Philoſophus Iſotheos*, & il prétend que dans cette idée
de Philoſophie eſt principalement ren-
fermée la condition de probité & de
bonnes mœurs dans un Médecin. Cependant il ajoûte que le merveilleux
de cette Philoſophie doit auſſi s'entendre de la ſcience qu'il a de pourvoir

---

* *Schelhammerus*, Diſſert. quâ Medic. Phi-
loſoph. *Iſotheos*, publico examini expoſuit :
Apud *Verdries*, ibid.

heureusement à la santé, & de médi-
er si glorieusement qu'il fait dans son
Art. En effet un Médecin étant le
contemplateur de la Nature, & le
guide ou le réparateur de l'équilibre
de la santé, il se trouve concourir d'a-
ction avec celle du Créateur ; car il la
trouve & il la voit par-tout, sur le chemin qu'il fait dans l'œconomie animale, dans les *proportions*, l'ordre & l'*harmonie* qu'il y rencontre, & qui lui rappel-
lent l'ordre primitif & créé dans tous les
êtres de l'Univers, en particulier dans
le corps de l'homme, & en conséquence dans ceux de sa postérité. Philosophie donc sentit-elle plus le sublime,
puisqu'elle tient sa vérité de la sagesse
du Créateur ? Et c'est cette Philosophie que l'étude de l'Anatomie apprend pour la perfection de la Médecine. Tant d'observations constantes,
tant d'usages démontrés, tant de vérités certaines, & ces observations po-
sant toutes sur la justesse & les proportions établies par le Souverain Ar-
chitecte, ou par la Sagesse même dans
les organes du corps humain ; sont-ce
rien moins que comme des *théorêmes*
naturellement posés, ou comme des
vérités données (*Data*) par la Nature

Philoso-
phie de la
Médecine,
quelle elle
est.

& mises sous les yeux du Médecin, pour
en tirer les *corollaires* ou les conséquences les plus justes & les plus infaillibles
pour la pratique ? Le terme d'infaillible,
n'a même rien de plus exagéré que les
démonstrations astronomiques, qui doivent servir d'éguillon, de règles ou
de modèles pour amener la pratique
de la Médecine à son point de perfection. Sera-ce présomption pour la
Médecine ? mais en fut-ce une dans ces
courageux & infatigables Astronômes,
qui conçurent d'abord le hardi dessein
d'arriver au dégré de certitude, où
leurs veilles, où leurs travaux pendant des siécles entiers ont amené la
connoissance des mouvemens des astres ? Fut-ce en faisant des *analyses*
des matieres, ou en épluchant les principes qui composent les orbes célestes ? fut-ce par de semblables & d'aussi
vaines curiosités, qu'ils se proposerent
de parvenir à des connoissances aussi
certaines que celles dont se trouve
honorée aujourd'hui l'Astronomie ? Ils
n'ont donc fait qu'étudier & suivre
la Nature, & en se familiarisant avec
ses mouvemens, ils ont observé le
cours de leurs périodes & la justesse
de leurs révolutions ; & tout cela sui-

Maniere
d'observer
des Astronô-
mes, à imi-
ter par les
Médecins.

vant les diſtances, les différens aſpects & les différentes *poſitions* des corps céleſtes, comparant les effets avec leurs cauſes, qu'ils tiroient toûjours de l'ordonnance, de l'arrangement, de la diſpoſition & des rapports qu'ils gardoient conſtamment entr'eux ; enfin avec cette ſage précaution univerſellement gardée par les nouveaux Aſtronômes, avec ceux des ſiécles paſſés, de travailler tous & un chacun ſur le même plan & dans les mêmes vûës d'obſervations, ne faiſant qu'ajoûter à celles des anciens Maîtres, ſans les chicaner par des queſtions inutiles, mais bâtiſſant ſur les mêmes fondemens, ſans détruire les uns par les autres.

XXII. C'eſt par ce concert & par cette conſtance uniforme, toûjours appuyée ſur les règles & ſur l'ordre de la Nature, que ces ſages & judicieux Philoſophes ſont parvenus à donner à leur art la glorieuſe perfeſtion où on le voit aujourd'hui élevé. Sur ce modèle, à quel point de certitude & de gloire n'en ſeroit point aujourd'hui la pratique de la Médecine, ſi ſans ſe diviſer en *ſyſtêmes*, ou ſans ſe partager en imaginations, l'on s'éroit réüni depuis deux mille ans à ne

Règles de Pratique qui ſeroient aujourd'hui acquiſes à la Médecine par cette méthode.

rien bâtir en Médecine, que sur ce qui s'y découvroit de juste & de certain par l'Anatomie ? Que de loix, que de règles n'en feroit-il point revenu à l'honneur & au progrès de cette profession & au bien de la santé ? Mais enfin ce bonheur étant réservé à nos jours, où nous trouvons tant d'avances déja faites pour le tems à venir, dans un si grand nombre de vérités connuës & incontestables en Anatomie, pourquoi sur elles, comme sur des vérités données (*data*) les Anatomistes ajoûtant de jour en jour leurs découvertes à celles de leurs prédécesseurs, réüssiroient-ils moins que les Astronômes à assembler les matériaux les plus propres à donner à la Médecine la certitude dont elle n'est pas moins capable que l'Astronomie ? Car comme elle a ses ressources dans la Loi du Créateur, la vérité éternelle, autant constante & invariable dans l'ordre de l'œconomie animale, qu'elle l'est dans les mouvemens de la machine des Cieux ; les loix donc dans l'une & l'autre de ces sciences, étant également des émanations des vérités éternelles, elles doivent donner la même assûrance & la même certitude, pour-

vû pourtant qu'elles ſoient étudiées
de part & d'autre, par les mêmes règles, les mêmes ſoins, & dans un concert impartial entre ceux qui les re-
cherchent. S'ils ſont parvenus à les découvrir dans les différens Aſtres ou
dans les différens corps céleſtes, les
Médecins les trouvent avec la même
juſteſſe dans les corps des animaux,
c'eſt-à-dire, dans l'Anatomie comparée
qui leur offre un tel concert de juteſ-
ſes & de proportions avec celles qu'ils
voient dans les organes du corps humain, qu'il leur eſt impoſſible de ne pas
apercevoir la vérité éternelle dans les
loix qui régiſſent l'œconomie dans tous
les deux. L'Anatomie porte encore
plus loin la ſûreté qu'elle en tire pour
les règles de la ſanté. Car, ſuivant le
ſentiment du plus célèbre des Anatomiſtes * , il eſt inconcevable combien de beautés ſe rencontrent dans
l'Anatomie des Plantes, comparée avec
celle de animaux ; de-ſorte que dans
un âge auſſi avancé que glorieux, que
ce Prince des Anatomiſtes a paſſé à
faire dans le corps humain les découvertes les plus ſinguliéres, les plus glo-

Anatomie
comparée
d'entre les
Animaux &
les Plantes
avec le Corps
de l'Hom-
me.

* M. *Ruyſch.*

rieuſes , & les plus utiles , il ne craint point de ſe reprocher , ce ſemble , d'avoir tant tardé à travailler à l'Anatomie des Plantes *, dans leſquelles il trouve des ſecrets de la Nature, comparables à tout ce qu'il y a vû de plus admirable dans les Animaux ; lui qui l'a vûë , cette Nature, de plus

* Voici comme il parle aujourd'hui en 1730. au mois de May, dans une Lettre écrite de ſa main , que je garde en Original, & que l'on m'a traduite ainſi. *Pour moi , je me donne non-ſeulement à l'Anatomie du Corps humain , mais encore à celle des Plantes. Certainement (continuë-t-il), on n'auroit pas crû il y a 100 ans, que l'on auroit fait un ſi grand progrès dans la connoiſſance des Plantes , & que l'on s'y ſeroit excité pour ſoulager ſa vieilleſſe. Cela néanmoins eſt arrivé, par la grande grace de Dieu, au grand étonnement de pluſieurs , & à mon grand contentement : Et pourrois-je parler autrement ? D'avoir ignoré juſqu'à préſent les principales parties du Corps humain , & d'en avoir aujourd'hui la connoiſſance, comment cela ne mériteroit-il pas que l'on en eût de la reconnoiſſance ? Entre les principales parties , je choiſis la ſubſtance corticale du Cerveau ; ce qui eſt à ma loüange. Cette partie a ſçû ſe cacher ſi bien qu'on n'avoit pû découvrir quelle étoit ſa ſubſtance ; c'eſt ce que nous avons trouvé confirmé par l'Anatomie des Plantes : on peut s'en convaincre dans ma maiſon & dans mon cabinet, &c.*

près & plus à découvert que perſonne. Le célèbre M. GREVV (*a*), & l'illuſtre M. MALPIGHI, enfin le ſçavant M. RAY (*b*), avoient ſenti la
reſſemblance qui ſe trouve dans le
méchaniſme de de la compoſition des
Plantes avec la ſtructure des corps
des animaux : *Plantæ infimum anima-*
lium attingunt ordinem, dit M. MAL-
PIGHI ; & prouvant ſa conjecture par
la quantité de trachées qui ſont dans
les Plantes, il conclud ainſi : *Plantæ*
igitur (ut conjecturari fas eſt), ſunt
viventia viſceribus infixa terræ. Ce
ſentiment eſt conforme à celui de l'ancien Philoſophe EMPEDOCLES, qui
croyoit que les ſemence des Plantes
étoien des œufs, dans chacun deſ-
quels étoit renfermé le ſquélette entier de la Plante, ſelon que le penſe
M. MALPIGHI ; ſentiment qui ſe
trouve enfin confirmé par MM. LEEU-
VVENHOEK & RAY, & particulié-
ment par la prodigieuſe quantité de
petits germes de plantes, qui ſont
contenus dans chacune des petites
capſules ſéminales de certaines plan-

Reſſem-
blance des
Plantes avec
les Ani-
maux.

(*a*) Anat. des Plantes.
(*b*) *Hiſt. Plant. L. 1. c.* 4.

tes ; de-sorte que dans la fougére aquatique, une seule de ces capsules, plus petite chacune deux fois que le moindre grain de sable, renferme cent graines, si petites, qu'elles ne se laissent appercevoir qu'à l'aide du *microscope.* Rien ressemble-t-il tant à la nature des animaux, que cette maniere par laquelle, dit M. MALPIGHI, les Plantes s'accroissent, & se dédommagent de leur condition de mortalité en se reproduisant : *Vegetantium genus, ut debitam magnitudinem sortiatur, & suæ mortalitatis jacturam successivâ prolis eductione reparet, statis temporibus, novas promit partes, ut tandem emergentes uteri recentes edant proles.* La faculté sensitive reconnuë en quelques Plantes, sera encore une preuve de la parfaite ressemblance qu'il y a entre les corps des animaux & les *parenchymes* des plantes. Pour toutes ces raisons, la *Botanique* devient encore une de ces connoissances nécessaires pour la perfection de la Médecine, parce qu'elle tient singuliérement à l'*Anatomie*, par les rapports des loix & des proportions, que l'Anatomie découvre dans les uns & dans les autres. Ce n'est point que la Botanique n'ait d'ailleurs son fon titre de préférence parmi bien des connoiſſances recommandées pour perfectionner la Médecine, comme on le verra dans ſon lieu ; mais ſon affinité avec l'Anatomie lui vaut celui-ci d'avance, parce qu'elle concourt avec l'Anatomie, à procurer l'uniformité de proportion, d'ordre & de loix, qui mène l'eſprit d'un Médecin à la connoiſſance des vrayes cauſes de l'*équilibre*, qui ſont celles de la ſanté (*a*).

XXIII. CEPENDANT ce n'eſt que de l'*équilibre* entre les parties molles qui compoſent la machine du corps humain, dont il a été queſtion juſqu'ici. Mais que dire, ſuivant l'expreſſion du Prince des Orateurs (*b*), des Os, de ces parties admirables par leurs articulations, & pour donner aux parties du Corps leur ſtabilité, ajuſtées cependant à toutes les ſortes de mouvemens de ces parties ? *Quid dicam de oſſibus ? quæ ſubjecta corpori mirabiles commiſſuras habent, ad ſtabilitatem aptas, ad motum & ad omnem corporis actionem.* Quel con-

(*a*) Vid. *Strom*, Nov. Mechan. & *Thomſon*, Diſſert. Med.

(*b*) *Ciceron*, De la nature des Dieux, Liv. 2.

cours, quelle combinaison de formes, de figures, de bosses, d'avances ou de faillies, de creux, d'éminences pour contribuer aux divers usages des membres ? GALIEN, ce pere de l'Anatomie, n'a rien oublié de tant de merveilleuses attitudes ; mais la principale merveille que les os opérent, c'est l'équilibre où ils tiennent tout le corps, & qui ne consiste que dans les différentes attaches des muscles, & dans les différentes directions que gardent leurs insertions devant, derriere, plus haut ou plus bas, pour se faire de fermes & de justes points d'appui, pour contenir toute la machine dans la situation nécessaire & propre à tous les viscères, suivant la pensée d'HIPPOCRATE, *Ossa corpori firmitatem, rectitudinem ac formam præbent* (a); & encore suivant celle d'un sçavant Anatomiste (DU LAURENT), lequel regarde les os comme les pieux, les pivots & les colomnes du corps, dont ils soûtiennent les parties molles dans leurs attitudes. L'histoire rapportée par HIPPOCRATE (b), d'un enfant qui étoit

Les Os, comment ils contribuent à l'équilibre du corps.

(a) Lib. de Ossium naturâ.
(b) Epid. L. 2. 983.

né fans os, prouve bien ceci, car il étoit
tout rond : HOLLIER (*a*) rapporte
auffi l'Hiftoire d'une femme dont le
corps molaffe paroiffoit fans os : mais
la cure rapportée par FERNEL eft plus
finguliere ; elle eft d'un Soldat dont
les os étant auffi mous que de la cire,
fe raffermirent par l'ufage des eaux
minérales alumineufes. Toute cette
méchanique eft donc pour empêcher
les affaiffemens des parties ; car par-là
font tenus ouverts & méables leurs canaux, leurs iffuës & leurs excrétoires,
& ainfi eft pourvû à la fûreté du *ton*
des *folides* , & de la circulation des
fluides.

XXIV. C'EST que la vie eft un
dépériffement continuel, de-forte que
l'inftant préfent eft un commencement
de mort, parce que c'eft un pas de fait
vers le terme de la vie. Ce dépériffement fe reconnoît tous les jours par le
changement des vifages. Car fi par la
reffemblance des traits, l'on reconnoit
le fils qu'on n'avoit jamais vû , parce
qu'il a dans fon vifage les traits de
fon pére que l'on a connu, comme le
Fils du Saint Homme *Tobie* fut recon-

(*a*) In Obferv.

nu par le parent de son pere, dont il appercevoit les traits dans le fils: *Quàm similis est Juvenis iste Consobrino meo* *, disoit ce parent du pere en voyant le fils; aussi méconnoît-on souvent les personnes qu'on n'a vûës depuis long-tems. Or ce dépérissement est une *confidence* dans les vaisseaux, ou un affaissement dans les parties, auquel contribuent principalement les *os* & les parties qui tiennent de leur nature; parce qu'ayant plus de consistence que les *fluides*, elles concourent d'action ou de fonction pour l'affermissement du corps, avec les *solides*, dont les *os* sont les principaux. Ces parties mitoyennes, ce sont les *graisses*, lesquelles comme des oüettes ou substances cótoneuses, garnissent les interstices des muscles & les dessous de la peau; le tout soûtenu en chaque partie par les os, qui en font le bâtiment & la base. Que doit-il donc arriver si d'une part les *graisses* se fondent ou se dissipent, & que de l'autre les *os* diminuent de volume? Rien peut-il davantage amoindrir les parties du corps, & en altèrer les traits, à mesure que leur tissure en

Dépérisse-
mens du
corps. Effets
de la vieil-
lesse, dépen-
dans des Os
comme des
humeurs.

* *Tob.* c. 3. v. 2.

changera ? Enfin où paroîtra plûtôt &
plus fensiblement cette aliénation des
traits, que dans les parties où ces traits
font plus délicats, qui ont moins de
graiſſe, où les os font plus nombreux
& plus petits, & par conféquent avec
plus de *ſutures* ? car tous les aſſembla-
ges d'os en font. N'eſt-ce point la maniere dont HIPPOCRATE a compris que
les corps vieilliſſoient, & par l'affoi-
bliſſement du *ton* de ces parties, & parce que les chairs en ſe fondant s'approchent des os : *Senibas valida corporis conſtitutio non ineſt, carneſque
circùm oſſa diffluunt, &c.* Sur ce pied
cette exténuation doit-elle paroître
davantage que ſur les viſages ? Auſſi font-ce les parties qui ſe briſent,
qui ſe fanent ou ſe rident les premieres ;
au point que de jeunes beautés qui ſe
ſirent des admirateurs dans leurs jeunes ans, paroiſſent méconnoiſſables
dans les portraits qu'elles en ont con-
ſervés, tant la laideur a pris dans leur
vieilleſſe la place de la beauté. L'Anatomie en montre la raiſon dans le nombre des os qui ſervent à la face & au
nez ; on en compte treize. Ce ſont
donc autant d'endroits d'affoibliſſe-
ment qu'il y a de ſutures, par où tous

Cauſes de
la diſſem-
blance des
viſages dans
la vieilleſſe.

ces os peuvent chacun s'amoindrir ou s'affaisser quand ces endroits deviendront plus serrés en s'aplatissant. Aussi l'amaigrissement qui arrive à toutes les parties qui vieillissent, paroît d'abord au visage, qui s'amaigrit le premier, en même tents que maîgrit tout le corps. Mais l'amaîgrissement n'arrive que par la fonte des graisses, d'où venoit aux os leur humidité onctueuse, aux parties molles leur souplesse, & à tous les deux leur volume, leur habitude & leur embonpoint. Les *sutures* donc des os, tant insensibles soient-elles, ou par simple *harmonie*, participent du desséchement, & par-là s'appesantissent à proportion qu'elles sont dépourvûës de ces sucs gras. Or la cause de la soustraction de ces sucs est aussi réelle qu'indispensable ; car les corps graisseux n'étant que des sachers membraneux remplis d'un suc huileux, lesquels ont aussi peu de *vertu systaltique*, qu'ils ont beaucoup d'*inertie* ou de molesse, ils se trouvent dans la vieillesse les premiers déchûs de la force *tonique*, celle pourtant par laquelle il devoient, en s'ouvrant, se remplir de sucs, à mesure que la circulation les leur déroboit, car ce suc circule dans nos corps : mais

fe défempliffant dans la vieilleffe fans
fuffifamment fe remplir, il arrive, ce
qu'on trouve dans les corps émaciés,
que ces fachets ne font plus que des
membranes vuides & plattes. En conféquence donc les parties aufquelles
les graiffes fervoient de garnitures &
d'appuis , s'affaiffent & diminuent
d'embonpoint & de volume.

XXV. L e s parties offeufes fe ref-
fentent encore d'autant plus de cet
amoindriffement, qu'étant liées & contenuës par une membrane forte & denfe (c'eft le *périofte*) qui les enveloppe
immédiatement, elles contractent avec
l'âge une double impreffion de deffé-
chement ; l'une, en ce qu'elles manquent de l'humide onctueux qui en-
tretenoit le bien-être des *futures* ; l'autre, parce que le *périofte* , cette membrane tendineufe , étant privé lui-même de fa propre onctuofité, il refferre
les òs les uns contre les autres, à mefure qu'il fe defféche. C'eft par ces
fortes d'amaigriffemens que fe confom-
me le dépériffement de la vie dans la
vieilleffe ; & c'eft encore de la même
maniere qu'elle finit dans les maladies,
où, par les marques de maigreur ,
(dans celles de poitrine , par exemple)

Comment
lesOs contri-
buent à l'a-
maigriffe-
ment des
parties.

C iiij

les malades font finguliérement me-
nacés de ruine, dès qu'on les voit s'a-
maigrir. Mais ce qui fait voir combien
les os ont de part dans le dépériffement de la vie, c'eft que les annonces de la mort doivent fe prendre, fuivant l'obfervation d'HIPPOCRATE,
de l'état de la face : *In morbis acutis
imprimis ægroti facies confideranda,
præcipuèque fui fimilis, &c. (a).* De-forte
que le comble du danger arrive quand
le nez s'émincit, que les yeux fe cavent, que les tempes s'abattent, &c.
*nafus acutus, oculi concavi, collapfa
tempora, &c. (b).* Rien prouve-t-il
tant combien les os contribuent à
foûtenir les parties dans leur volume,
& les vaiffeaux de la circulation dans
leur *méabilité?*

XXVI. C'EST donc un *équilibre*
entre toutes les parties molles & les os;
ce qui eft auffi indifpenfablement néceffaire à la vie, que la circulation du
fang & de fes fucs l'eft à la fanté. Or
quelle inconcevable jufteffe faut-il
comprendre dans l'immenfe variété
des mufcles pour tant de mouve-

(a) *Hippocr.* In Prænot. & Coac.

(b) *Idem,* ibid.

muns! car il en eft d'*obliques*, d'*orbicu-*
laires, de *droits*, de *tranfverfaux*, il
en eft d'*adduĉteurs*, d'*abduĉteurs*, de
pronateurs, de *fupinateurs*; les uns ac-
célèrent, les autres arrêtent ou ferment les paffages, (comme tous les
fphinĉters) les uns ouvrent & dilatent,
les autres ferment ou ferrent, les uns
élevent, d'autres abaiffent, enfin les
uns allongent les parties ou les étendent,
d'autres les racourciffent ou les retirent.
Mais toutes ces différentes tournures
ou façons de mufcles vont-elles à autre fin qu'à entretenir l'équilibre dans
tous les membres? Car à l'équilibre ref-
femble parfaitement l'aĉtion *tonique*
des mufcles, par où font contenuës les
parties & leurs conduits naturels dans
leurs diamètres, ou capacitez propres.
Telles font les direĉtions des mufcles
de la tête, laquelle ayant à tourner & à
fe mouvoir en tout fens fur un pivot,
eft contenuë dans fa reĉtitude par l'é-
quilibre où la tiennent les différens mufcles qui fervent, par leur différens points
d'infertion & d'origine, à la tenir dans
fon attitude naturelle. Tels font encore
les mufcles du *larynx* & du *pharynx*,
ces deux conduits fi abfolument néceffaires pour la vie, en ce qu'ils déivent

Mufcles,
leurs infer-
tions ope-
rent cet équi-
libre.

C v

s'ouvrir ou se fermer à tout moment ; & ces dispositions ils les tiennent de plusieurs sortes de muscles bizarres dans leurs noms, mais admirables par leurs offices ; & ces offices dépendent de de leurs directions, qui leur viennent de leurs attaches avec les os du voisinage, ou de semblables points d'appui & d'origine. Dans ce même endroit enfin se trouve une partie qui tient certainement toutes ses utilitez de l'équilibre qu'elle doit constamment garder, c'est la *luette* ; mais d'où lui vient cette situation d'équilibre, sinon des muscles appropriez par leurs insertions pour la contenir mobile & suspenduë ? Les muscles de l'œil ne font-ils point encore l'équilibre où doit se contenir son globe ? Et n'est-ce point un équilibre convulsif de ces mêmes muscles, que ce regard fixe, qu'HIPPOCRATE appelle *rectus oculorum obtutus*, & qu'il craint tant dans les maladies * ? Mais la preuve la plus démonstrative de l'équilibre auquel sont destinez les os, se tire merveilleusement de la structure de l'*épine du dos*, puisque les différentes attaches des muscles à ses différentes *apophyses ,*

Equilibre convulsif. Comment les paralysies sont des équilibres perdus.

* *Hippocr.* Coac. 227. Præd. 46.

tirant de différens endroits, mais également de toutes parts, tournent, cour-
bent, fléchissent ou renversent tout le
corps, par les différentes situations que
font prendre aux vertèbres du dos &
des *lombes* les différens emboitemens de
ces différentes *vertèbres* : Equilibre qui
se manifeste dans les *paralysies* particulieres, & dans les *hémiplégies*, où l'on
voit à découvert une bouche tournée,
un bras tombé, une jambe traînante; ces
sortes d'estropiemens se font-ils d'ailleurs que de ce que les muscles *antago-
nistes* se trouvant différemment chargez, font faire comme la bassécule &
perdre l'équilibre aux parties qui en dépendent ?

XXVII. Au-surplus rien ne
prouve tant l'intention de la nature de
tenir l'épine du dos dans l'équilibre,
que l'état de l'épine du dos, qui est de
renfermer une partie qui doit non-seulement n'en sortir jamais, ou en être déplacée, mais encore qui ne doit même
y être jamais gênée; c'est la *moëlle épi-
niere*, qui doit être conservée droite & sans gêne quelconque dans la ca-
vité osseuse de l'épine du dos, laquelle, quoiqu'essentiellement mobile, ne
doit pourtant jamais se démouvoir de

C vj

son assiette. C'est donc l'exemple le plus sensible de *l'équilibre* que les parties osseuses doivent procurer aux parties molles. De-là vient en effet, selon Hippocrate (*a*), la cause de tant d'infirmités ; car tout occupé qu'il est de l'entorse de la moëlle épiniére dans tous les cas qu'il rapporte, il parcourt les infirmitez qui s'en ensuivent en ceux qui vivent avec l'épine du dos torse, forcée ou déplacée, comme sont des maux de *reins* & de *vessie*, des *impuissances*, des *emaciations*, des *varices*, & des *abscès* dans les parties au-dessous du *diaphragme* ; avertissant d'ailleurs que ces personnes ne vivent pas long-tems. Or, qui fait mieux connoître la raison de l'équilibre du corps que procurent les attaches, les insertions & les origines des muscles, que l'Anatomie ? comme l'enseigne d'une maniere si sçavante, si recherchée & tant detaillée, la *Myographie comparée* du célèbre M. Douglass (*b*).

XXVIII. De tout ceci il s'ensuit que pour qu'une science se trouve en droit de prétendre à faire rang parmi celles

(*a*) De Articulis, p. 841. &c.
(*b*) Descriptio comparata Musculorum.

qui entrent dans l'ordre de l'*encyclopédie*
des connoiſſances médicinales, il faut
qu'elle mène à la découverte des proportions, de la ſymmétrie & de l'harmonie des choſes naturelles, & en particulier de celles qui s'en enſuivent dans
l'exercice de l'œconomie animale. C'eſt
que ſans la connoiſſance de ces loix, ce
qu'on dira du corps humain ne ſera
qu'une agréable fable, ſuivant l'expreſſion d'un ſçavant & judicieux Médecin : *Sine his (Mechanicis legibus) om-*
nis de homine ſcientia lepida tantùm erit
fabula (a). En effet, la Médecine n'é-
tant qu'une contemplation & une étude perpetuelle de la nature, toute ſa
ſcience conſiſte à copier toutes ſes opérations merveilleuſes, exécutées en
conſéquence de la ſtructure des parties, & en vertu des loix éternelles &
indiſpenſables que le Créateur y a attachées ; un Médecin ne ſera habile,
qu'autant qu'il ſera exercé dans la connoiſſance de cette ſtructure & de l'in-
faillibilité de ces loix éternelles : *In*
motuum legibus his æſtimanda tota Na-
tura ratio eſt, omnes corporis operatio-
nes ex partium ſtructurâ, vi æternarum

____

(a) *Verdries*, de verâ ad Medicinam viâ.

& indiſpenſabilium Naturæ legum, conſequuntur, nec proinde niſi legibus his perſpeҍtis cognoſci poſſunt. (*a*) D'après ces réflexions la Phyſique bien entenduë trouvera place à très-juſte droit dans l'*encyclopédie* médicinale, ſur ce principe, que la Médecine n'eſt autre choſe que la Phyſique miſe en œuvre ſuivant les régles de la *Géomètrie*; & par là les rapports qui ſe trouvent entre les Mathématiques & la Phyſique, ſe retrouvent les mêmes entre la Phyſique & la Médecine : *Medicina nihil aliud eſt quàm ſpecialis Phyſica*; *conſequenter, ut Matheſis ſe habet ad Phyſicam, ita Phyſica ſe habet ad Medicinam.* C'eſt l'axiôme d'un ſçavant Mathématicien (*b*). Sur ce pied donc, va-t-on dire, à la portée de combien peu d'eſprits ſera la ſcience de la Médecine ? Combien peu de Médecins y ſeront habiles ? Cependant la ſcience des *Mathématiques* eſt-elle celle de la plûpart de ceux qui exercent avec honneur & ſuccès même la Médecine ? Mais à cet inconvénient remédie parfaitement la belle connoiſſance de l'*Anatomie*, parceque

(*a*) *Idem*, ibid.

(*b*) Apud *Verdries*, ibid. p. 40.

le corps humain est aujourd'hui une *Géométrie* exécutée suivant la plus exacte justesse des régles & des proportions *mathématiques.* La preuve n'en est ni obscure, ni incertaine, puisque du corps humain ont été originairement empruntées toutes les mesures imaginables, comme de *lignes,* de *poûces,* de *doigts,* de *paûmes,* de *coudées,* de *pieds,* parce que de ceux-ci sont mesurées les *aûnes* & les *toises,* sans même en excepter les *arpens,* les *perches,* les *parasanges,* enfin les *stades* & les distances de *lieuës,* qui sont composées de *pas,* & les *pas* de *pieds.* Le Prince des Architectes * convient de ce fait ; mais il est constaté par la statuë que fit le fameux statuaire *Praxitèle.* Car voulant avoir la copie d'un Colosse d'*Hercule,* il se contenta sans autre mesure, de prendre celle du pied de ce Colosse, & sur elle multipliant celles qui sont propres à chaque partie, suivant les proportions qu'elles ont dans le naturel du corps humain, il réüssit au point de faire une statuë collossale de la même grandeur,& dans les *proportions* du modéle qu'il avoit copié. En effet, les

* *Vitruve.*

proportions entre les parties du corps font si juftes, comme l'a démontré dans ces derniers tems l'ingénieux & fçavant Peintre-Médecin Efpagnol (*a*), dans les tables des proportions qu'il a dreffées des parties du corps humain, tant dures que molles, (car ces tables embraffent l'*Oftéographie* & la *Myographie*) que dès que l'on tient au jufte la mefure d'une partie, on peut fûrement fur celle-là calculer les proportions qu'il faudra donner aux autres parties du corps qu'on voudroit en compofer. Cette partie peut-être même prife dans les plus petites, comme eft le *nez*, parce qu'il eft la mefure multipliée dans toutes les autres de chacune dans fes proportions ; la hauteur du *front*, par exemple, fait la grandeur du *nez*, celle du *nez* la longueur de l'*oreille*, & la *ligne de direction* qui mefure la hauteur du corps contient trente fois la longueur du *nez* (*b*). C'eft donc une géomètrie toute dreffée que la ftructure du corps humain, qui en offre par conféquent autant de leçons toutes faites, qu'elle repréfente de puiffances,

(*a*) *Chryfoftome Martinez.*
(*b*) Voy. les Tables des Proportions.

d'organes, ou de forces machinales des mouvemens qu'elle exécute. Or ces leçons dévelopées, expliquées & entenduës de la bouche de tant de sçavans *Mathématiciens-Géomètres-Médecins*, tels que sont Mrs. *Borelli*, *Bellini*, *Pitcarn*, *Cockburn*, *Freind*, *Keill*, *Strom*, *Thomson*, *Hoffmann*, *de Moor*, *Boerhaave*, *Bianchi*, & les illustres Auteurs de tous les excellens morceaux de Physique, de Méchanique, de Géomètrie, d'Anatomie, en particulier des célèbres Messieurs *Duverney*, *Littre*, *Winslow*, *Méry*, &c. peuvent faire d'un Médecin le plus médiocrement versé en *Géomètrie*, un très-habile Praticien Géomètre : *Quamvis harum scientiarum (Geometria, &c.) aditus nemini ad culmen pateat, tamen id saltem præstat ut conspiciantur in secundo fastigio, & Medicinæ perveniant magna compendia sanitatis* *. C'est qu'en effet se trouve dans ces notions *géomètriques* ou de *proportions*, cette verité immuable, éternelle, que le Créateur à établie dans les loix de l'œconomie animale, & dans cette vérité l'ordre de la nature tel qu'il a été reglé par la

* *Erasm. Bartholinus*, Lib. Quæst: p. 61.

création : *Veritas ab ipso Deo naturæ &
œconomiæ animali implantata, immuta-
bilis, servat facile & tuetur intemeratam
suam sinceritatem (a).*

XXIX. L A *Chymie*, aujourd'hui
si publiquement établie & si universellement adoptée parmi les principales
sciences, ausquelles on attache la perfection de la Médecine, paroît par cela seul & à titre de renommée, au-dessus
de tout soupçon de doute, qu'elle mérite cette haute distinction. Mais parce
qu'il faut pour le sûreté d'une profession comme la Médecine, qui va à la
conservation de la vie, pour autori-
ser ce titre autre chose qu'une réputation populaire, trop fautive dans ses ju-
gemens ; il faut en pareil cas s'attacher
à ce qui est non de plus du goût du vulgaire, ou de plus universellement reçû,
mais à ce qu'il y a de meilleur, de mieux
éprouvé & de plus certain : *Quæramus
quid optimum factum sit, non quid usi-
tatissimum, & quid nos in possessione felicitatis æternæ constituat, non quid vulgo, veritatis pessimo interpreti, proba-
tum sit (b).* C'est donc cet avantage

(a) *Stahl*, Mense Junio, de Febr. petechi-
santibus : in Prooemio.

(b) *Seneca*, de Vitâ beatâ. c. 1.

éternel qui se trouve dans cette éternelle vérité, & qui guide dans l'Anatomie l'esprit d'un Médecin, qu'il faudroit trouver dans la Chymie, pour la mettre au moins au niveau des sciences qui sont reçûës, pour le progrès de l'art, dans l'*encyclopédie médicinale.* Mais, quoique l'on en dise, la Chymie n'est point à portée, & encore moins en possession de cet art divin, comme l'appellent quelques-uns, qui regne dans la nature. Elle ose pourtant entreprendre sur son ample & superbe fond, qu'elle ne respecte pas toûjours assez : mais l'esprit humain dans les Chymistes, comme dans les autres, est trop borné pour un dessein si noble ou si grand. *Profectò minimè decet locupletissimum illud gazophylacium naturæ (quam quidam rectè Divinam nuncupavit,) tam fugitivè aut inverecundè aspicere, ut vastissimum ejus latifundium modiolo ingenii nostri exhausisse nobis videamur*. Voilà comme l'on parle de la Chymie dans l'école d'un des plus célébres Chymistes, & des plus sçavans dans ce siécle en cet art. Ainsi, ajoûte-t-on, telle bonne opinion qu'on se fasse aujour-

Chymie.
Ses préjugés
sujets à erreur. Ses
abus.

* *Juncker*, Conspect. Chymiæ, p. 40.

d'hui de la perfection de la Chymie, tant s'en faut qu'elle ait supassé la nature, elle qui n'est point encore au pair avec elle : *Quanquàm hodie meliorem faciem induerit Chymia, tamen de perfectione ejus naturam æquanti, nedùm superante, non licet gloriari* (a). C'est qu'elle est bien moins heureuse en Physique qu'on le préconise dans le monde : *Neque vulgaris Physica Chymiæ tanto cum fructu, quantùm vulgò prædicant, inservit ;.... neque etiam subtilioris Matheseos cognitione indiget Chymicus, non potest enim physico-mechanicè, aut geometricè demetiri figuras, &c.* (b). C'est donc à-dire que ces deux sciences les plus utiles, & à juste titre les plus célèbres pour la perfection de la Médecine, peuvent aussi peu s'aider de la Chymie, que la Chymie s'aider peu de la Physique ou de la Géomètrie. Mais cette sorte d'opposition avec des connoissances les plus autorisées pour le progrès de la Médecine, ne fait-elle point appercevoir une espece de contrarieté dans la Chymie, qui ne la rend point fort sociable avec elle, ni par

Combien peu elle est Géomètrique.

(a) Idem, ibid. p. 39.
(b) Idem, ibid. p. 40.

conféquent bien néceſſaire pour l'avan-
cement de l'art de guérir ?

XXX. Van-Helmont en pen-
ſoit bien autrement ; perſuadé qu'il
étoit qu'un remede préparé ſuivant
l'art de la Chymie, donnoit le *ton*
à la Nature , ou l'y rappelloit : *Py-*
rotechnia pharmacum ad tonum Natu-
ræ graduat (*a*). Mais ce fut l'imagination de cet ingénieux Rêveur, lequel
tout occupé des prétenduës radoteries
dés autres, ne s'aviſa jamais qu'il ra-
dota toûjours. En éffet fut-il ſigne d'un
cerveau plus bleſſé , que de n'avoir jamais ſenti ſon mal , *quicumque dolorem*
ferè non ſentiunt , his mens ægrotat (*b*).
Le ſçavant & judicieux Hollandois (*c*)
qui a voulu juſtifier la Chymie, eſt là-
deſſus de meilleure foi : *Quis adeò malè*
ſanus , atque à ratione alienus , ut Chy-
miam ſtatuat Matheſin, Geometriam ;
. . . . . . Anatomiam , Botanicam . . . .
includere. Le ſçavant Profeſſeur (*d*) en
Médecine de Boulogne , ſçait réduire

(*a*) *Helmont.* Catarrhi Deliramenta , p.
441.

(*b*) *Hippocr.* ſ. 2. Aphor. 6.

(*c*) *Gorris* , Chymia liberata. p. 1.

(*d*) *Gulielmini.*

la Chymie à une forte de *méchanifme* ; mais ce ne fut jamais, de fon aveu, par rapport aux loix de l'œconomie animale : *Chymica experimenta , ea omnia nequaquam complectuntur, quibus naturæ leges manifeftantur; innumera etenim funt, & diverfi generis alia (qualia funt merè Physica & Anatomica) quibus ad naturalium corporum notitiam perducimur.* (a) C'eft ainfi que s'explique fur le *méchanifme* de la Chymie ce célèbre Sçavant, ajoûtant incontinent après, *in promendis elementis . . . valet Chymia . . . . . in hanc rem ufum probavi, hac tamen conditione , ut poftquàm aliquod elementum oftenderit , reliqua mechanico relinquat fyftemati ; hujus enim longè major univerfalitas eft, ut pote quod à cæleftibus defcendens ad ima , &c.* (b). Et c'eft ainfi que ce célèbre Auteur, fi fenfé en Médecine, a fenti la preuve de cet Art divin , ou de cette loi éternelle que nous avons vûë par toute l'œconomie animale. Le fçavant M. FREIND a auffi reconnu & démontré un *méchanifme* en Chymie (c) ; mais, non-plus que le

(a) *Gulielmini* , de Salibus : in Præfat.

(b) *Idem* , ibid.

(c) Vid. *Freind* , Prælect. Chymicæ.

Profeſſeur Italien, il ne l'a entendu des
rapports naturels qui ſe trouvaſſent entre les connoiſſances & les remedes
chymiques avec les rapports naturels
des loix de l'œconomie animale. Le
Profeſſeur Italien n'a prétendu qu'expliquer les opérations de Chymie entre elles, par les loix du mouvement,
fondées ſur la maſſe des particules &
la figure des atômes, dans les vûës à-
peu-près de DESCARTES & de DE-
MOCRITE; & le ſçavant Anglois, ſur
les mêmes matiéres, fait voir la vérité, la force & la préſence de l'*attrac-
tion* entre les parties des matériaux que
travaille la Chymie, ſuivant le ſyſtême de M. NEWTON. Rien donc de
tout cela n'aſſûre à la Chymie les rapports qu'il faudroit lui trouver avec
ceux du *méchaniſme*, que l'*Anatomie* démontre dans le corps humain.

XXXI. IL devient même aujour-
d'hui preſque une queſtion, de ſçavoir
ſi le corps humain, comme le regarde
la Médecine, ſeroit l'objet de la Chymie? du moins ſuivant la définition
de cet art, telle qu'on la donne dans
l'école de Monſieur STALH, ſi ſçavamment éclairé en Chymie, la voici : *Chemia Philoſophica eſt ars*.......

quæ corpora GEOCOSMI *diverſis mo-dis cohærentia .... diſſolvere .... docet,* &c. (a). Ce n'eſt donc que du monde terreſtre (GEOCOSMI) particuliérement , & non du corps humain, que s'occuperoit la Chymie ſuivant la penſée de ces Sçavans ; d'autant plus que s'expliquant ſur les animaux, entant qu'ils ſont pris pour objets de la Chymie , ils ne prétendent parler que des choſes qui ſe tirent de leurs corps, comme le *laît* (b), &c. ſur quoi la Chymie a coûtume de travailler. Du reſte ils lui refuſent tous les avantages qu'on lui donne ſi volontiers , ſoit pour expliquer les cauſes de la ſanté , ſoit pour interpréter celle des maladies ; ſans même permettre de trop compter ſur les connoiſſances qu'elle fournit par les *analyſes*, pour expliquer la maniére dont les remedes agiſſent (c) dans nos corps : tant cette école eſt ſobre & retenuë à accorder à la Chymie le merveilleux que lui attribuent tant de Modernes. Il n'en eſt point de même de l'uſage méchanique ou arti-

Chymie, moins utile qu'on ne le penſe en Médecine.

(a) *Juncker*, Conſpectus Chymiæ. p. 1.

(b) *Idem* ibid. p. 223.

(c) Vid. p. 9. 10. &c.

ſan ,

ſan , manuël ou artificiel de cet Art
pour l'uſage de la plûpart des com-
modités de la vie ; car après avoir
averti que la Chymie s'eſt vûë un peu
encanaillée, *vix ulla ars eſt quæ plures
ſimulque rudiores ſectatores habet quàm
Chymia ; ita , quidquid eſt otioſorum
hominum ad hanc ferè tanquam ad the-
ſauromaniam quamdam ſolet concurſare,
&c. (a)* par tant de *ſouffleurs*, d'aven-
turiers, d'avares, de chercheurs de *pierre
philoſophale*, elle lui prodigue ſes loüan-
ges ſur les avantages qu'on retire d'elle
dans la *Peinture* , la *Teinture*, la *Bou-
langerie*, la *Mineralogie* , la *Verrerie*,
l'*Imprimerie* , &c. la *Magie* même,
qu'elle y ajoûte, parce qu'elle s'eſt ſer-
vie adroitement de la Chymie (*b*).

XXXII. Mais les Chymiſtes ſe
piquent auſſi d'*anatomies* de leur façon ;
ils oſent même les mettre beaucoup au-
deſſus des diſſections ordinaires , qu'il
faut, diſent-ils, abandonner aux bou-
chers : *Quin potiùs ſi per Artifices Spa-
giricos ſtet, ad macellum relegabitur cul-
ter lanionius , &c. (c)* un peu trop

<hr>

(a) *Juncker*, Conſpectus Chymiæ, p. 38.

(b) *Idem*, ibid. p. 10. &c. 43.

(c) Apud *Billichium*, Paradox. p. 21.

remplis de la préſomption de leur Art, pour ne s'être jamais trouvés avertis de l'infidélité de leurs opérations, par l'avis du célèbre Auteur (*a*), qui s'étoit accoûtumé en Géomètrie à penſer juſte. Que s'ils croyoient n'avoir d'avis à recevoir que d'Auteurs Chymiſtes, un de leurs plus ſages Maîtres (*b*) devoit bien les perſuader là-deſſus par ſon excellent Traité (*c*), qui devoit les tenir dans de grandes reſerves de prudence & de modeſtie ; & l'aveu d'un Médecin célèbre qui ne peut leur être ſuſpect, auroit pû mettre le ſceau ſur cet avis ; c'eſt le ſçavant ETTMULLER, qui reconnoît que bien des expériences éhymiques tiennent plus de l'art, qu'elles ne copient la nature: *Quædam ſunt experimentalia tentamina, quæ magis artem quàm naturam ſapiunt* (*d*). Or leurs prétenduës Anatomies reſſemblent bien à ces expériences qui ne reſſentent que l'art, & qui effacent cette belle nature que l'on cherche en Médecine, & qui ſe montre dans les admirables diſ-

Ces dangers & ſes incertitudes.

(*a*) *Borelli*, p. 978. 984.
(*b*) M. *Boyle*.
(*c*) Tentamina phyſiologica de inſido Experimentorum ſucceſſu.
(*d*) *Ettmuller*, Medicus, &c. c. 14.

sections ordinaires. Car , suivant la force de l'expression d'un Sçavant , (Chymiste lui-même) les Chymistes sont des *gâte-chairs* , parce que leurs opérations défigurent & deshonorent les parties des animaux, dont ils font plus de corruptions & de saletez , que de bons remedes : *Animantium partes fœdat magis vitiatque Pyrotechnia, quàm decorat aut nobilitat , efficitque inde plurimum corruptelæ , medela parum* (a). A ceci ajoûte le sçavant ETTMULLER , que les distillations , pour peu qu'elles soient poussées , produisent bien plûtôt des *formes* nouvelles , qu'elles ne manifestent les naturelles , *fortiore distillatione formæ non tàm educuntur, quàm novæ producuntur* (b). Ce sont donc des êtres artificiels de la façon du feu , que mettent au jour les opérations chymiques dans les mixtes qu'elles travaillent. Mais ces êtres factices sortant par l'action du feu des modifications que la nature y avoit mises, il n'est point possible de trouver par la Chymie les raports naturels qui doivent guider l'esprit & la conduite d'un

______

(a) *Billichius* , locô citatô , p. 114.
(b) Medicus , &c. c. 14.

D ij

Médecin. Ainſi, ſans certainement voû‑
loir rien rabattre des grands éloges que
l'on donne à la Chymie, parce qu'ils
lui ſont dûs d'ailleurs, il faut convenir
que le *bon goût en Médecine*, que nous
cherchons dans les connoiſſances qui
peuvent la perfectionner, ne ſe trouve
point dans elle, c'eſt à-dire, ces recher‑
ches & cette étude des raports avec les
Loix naturelles. Auſſi ne paroît-il point
que ce ſoit ſon objet, puiſqu'elle tra‑
vaille en d'autres vûës, & ſur des prin‑
cipes bien différens. Elle ne s'occu‑
pe en effet que de diviſer ou de déſu‑
nir les *mixtes*, au-lieu que la Méde‑
cine ne s'occupe que de l'examen des
parties bien unies dans leur ſubſtance
& dans l'ordre de leurs organes, pour
en comprendre les puiſſances & le *mé‑
chaniſme*. Ce ſont donc des *formes* na‑
turelles que la Médecine étudie, tan‑
dis que la Chymie rebute juſqu'aux
principes *formels* (*a*), ſans s'attacher
qu'aux ſeuls *materiels*, c'eſt-à-dire,
comme ils s'en expliquent, à des prin‑
cipes ſi ſimples qu'ils les veulent juſ‑
qu'à l'indiviſibilité (*b*). Mais de quelle

Loix na‑
turelles rui‑
nées dans les
Mixtes par la
Chymie.

(*a*) Vid. *Juncker*, ubi ſuprà, p. 66.
(*b*) *Idem*, ibid. p. 68.

útilité à la Médecine de sçavoir qu'une
partie du corps humain sera composée
d'eau élémentaire, de *terre premiere*, celle-ci *saline*, *inflammable*, *mercurielle*, ou
métallique ? Car ce sont aujourd'hui les
principes de l'invention du célèbre
BECHER, & qui sont écoutez dans les
meilleures écoles. Les Astronômes en
seroient-ils au point de perfection où
ils sont, s'ils s'étoient occupez depuis
tant de siécles à découvrir quels sont les
principes matériels, indivisibles & im-
muables dont sont composez les Cieux?
Ce ne sont donc que des mouvemens
& des forces pour se mouvoir que les
Médecins ont a étudier dans une machine, qui, comme les *globes célestes*, est
dans un mouvement continuel qui en
entretient les fonctions. Cette sorte de
recherche de principes parmi les Chymistes, est donc la moins convenable
pour faire trouver la connoissance des
causes des mouvemens qui nous font
vivre ; peut-être même en un sens n'en
est il point de plus contraire à la Philosophie qui doit instruire un Médecin. En effet ces *analyses*, ces *fusions*,
ces *incinérations*, ces *reverbérations*,
ces *calcinations*, toutes ces opérations
où la nature est forcée, sont-elles moins

que des deſtructions des principes créés
pour les mouvemens de la nature? Car
dans elles ſont ruinées ces *tendances* naturelles, ces nœuds ſecrets ſerrez dans
la matiere du doigt du Créateur, ces
affinitez contractées par la création,
d'où ſont nées ces propenſions ou ces
affections de corps à corps, en un mot,
ces *attractions*, ou attraits matériels aujourd'hui adoptez d'après Monſieur
N E W T O N par de grands Phyſiciens;
& ſuivant les principes de la même
Philoſophie, que devient la force d'*inertie*, eſſentielle comme la *gravité* à la
matiere pour remplir les vûes du Créateur? Car la force tyrannique du feu ne
reſpectant ni ces forces tardives, ni
ces penchans ou tendances au mouvement, règlées & déterminées, ruinant
au contraire les meſures, les correſpon-
dances & les proportions de ces penchans naturels, n'imprimera que des
mouvemens forcez & aveugles, leſquels
n'allant qu'au gré de l'art, ſe détour-
neront d'autant plus de la nature; &
ainſi eſt prouvé combien les principes
de la Chymie, les plus raiſonnables même, ſe manifeſtent contraires aux Loix
de la Nature, qui ſont celles de la vraie
Médecine, la créée ou naturelle.

XXXIII. Ceci , dira-t-on , eſt un peu ignoret des principes , dont les profondeurs ſont à la vérité au-deſſus des eſprits prévenus d'une Philoſophie ordinaire, parce que pour eux ces hautes connoiſſances ſont d'humiliantes énigmes. Mais du moins , accordera-t-on, les eſprits les plus médiocres peuvent-ils apprendre que les *mixtes* ne ſont ni ruinez , ni perdus dans les opérations Chymiques , puiſque la ſcience des *réductions* ou *régénérations* & des *révivifications* , ſçait faire renaître les ſubſtances que le feu paroiſſoir avoir confonduës ou obſcurcies; ſcience qui va juſqu'à retirer des *chaux* , des *crocus* , des *verres* de métaux ou de mineraux , enfin des *cendres* mêmes , les *mixtes* qui avoient été travaillez ſous ces formes: & par la révivification renaît le *mercure* caché & obſcurci dans les *cinnabres* , les *ſublimez* , les *précipitez* , les *turbith* , &c. Peut-on après cela ſoupçonner la Chymie de perdre ou de ruiner les *mixtes* ?

Régénérations tant vantées.

XXXIV. Mais , ſans en ſçavoir autant que ces glorieux *Adeptes* , ces heureux mortels , ces favoris de la Nature , les confidens des *grands Arcanes* , on oſe ajoûter à ces ſuperbes eſ-

pérances, celles qui manquent à ce superbe récit, la *palingénésie* ou *résurrection*
des plantes de leurs seules cendres sans
d'autres semences, d'où comme des
Phœnix, ces Philosophes, les féaux de
la Nature, sçavent comme évoquer les
formes des plantes, en les y faisant revenir (*a*). On n'ignore pas encore le
présomptueux air avec lequel les grands
hommes en l'*Art Hermétique* ont cru
pouvoir promettre de tirer le *mercure
coulant* & naturel des plantes, par la vertu qu'ils ont de créer, puisque c'est de
donner l'être à ce qui n'est point ; car
c'est de quoi ils se vantent par les ambi-
tieux titres de leurs traitez, *de non Enti-
tibus Chymicis* ; l'on n'ignore pas enfin
que poussant jusqu'au fanatisme ces or-
gueilleuses prétentions, le plus célèbre
d'entr'eux, s'est flatté de réproduire
les animaux, ou de les *régénerer* par
une préparation à lui seul connuë, du
sang, des *chairs*, & autres parties d'a-
nimaux, & de l'homme même, (car
jusqu'à cet excès d'impiété s'est portée
la vanité de P A R A C E L S E (*b*). Mais,
sans vouloir disputer de présomption

Vanitez de
ces répro-
ductions.

(*a*) Vid *Juncker*, ibid. p. 46.
(*b*) C'est l'*Homunculus Paracels*.

avec ces sublimes en Chymie, pas même avec leurs subalternes , comme sont
les fils de l'Art , élevez dans ses secrets
& dans ceux de leurs peres , on sçait
la vanité de céux-ci , & tous les excès
des autres ; car ces régénérations réüs-
sissent-elles sur les parties des animaux ?
Ne sçait-on point que les sages & les
prudens en cet Art avoüent de bonne
foi , que la Chymie n'est point encore parvenuë à pouvoir rétablir les parties , ni des *vegetaux* , ni des animaux ,
qu'elle aura désunies pour en faire quelque préparation , quoiqu'elle y réüssis-
se en matiere de *métaux* & de mineraux ? *Ne quidem mixtionem vegetabi-*
lem , aut animalem assequi vel imitari
Chemia potest , quamvis de cætero aliâ
natura producta seu composita feliciter æ-
muletur , ut sulphur , vitriola , &c. *
Et la raison, suivant l'aveu de la même
bonne foi, c'est qu'il n'est point au pouvoir de la Chymie , de rétablir ou de
faire revivre des graines ou des germes
de plantes , quoiqu'elle en ait toute la
matiere confonduë dans les préparations : *Non potest fieri ut Chymicus, etiam-*
si omnis materia adsit , semina vitali spi-

Aveux des
habiles Chy-
mistes sur ces
fanfaronna-
des.

* *Juncker , ibid. p. 145.*

D v

*ritu donata conficiat, aut structuram
alieni agentis arbitrio subjectam, suis
operationibus instauret aut restituat* (a).
Il y a donc un agent supérieur à celui
de la Chymie, une force, une indus-
trie, une sagesse au-dessus de la sienne,
un *méchanisme* enfin ou un arrangement
organique, où elle ne peut atteindre,
qu'elle ne peut imiter. C'est pourtant
tout cela que détruit le feu des Chymistes ; ce sont ces *tendanses*, ces raports mutuels, ces attraits ou *attractions* matérielles ou créées avec la matiere, qui se trouvent détruites ou ruinées dans les opérations Chymiques.
Car telle est la force du feu de fusion,
ignis fusorius (b), que l'on employe
pour les *réductions* ou les *régénérations*,
qui ne rendent guéres les mixtes dans
leur état naturel ; de-sorte que sous la
même forme extérieurement restituée,
ils se trouvent déchûs de quelqu'une de
leurs qualitez. On l'observe en particulier de l'*étain*, le *Démon de tous les
métaux*, comme l'appelle un fameux
Médecin Chymiste en en commentant
un autre, *Jupiter, seu stannum, alias*

(a) *Idem*, ibid.
(b) *Juncker*, ibid. p. 470.

metallis sociatum, illa reddit irreduci-
bilia, unde Diabolus Metallorum audit [*],
& lui-même ne se laisse régénérer qu'en
perdant de sa consistence. De tout ceci il
s'ensuit naturellement, qu'il est impos-
sible de découvrir par les opérations de
Chymie la structure des parties du corps
humain, pour en apprendre les puissances & en pénétrer les forces ; puisqu'autant que le pouvoir de la Chymie
va à découvrir les premiers principes
des parties en les décomposant, autant
il détruit la vertu organique de ces
parties, la seule cependant sur laquelle se conduit la Médecine. Car
que lui servira, par exemple, pour
guérir, de sçavoir qu'une telle partie
abonde plus en *eau*, en *terre*, ou en *sou-*
fre, après avoir passé par l'*alembic*,
puisque c'est sur l'état de cette partie
avant qu'elle y passe que la Médecine
doit en juger ? C'est donc un défaut
capital en Chymie, de ce qu'elle
ne peut instruire le Médecin du fond
de la nature de la puissance principale
qui régit l'œconomie animale ; cette
puissance est celle des *solides*, & c'est
précisement celle que détruit le feu des

La Chymie détruit la structure des parties, que l'Anatomie dévelope.

* *Ettmuller*, Comment. in Ludovic. pag.
137.

Chymiftes. Car que fait-il autre chofe quand il eft employé à l'analyfe des *chairs*, des *mufcles* & des *os* ? Il détruit en particulier dans les *mufcles* les liaifons intimes & fecretes qui y font la force de *leviers*, de *poulies*, de *refforts*, d'où dépend le *ton*, la force & le mouvement organique des parties. Le feu de la Chymie traite-t-il plus favorablement pour la Médecine les parties *fluides*, ou plus au gré de la pratique de Médecine ? Son action an contraire eft-elle rien moins qu'une déprédation de ce mixte liquide, mou & délicat, dont tout ce qu'il en tire tient bien plus de l'*empyreume*, ou des atômes du feu qui la formé, que de la molleffe & de la douceur naturelle du fluide dont il eft forti ? En effet autant que celui-ci eft doux, paifible, & *ductile*, c'eft à-dire, fouple & flexible dans fa fubftance, autant le produit diftillé eft-il âcre, falin ou caffant, turbulent ou fougueux; témoin l'*efprit volatil du fang*, fi étrangement différent du tranquille *fpiritueux* des nerfs, qu'il eft jugé par un habile Chymifte * équipoller en force & en action à l'*efprit de vin*. Eft-ce là une

* *Billichius*, Paradox. Chym

maniere de se bien mettre au fait de la vraye nature du sang ? Rien donc est-il plus capable d'aliéner l'esprit de la vraie nature des parties du corps humain ? Ainsi la Chymie détruit la connoissance de la structure de ses organes, & de-plus elle en pervertit les *fluides*, puisqu'elle seule est la cause des *sels* ou saveurs salines qu'elle fait voir dans le sang & dans ses sucs. Autant donc que l'*Anatomie* est propre à avancer le progrès de la Médecine, autant la *Chymie* peut-elle le retarder, en confondant ou en gâtant les vraies idées. En faudroit-il davantage pour la mettre en discrédit, pour en prouver l'inutilité à tous ces égards, & encore le danger à un autre ?

XXXV. C E T autre égard est celui des remedes; car les *mineraux*, que nos peres jugeoient avoir quelque chose de trop dur par rapport à la molesse de nos entrailles, leur faisoient craindre si fort tout ce qui ressentoit le *métallique*, qu'ils s'interdisoient l'usage des *eaux minerales* dans les maladies de poitrine; frayeur qui ne s'est pas même encore effacée dans la Médecine d'aujourd'hui, où les Médecins devenus plus hardis, ne permettent l'usage

Dangers des remedes mineraux.

des eaux *martiales* dans les maladies du poûmon, qu'avec la précaution d'y mêler du laît (*a*). Nonobstant le préjugé de nos jours, un des Médecins qui a le plus donné dans cette science, avertit de ne se point laisser surprendre aux apparences des remedes chymiques (*b*). Aussi un autre Chymiste, non moins versé dans cet Art, appelle ces remedes des pommes d'or, belles en apparence, trompeuses en effet, semblables à ces malheureux fruits de la criminelle *Sodôme*, qu'on ne sçauroit manier qu'ils ne tombent en cendres : *Aurea mala .... fronte speciosa, irrita in recessu, qualia in Sodoma cadavere nascuntur, quæ in carpentium manibus in fumum cineresque evanescunt* (*c*). L'inconvénient des remedes chymiques seroit pourtant suportable, s'ils n'étoient qu'impuissans par un manque de force ; mais ils sont dangereux & malfaisans, en ce qu'ils ne sont aucunement en convenance avec les puissances ou les agens de l'œconomie animale. C'est la remarque du sçavant ETTMULLER,

(*a*) Vid. Morton, Phthisiolog.

(*b*) Ettmuller, de usu Præcipitant. p. 245.

(*c*) Billichius, Paradox. Chym. p. 100.

qui fait remarquer, par exemple, que les
alkali-volatils tirez de certains *magistè-*
res par la force du feu, n'operent point
dans nos corps comme *alkali*, parce qu'ils n'y trouvent pas le même feu
qui les dévelope. C'est pourquoi ces
fortes de magistères agissent moins dans
nos entrailles par leurs parties *alkali-*
nes & *spiritueuses* * ; & beaucoup de
semblables inconvéniens font observez
par ce sçavant Médecin dans tout cet
excellent traité. Or tout cela n'arrive
que parce que le feu détruit dans les
mixtes les raports qu'ils pourroient
avoir avec nos corps ; & si cela est à
craindre de la part des *absorbants*, c'est-
à-dire, de la troupe la plus nombreu-
se des remedes Chymiques qu'on employe en Médecine, à quels dangers
ne font point exposez les malades de
la part de tant de plus dangereuses drogues, si familieres dans l'usage de la
Médecine! On trouve les raisons dans
cet utile traité des *absorbants*, & le sujet de toutes les alarmes qu'il donne là-
dessus, tout Chymiste qu'il est.

    XXXVI. C'est que de quelque
côté que l'on considére l'action des remedes chymiques, elle est bizarre ou

Bizarrerie
des Remedes
Chymiques.

* *Estmuller*, de usu Præcipit. p. 278.

incertaine, parce qu'on ne sçait en quel nom agit une drogue chymique qui est toûjours étrangere ; si au nom du mixte dont elle est sortie, ou bien si au nom de la drogue sous la forme qu'elle a prise entre les mains du Chymiste, tant les *dissolutions* ou *divisions*, & les combinaisons que la Chymie fait dans les mixtes sont peu connoissables. Car autant qu'il est certain que les sels primitifs ou originairement créés, ne sont ni *dissolubles*, comme ils ne sont pas savoureux, *particulæ Salium primigeniæ neque liquabiles sunt, neque sapidæ* *, autant est-il sûr que ce n'est point de ces parties que se font les divisions des mixtes en Chymie. Ainsi la présence non interrompuë de ces sels toûjours subsistans dans les preparations chymiques, doit toûjours faire craindre quelque chose de *metallique* essentiel au mixte le mieux prepa é. Au surplus dès que les Chymistes ont tant de foi à la *revivification des métaux*, pourquoi ne la craindroit-on point dans les remèdes qu'ils préparent à la Médecine ? Ceci a même son exemple dans les *cinnabres*, dont le *mercure* se révivifie à tel point dans les corps des mala-

* *Gulielmini*, de Salibus, p. 40.

des à qui l'on en donne trop ou trop long-tems, ou sans une préparation convenable, qu'ils tombent dans le *ptyalisme*. Qui nous aslûrera après cela qu'il n'arrive rien de semblable des opérations des autres métaux préparez ? En effet, le *sucre de Saturne* donne à craindre quelque chose de fâcheux de l'action du *plomb*, qui se fait sentir trop souvent par ceux qui en usent (*a*). Il n'est même guére de drogue chymique dont il ait été médit davantage par la propre bouche des Chymistes : *Nequam est (Saturnus), & mercuriale virus ori ac faucibus afflat (b)*. L'antihectique de POTIER est encore connu par ses mauvaises actions, & c'est une préparation d'*étain* ; metal aussi dangereux que le *plomb* (*c*), & dont la mauvaise impression qui s'en dévelope dans le corps des malades, leur cause de si affreux accidens ; aussi en jugent ainsi de bons Chymistes: *Antihecticum Poterii multis hecticis fatale, promissos eventus non repraesentat.* (*d*). Enfin il est au sçû de tout le monde, que l'*antimoine*

(*a*) *Juncker*, Conspect. Therapiæ generalis, p. 357.

(*b*) *Billich*. loc. cit. p. 144.

(*c*) *Ramazzini*, de Morbis Artificum.

(*d*) *Juncker*, Chymia, p. 966.

diaphorétique reprend très-aisément la qualité émétique de l'*antimoine* , soit pour avoir été trop gardé , soit pour être reçû en certains estomacs : & tout cela parce que les *résolutions chymiques* sont moins des divisions des continuitez des parties, que des séparations de leurs *contiguitez* : *Resolutio corporum non fit per divisionem continuorum , sed per separationem contiguorum.* Cela posé, sera-t-il étonnant que des parties qui n'étoient que *contiguës* avant leur séparation , qui ne les a pû changer , venant à se raprocher par la loi des *attraits* ou *attractions* matérielles , se réünissent & reprennent leur vertu naturelle ?

XXXVII. C'est cette composition propre & innée des mixtes, qui fait en eux ce que les Chymistes appellent *textum primum organicum* , lequel est au-dessus & à l'épreuve du feu des Chymistes *, & qu'ils appellent encore *aggregatum ordinatum vel mechanicum* , qu'ils jugent inaltérable , parce qu'il est de l'ordre ou de la volonté expresse de Dieu qui l'a ainsi disposé .... *directà Dei voluntate in certum situm & figuram dispositum.* Suivant ces princi-

---

* Vid. *Juncker* , Conspect. Chym'iæ, p 107.

pes, les rapports naturels subsistent autant que dure le *textum organicum*;
mais il n'en est point de même de l'af-
semblage *secondaire*, qui est celui qui
subsiste, & par lequel agissent les drogues chymiques; tissu qui est un assem-
blage fortuit & non ordonné, *aggregatum inordinatum* *, & tous les rapports
naturels y étant confondus, ce sont des
remedes qu'on employe à l'aveugle, parce que ce n'est qu'au hazard & sans
règle qu'ils réüssissent dans le corps humain, en ce que le même hazard a permis qu'ils se trouvassent en convenance, en certaine cause de maladie, en
certain cas, certaines conjonctures, certains tempéramens; toutes circonstances qui sont autant de titres d'incertitude, d'inconstance, d'infidélité & de
répudiation dans les remedes chymiques. A ceci si l'on ajoûte qu'il ne paroît par aucun monument tiré de l'Histoire la plus ancienne, qui est celle de
la *Genèse*, que le Créateur ait établi aucun rapport entre les *mineraux* & les corps des hommes pour
leur conservation, on se trouvera con-
vaincu des inconvéniens qu'il y a de
donner sa confiance à des choses en

* *Idem*, ibid.

qualité de remedes, qui ne furent jamais inftitüées à cet égard. Ce n'eft
pourtant point qu'on ne reconnoiffe
des rapports d'ordre & de correfpon
dance dans les métaux même, car ils
font manifeftes ces rapports, dans le
bel ordre, & dans la magnifique difpofition des veines matrices des métaux, *venæ metalliferæ*, lefquelles on
apperçoit dans les mines (*a*), où l'on
diftingue leurs arrangemens, leurs envelopes, leurs directions vers les poles
du monde, &c. Ils font encore certains,
ces rapports, entre les parties falines élé-
mentaires (*b*); mais ils font tous bor-
nez aux *mineraux* entre-eux, & aux
métaux, qui ont leurs affinitez propres
ou leurs attraits particuliers, fuivant
l'exemple du cuivre, qui fe trouve toûjours mêlé dans les mines avec l'*argent*
(*c*). Tout de même les parties qui forment le *textum organicum*, ont des
rapports néceffaires entre-elles; mais
ces rapports ne vont pas plus loin que
l'affemblage propre ou intrinféque du
métail, ils ne le mettent par confé-

(*a*) *Juncker*, ibid. p. 771.
(*b*) Vid. *Gulielmini*, ubi fuprà.
(*c*) *Ettmuller*, Com. in Ludovic p. 14

quent pas en convenance avec d'autres
mixtes, sur-tout des animaux.

XXXVIII. Le contraire est sûr
dans les *végétaux*, dont il est certain
que les rapports qu'ils ont aux corps
des animaux, ont été créés les uns pour
les autres; mais encore autant que les
végétaux ont été formez pour la nourriture & la conservation des animaux,
autant les organes de ceux-ci ont-ils été
formez de la même main pour servir
à les digérer, pour les tourner au profit de leur santé & de leur vie. Que
la Chymie donc détruise ces rapports
en décomposant les plantes, & les faisant sortir de l'ordonnance & de l'arrangement où le Créateur a établi leurs
parties, est-ce rien moins que voir la
Chymie aller à front découvert contre
l'institution de la Nature ? Comme si
les Chymistes pouvoient se mettre au-
dessus d'elle, en suppléant dans les plantes des arrangemens de leur façon,
qu'ils prétendent mettre en convenance avec les fonctions du corps humain.
C'est pourtant l'attentat de la Chymie
dans les préparations qu'elle fait des
plantes, ces seuls objets de la nature
pour la nourriture des animaux. En effet les *eaux* qu'ils en distillent, quoi-

Les Végé-
taux plus
sûrs que les
Minéraux.

qu'ils y faſſent, ſont bien plus *empyreumatiques* que ſaluraires ; les *ſoufres*, les *ſels* & les *eſprits* qu'ils en tirent, ne ſont que de triſtes & dangereux débris de bonnes choſes qu'ils ont gâtées ; les *teſtes mortes* enfin, de lugubres & mépriſables cadavres, qui ne ſont devenus tels qu'en leurs mains : car c'étoient de bonnes choſes, extrêmement bonnes, même au jugement du Créateur après qu'il les eût formées, de-ſorte qu'aucunes n'étoient mauvaiſes, *vidit Deus cuncta quæ fecerat, & erant valdè bona* (a). Voilà donc les dignes matériaux que la Chymie profane, pour en faire des êtres incongrus & monſtrueux, du moins méconnoiſſables, tant ils dégénérent en leurs mains de leur bonté & beauté naturelle, de leur ordonnance originaire, &, qui pis eſt, de leur utilité eſſentielle. En effet, un jus d'herbe tiré par une ſimple *expreſſion* & ſans autre préparation, ſans la moindre aide du feu, ni d'aucun *diſſolvant*, ſuffit à la Médecine : *Sæpe enim non medela in præparatione, ſed aſpera peſtis latet, ... odi verò efficaciam, quæ ut vires habeat degenerat in virus* (b). C'eſt qu'un jus

(a) Geneſ. c. 1.
(b) Billich. p. 100.

d'herbes demeurant plein de lui-même & de toute sa vertu propre, se charge encore, comme un *absorbant* naturel, des vices ou des qualitez étrangeres, *ipse succus expressus quasi sui satur explet se & altero, tàm proprii servans quàm rapax alieni* (a). Les *teintures chymiques* n'ont guéres rien de plaisant que leur couleur, cachant souvent sous de simulées apparences de vrais dangers, *tàm sunt acerba suavitatis, tàm miseræ jucunditatis, maleficæ salubritatis, periculosæ securitatis* (b). De tels dangers viennent dans l'usage de ces préparations les plus innocentes ou les moins travaillées par la Chymie, des additions qu'il faut faire aux *simples* dont l'on fait des *teintures* & des *extraits*; pour cette raison les plus sages d'aujourd'hui conseillent de faire les *extraits* sans rien de *vineux*, & seulement ou avec de l'eau commune, laquelle, par exemple, tire heureusement l'*extrait de l'opium*; ou avec les eaux les plus simples, comme l'*eau d'orge*, préferée aujourd'hui à tout ce qui est vineux pour faire l'*eau de canelle*. Or ces ma-

Extraits. Ils se tirent mieux par les aqueux que par les vineux, &c.

(a) *Idem*, ibid.
(b) *Idem*, ibid.

nieres simples de préparer les remedes
sans l'usage de la Chymie, reviennent
parfaitement à celles de l'ancienne sagesse d'HIPPOCRATE, qui, selon toutes les apparences, n'employoit que la
trituration & la *décoction* pour toute préparation de ses remedes : *Apparebit ex*
adductis tunc temporis (Hippocratis)
medicamenta composita satis pauca ha-
buisse ingredientia, & præparationes sim-
plicissimas fuisse , quæ ultra trituram &
decoctionem non progrediebantur (a). C'est
donc une des vanitez de la Chymie,
que de se croire plus ancienne même
qu'HIPPOCRATE, en se faisant descendre des Anges mêmes, qui l'ont ap-
portée aux filles des hommes dès avant
le Déluge : *Angeli qui ad filias hominum*
de cœlo ruerunt ... cùm & materias quaf-
dam benè occultas , & artes non benè re-
velatas prodidissent , si quidem & metal-
lorum opera nudaverant , &c. (b) ; puisque ce passage est tiré d'un Livre *apocry-*
phe attribué à HENOCH, Livre dont
TERTULLIEN (c) lui-même conteste

(a) Histor. Medicinæ *Schulzii* , (1728.)
p. 278.
(b) *Idem* , ibid. ex *Tertulliano.*
(c) Lib. de Cultu Fœminar. c. 10, de Habitu Mulieb. c. 2.

la vérité. Au reste, ceux qui sont pour
la grande antiquité de la Chymie devroient en revenir, par cette double
réflexion; sçavoir, que DIOSCORIDE, qui
vivoit dans le premier siécle, & PLINE,
qui l'a suivi de près, n'ont parlé des
minéraux qu'en Philosophes & en His-
toriens (*a*). Tout l'honneur donc qu'on
puisse faire à cet égard à la Chymie,
c'est de lui prêter un commencement
dans les écrits d'AVICENNE, un des Princes de la Médecine Arabe, qui vivoit
vers l'onziéme siécle. La *Chymie Médi-*
cinale n'a donc pas pour elle l'honneur
de la grande antiquité. Il y a d'ailleurs
bien plus à craindre pour la Médecine, qu'à esperer de ses remèdes : *Adeo-*
que pauca hîc medicamenta expectent,
plures medicamentorum sive stimulos sive
condimenta, nec nulla etiam vehicula,
crimina tantùm non infinita (*b*). Quel
parti donc prendre sur l'usage des remèdes chymiques ? Voici l'avis du même Auteur, qui est Chymiste lui-même : *Ita in Chymicis versentur (Medici)*
ut ex sterquilinio grana legant aurea.....

La Chymie
Medicinale
peu ancien-
ne en Méde-
cine.

(*a*) Vid. *Le Clerc*, Hist. de la Méd. p.
644. & *Hist. Med. Autor. per Schulzium,*
sect. 1. c. 5.
(*b*) *Billich.* ubi suprà, p. 101.

sint in pernoscendo animosi, in utendo ti-
midiusculi, ac plus dextra quàm gla-
dio Scanderbergi tribuant (a) ; persuadé
qu'il étoit que PARACELSE, avec
son école, avoit aveuglé la Médecine ;
Crollius, Paracelsi haud degener, omnem
unà exoculavit Medicinam. De-sorte,
ajoûte-t-il enfin, que la Chymie n'est
plus qu'un carnage, si elle n'est soû-
tenuë de la bonne méthode de guérir.
Car la méthode peut faire un bon Médecin sans la *Chymie* ; au lieu que la
Chymie fait des meurtriers sans la méthode : *Methodus sine Chymia Medi-*
cum facit, Chymia sine methodo Carni-
ficem (b). Aussi est-il remarquable
qu'aucun Chymiste, faisant la Médecine en Chymiste, n'a été heureux chez
ses malades ; de-sorte qu'un Médecin
Chymiste a quelque chose d'odieux
dans le monde. C'est pourquoi ceux
des Médecins les plus versez dans cet
Art, à l'honneur près qu'ils font à la
Chymie de parler d'elle avec *empha-*
se, l'oublient chez leurs malades,
qu'ils traitent par les remèdes & la méthode ordinaire.

Précautions
dans l'usage
des Remèdes
Chymiques.

(a) *Idem*, ibid.
(b) *Idem*, ibid.

Tant de justes allarmes prises du génie & du fond de la Chymie, d'aussi atroces reproches formez contre elle par ses propres Auteurs, tant de for-fanteries & de présomptions répanduës dans le monde en faveur des drogues Chymiques ; tout cela feroit presque apprehender que nous n'approchassions du tems prédit par un sçavant Méde-cin de l'Ecole de Paris (*a*), qu'il fau-droit ajoûter une cinquiéme partie aux quatre ordinaires de la Médecine, la *Physiologie*, la *Pathologie*, l'*Hygieine*, la *Thérapeutique*, & cette cinquiéme partie feroit la *Charlatanerie* (*b*). Car l'autorité que l'on prodigue journel-lement à tant de drogues chymiques, fous des noms nouveaux & fous des formes d'êtres uniquement fabriquez par le feu, & toutes aussi injustement vantées que nouvellement vantées, feroient bien capables d'attirer ce foup-çon sur la Médecine. Mais, graces au Ciel, ce vertige n'a point saisi tous les cerveaux ; de-forte que la Chymie Mé-dicinale se tient encore en de justes bor-nes, suivant la pensée du sçavant Mé-

(*a*) *Gui Patin.*
(*a*) *Menckenius*, de Charlataneria Eru-ditorum. p. 9.

E ij

decin, qui ayant entrepris de faire voir
la préférence qui étoit dûë aux remèdes ordinaires, préférablement à ceux
des Chymistes, a ramené la Chymie,
des forfanteries dont la revêtent de
faux Philosophes, à son état naturel, &
à ses justes droits (*a*). Là-même après
avoir montré le peu de succès de la
Chymie mal entenduë pour le progrès
de la Médecine, il assûre comme une
chose constatée par des faits suivis,
qu'il se guérit plus de malades entre
les mains des Médecins, & par la méthode ordinaire, que dans celles des
Chymistes : *Concludo igitur quòd illi qui*
per hæc & similia Medicinam promovere
student .... invitâ hujus Chymiæ novæ &
experimentalis doctrinâ .... eorum ta-
men quàm adversariorum ægrotantes
vulgò minus feliciter curentur (*b*). Le
reste de la dissertation de cet Auteur,
aussi sincere qu'il est habile, est employée à prouver la sûreté qu'il y a à
suivre la méthode des Anciens, & les
maximes des Sçavans modernes Praticiens, & en particulier du célèbre BA-

Aveu des
Chymistes.

(*a*) *Gorris*, Chymia ab ostentatione So-
phistarum liberata, &c.

(*b*) *Idem*, ibid. p. 6.

GLIVI, qu'il juſtifie contre les Chymiſtes outrez. Ce n'eſt donc point le
procès que l'on veüille faire à la bonne *Chymie* ; mais, après avoir fait voir
que la meilleure même ne contribuë en
rien à la connoiſſance de la ſtructure
des parties du corps humain, & combien ſes préparations peuvent être éloi-
gnées des Loix du méchaniſme qui
nous fait vivre, ruinant comme elle
fait les rapports que les remèdes doivent avoir avec les Loix du Créateur
pour l'exercice de l'*œconomie animale* ;
l'on conclud que la Chymie mal entenduë, eſt plus propre à rétarder qu'à
avancer le progrès de la Médecine.

XXXIX. CECI eſt même con-
forme à la penſée du ſçavant Monſieur
BOERHAAVE (*a*) : *Inde tantùm damni
Chemia attulit Medicinæ, quod Chemici
putârunt ſe ſolos bonos Medicos eſſe, &
ſe omnia per medicamenta chemica effi-
cere poſſe credebant, &c.* Qui fut en
effet plus énorgueilli de ſon Art que
PARACELSE? Rien en maladie ne
lui parut ſupérieur à ſes remèdes ; &
cependant l'on a obſervé (*b*), que tous

Témoigna-
ges de bons
Auteurs.

(*a*) Chemiæ Inſtitut. t. 1. p. 149.

(*b*) Vid. Lamzvverde, Monit. Salut. p. 52.

E iij

ceux qui avoient pris de ses remèdes
mouroient dans l'an. C'est, quoiqu'en
publient les Zélateurs de la Chymie,
que de ses merveilleux remèdes, il s'en
trouve très-peu qui méritent ce titre. Aussi Monsieur BOERHAAVE*,
voulant prouver l'utilité de la Chymie,
ne trouve à tourner en preuve, que
l'aveu de l'illustre M. SYDENHAM,
l'ennemi déclaré, comme il l'appelle,
de la Chymie, *summus osor Chemiæ Sy-
denhamus*, sans s'appuyer que sur l'*esprit volatil de corne de cerf*, parce que
ce fameux Praticien se loüoit singuliérement de ce remède pour la cure des
maladies des enfans : mais ce sçavant
Auteur ne nomme pas d'autres remèdes chymiques, qui fussent d'une utilité reconnuë, que l'*ens* de M. BOYLE,
& le *mercure doux*. Mais aussi ce qui
met le comble aux preuves contre la
Chymie, c'est que tous les Chymistes
ne sont guéres Chymistes chez leurs
malades, où ils suivent d'autres idées
que celles de leurs fourneaux. C'est ainsi que le sage Monsieur STALH, un
des coryphées en Chymie de ce tems,
après avoir traité des remèdes Chymiques avec la plus grand habileté &

* Locô citatô.

dans le plus grand & le plus sçavant détail, se réduit dans sa pratique à n'en employer qu'un petit nombre : & la réputation du célèbre ETTMULLER auroit beaucoup gagné, si la pratique de ce sçavant homme s'étoit trouvée moins défigurée par un tas de remèdes chymiques, dont elle est trop confusément farcie ; ce qui n'a point fait honneur à la mémoire de ce sçavant Médecin. SYLVIUS d'*Hollande* fut encore très-prévenu en faveur de la Chymie ; mais, habile comme il étoit en pratique , l'on ne trouve guéres dans sa pratique que des remèdes chymiques les moins préparez , toûjours bridez dans leur action par l'usage assidu des *acides* , sur-tout d'*acides végétaux* , tel qu'est le *vinaigre distillé* qui lui est très familier , ou par l'emploi presque universel de l'*opium*, dont il se servoit dans toutes les occasions un peu graves : l'usage des *esprits volatils* lui étoit fort connu ; mais il est infiniment excusé, par l'adresse avec laquelle il les donnoit par *gouttes* , & mêlez avec la nourriture. La mémoire de WILLIS auroit moins de censeurs , parce que sa pratique auroit été plus heureuse, s'il s'étoit moins livré à des remèdes chy-

E iiij

miques très-travaillez. Le sçavant &
sincere Editeur (*a*) de l'excellent Ouvrage Pharmaceutique de l'illustre L u-
d o v i c i, se congratule dans la belle
& utile Préface qu'il a ajoûtée à l'édi-
tion *in-*4°. de trouver enfin un Auteur
Chymiste comme Ludovici, d'assez
bonne foi pour purger la Médecine
d'une infinité de remèdes chymiques
qui ont inondé la Médecine moderne,
laquelle se trouve aujourd'hui corrompuë, comme il s'en explique, & dans
sa théorie & dans sa pratique, *uno ore
fateri coguntur Medicinam hodie corrup-
tam esse tàm in theoriâ quàm in praxi* (*b*).
Sur les mêmes allarmes un sçavant Médecin d'Allemagne (*c*) a composé son
excellent traité de la *Chymie Idolâtre* (*d*),
où il décrit avec autant d'érudition en
Chymie, que de candeur & de bon
goût en Médecine, combien les excès
de la Chymie causent de désordres &
de malheurs dans la pratique de la Médecine.

XL. M a i s outre les Fanatiques en
Chymie, il se trouve encore des Ar-

Chymie
Idolâtre.

(*a*) ..... d. *Michaël.*
(*b*) ..... *Editoris.*
(*c*) ... Ruy...
(*d*) *Chymiatria Superstitiosa.*

dens, qui se blessent dès qu'ils n'entendent point parler en Médecine le jargon chymique. Ce sont gens, disent-ils, qui ne font que balbutier dans le langage chymique, ou qui n'entendent point la Chymie, parce qu'ils les trouvent moins élégans qu'eux, quand ils entreprennent d'emprunter les notions chymiques pour se faire mieux entendre en Médecine. Il est déplaisant que des gens de lettres, & qui conviennent dans le fond de la plûpart des choses, se divisent aux yeux du monde, en se taxant d'ignorance, d'impéritie & d'inexactitude dans une science qui est aujourd'hui adoptée parmi les Médecins. Mais c'est un préjugé souvent d'éducation, en des gens, par exemple, qui, étant nez parmi des fourneaux de Chymie, se sont fait des oreilles, que rien ne flatte que ce qui raisonne Chymie en termes de l'Art : ou bien un défaut de réflexion en d'autres, qui étant payez & en place pour travailler ou faire travailler des *procédez chymiques*, taxent d'impéritie ceux qui plus occupez de l'esprit de la Chymie, que des manieres d'exécuter les *procédez*, ou d'en travailler les matiéres, font des alliages d'observations de Médecine avec des

Présomptueux Chymistes.

opérations de Chymie, pour, en faisant voir le concert des unes avec les autres, faire comprendre les causes des maladies, & les raisons du choix des remèdes. Mais ces divisions n'allant point jusqu'au cœur, ne changent rien dans les sentimens de ces Médecins, & n'alterent point leur paix.

XLI. LES désordres donc que la Chymie apporte en Médecine, viennent des emportemens moins de *Chymistes*, que d'*Alchymistes*, de ces furieux souffleurs, de ces fougueux enthousiastes de la *Chrysopée*, qui se déchaînent en Médecine contre tout ce qui ne ressemble point à leurs *arcanes*, dans lesquels seuls ils font consister l'art de guérir. Tels furent les emportemens insensez de l'Alchymiste LIBAVIUS, l'*Ismaël* des Chymistes, comme l'appelle un célèbre Chymiste, parce qu'il souleva tout le monde contre lui, & lui seul contre tout le monde. Ce rêveur célèbre en prétendus secrets touchant la *transmutation des métaux* & l'art de faire de l'or, son chef-d'œuvre d'enthousiasme alchymique, se tourne dans son *Apologétique de la Chymie* *,

Fanatisme des Alchymistes & de Libavius.

* Alchymiæ Apologeticum, in quo examinatur Censura Scholæ Parisiensis. *Alchymia Libavii,* T. I.

contre la Faculté de Médecine de Paris, où animé d'ailleurs que de l'esprit des Muses, ou des eaux de l'*Hippocrène*, mais enyvré des esprits fougueux de l'*Alchymie*, il vomit contre cette illustre Ecole d'aussi injustes injures, & par-là autant méprisables, qu'elles seroient insultantes, si elles étoient méritées. Or elles ne le font pas, puisque sa passion lui faisant oublier ce qu'il venoit de dire au commencement de son *Apologétique*, que P A R A C E L S E avoit commencé par renverser la Physique & la Médecine, en substituant à la simplicité des principes de ces sciences, des termes bizarres & des notions mystérieuses, qu'il avoit été obligé de réformer comme étant des rêveries, *Paracelsica deliria confutavimus* *, il se livre aux injures contre la Faculté de Paris, qui accusoit l'*Alchymie* de rêveries dangereuses. Dire après cela que LIBAVIUS est moins extravagué que *Paracelse*, il ne faut pour s'en instruire, que songer à toutes les fables qu'il adopte sur l'art du grand œuvre ; fables si notoirement impertinentes, que son admirateur ne peut se resoudre à le suivre jus-

Aussi aveuglé que *Paracelse*. Ses emportemens impertinens contre la Faculté de Médecine de Paris.

* Ibid.

ques-là. C'est un Médecin Romain (*a*), qui en le recommandant comme un excellent modéle en Chymie, l'abandonne absolument au sujet de la *Chrysopée* : ALCHYMIÆ (*desero Chrysopoeiam*) *dignitatem restituit Libavius contra scholam Parisiensem*, &c. Mais avec ce préalable, le Médecin Italien se liguant avec le Chymiste Allemand contre la plus célèbre Faculté des François, il se répand comme lui en de pures injures contre elle. Il seroit certainement très-aisé de confondre les sotises de l'un & de l'autre ; mais le Sage (*b*) défend de répondre à l'insensé suivant sa folie : *Ne respondeas stulto secundùm stultitiam suam* (*c*). Cependant une réflexion bien simple justifie parfaitement l'accusation des réveries fabuleuses que la Faculté de Paris faisoit contre l'*Alchymie* ; car LIBAVIUS ayant suivi PARACELSE de vingt années, & CASTELLUS ayant suivi d'aussi près LIBAVIUS, & chacun ayant copié les réveries de son Prédécesseur, est-il déraisonnable à la Faculté de Médecine de Paris, d'avoir traité l'Alchymie

(*a*) *Castellus*, de optimo Medico. p. 59.
(*b*) *Salomon.*
(*c*) Proverb.

de Paracelſe, de Libavius, & de leurs contemporains , de rêveries indignes de la vraye Chymie , telle que l'à aujourd'hui adoptée l'Ecole de Paris , & qu'elle a ſçû la concerter avec le bon goût en Médecine ?

XLII. AU-SURPLUS , la Faculté de Paris n'a point été auſſi loin contre *l'Alchymie* , que les plus habiles Chymiſtes d'aujourd'hui , qui appellent l'Alchymie la peſte de la Chymie , ou une ſcience peſtifère & pernicieuſe , dans laquelle il eſt mal-aiſé de ſe comporter ſans ſortir des juſtes bornes de la bonne Chymie : *Unde ad peſtiferam opinionem hanc quoquo modo agnoſcendam , decebit juſtos Chymiæ limites cogitare* (*a*) ; & pour le plus court , ajoûte-t-on , il vaut mieux abſolument ſéparer , ſans les confondre , la Chymie véritable de l'Alchymie : *Quocirca præſtat Alchymiam ſtrictè dictam à Chymiâ ſincerâ ſejungere* (*b*). C'eſt donc que *l'Alchymie* de LIBAVIUS eſt cette Chymie, où l'on cherche la Chymie ſans l'y trouver : *In Chymiâ Chymiam deſidero* , diſoit un Chymiſte (*c*) lui-mê-

Cette Faculté juſtifiée.

(*a*) *Juncker* , Conſpect. Chymiæ , p. 380.
(*b*) *Idem* , ibid. p. 12.
(*c*) *Billich.* Præfat.

me ; & voilà pourquoi l'Ecole de Médecine de Paris a méprisé la prétenduë Chymie de Libavius, de Paracelse, & de tous les Alchymistes.

XLIII. LIBAVIUS plus préoccupé de ses fourneaux & de ses préparations, toutes neuves cependant & sortant uniquement de son cerveau, fonde encore son *Apologétique* sur l'impéritie de l'Ecole de Paris, en ce qu'elle ne faisoit point d'usage ni d'essai des remèdes chymiques, sur lesquels par conséquent elle ne pouvoit prononcer comme elle faisoit. Mais ce sont les discours présompteux de gens aussi nouveaux dans la Pratique de Médecine, que les drogues qu'ils y voudroient introduire sont de nouvelle invention ; vanité encore dont ne sont pas toûjours exempts de jeunes Médecins entrant en pratique, qui ont quelquefois visité plus de *fourneaux*, de *cornuës* & *d'alembics*, que de malades, & qui faute d'exercice auprès d'eux, sont plus flattez d'une vertu *spiritueuse*, *balsamique*, *toute-puissante* même, comme ils se le promettent, d'une drogue qu'ils auront préparée, & que pour cela ils idolâtrent, que suffisamment instruits de la proportion qu'il faut qu'il y ait, &

qu'il faut connoître entre un remède, la conformation du corps, & la nature de la maladie. L'Ecole de Paris sagement attentive à la conservation des hommes, & les grands Praticiens avec elle, ont toûjours compris les dangers énormes d'essayer, aux dépens de la vie de leurs concitoyens, des remèdes chymiques nouvellement inventez. C'est le sujet d'une excellente *Thèse* d'un Praticien * d'Allemagne ; ouvrage qui pourroit servir de leçon ou de règle à tous les jeunes Praticiens.

XLIV. Ce n'est donc qu'à la fausse Chymie qu'en veut l'Ecole de Paris, conservant d'ailleurs pour la véritable, l'attachement & l'estime qui lui sont véritablement dûs : c'est aussi l'esprit de cette Dissertation. Si donc l'on n'a pû ici donner à la Chymie le même rang qu'à l'Anatomie dans l'*encyclopédie médicinale*, ce n'est rien moins que pour la déprimer, mais seulement pour avertir qu'on ne doit fonder sur elle, ni la connoissance de la structure des parties, d'où cependant dépend la science fondamentale de l'*œconomie animale*, ni celle des vrayes causes des maladies ;

* *Frideric. Hoffmannus*, De prudenti virium Medicamenti exploratione. (1702.)

puisque les mieux instruits de la Chymie la plus exacte, sont revenus des
*étiologies crochuës, anguleuses, globu-
leuses*, c'est-à-dire, des combinaisons
des sels & des saveurs pour l'explication des maladies: *Causa hamata, an-
gulosa, globulosa* *.

XLV. L'AVERTISSEMENT étoit
d'autant plus à propos, que les essais
qui ont été faits jusqu'à présent, pour
expliquer l'*œconomie animale* suivant
les notions des Chymistes, & pour expliquer les causes des maladies sur les
mêmes principes, n'ont point fait for-
tune dans le monde médecin, puisqu'au
contraire ces ouvrages sont absolument
tombez dans l'oubli ou dans le mépris.
Du premier genre est l'Ouvrage de M.
DUNCAN, lumineux d'ailleurs, &
séduisant, parce qu'il est plein d'esprit
& de beautez; car cette *Chymie naturelle*, qui s'est fait d'abord dans ce Sçavant des admirateurs, est aujourd'hui
aussi profondément ensevelie dans l'oubli, qu'elle a été hautement célèbrée.
Tout de même les Traitez Pathologiques de *Dolans*, du Docteur *Michael*,
de *Grulingius*, de *Wedelius*, (tous Auteurs qui ont d'ailleurs leur mérite)

* Vid. *Stalh.*

tous ont échoüé dans leurs explications purement chymiques des maladies. ETTMULLER ne s'est conservé quelque réputation , que parce qu'il a mêlé beaucoup de bonne Médecine avec ses étiologies chymiques. Pour une semblable raison POTERIUS (commenté sur-tout par le célèbre M. HOFFMAN) est regardé avec une considération particuliere parmi les Praticiens , parce que sans se rendre esclave de ses *secrets chymiques*, il employe avec esprit, confiance & succès , des remèdes de la Pharmacie ordinaire , sans se faire une telle illusion des Remèdes *Chymiques*, qu'il ne rende justice aux *Galéniques.* C'est qu'en effet, s'il ne faut point omettre en Médecine la connoissance de la *Chymie* , aussi faut-il faire ou pratiquer en Médecine ce que l'ancienne Pharmacie a de bien autorisé.

XLVI. ENFIN, pour ne rien omettre pour parfaire l'*Encyclopédie médicinale*, il faut y faire entrer la science la plus indispensablement nécessaire au complément de la Médecine, ou à la perfection du Médecin ; c'est la science des mœurs, ou de la probité & de l'honneur , l'étude de la Religion , le goût de la Piété , comme parle le Sça-

vant (*a*) déja tant de fois cité : *Ta-*
les eritis , si postulatum illud palmarium
Pietas rectè se habebit. Car tout cela entre dans l'idée de la science des mœurs,
suivant la description que fait un célèbre Auteur (*b*) dans la République des
Lettres, des qualitez d'un parfait Médecin, le définissant, *virum probum, doctum*
lenem , diligentem , maturum , fortuna-
tum , Deo fretum , non suâ vel scientiâ
vel operâ tumidum. Pourroit-on en effet
raisonnablement demander moins d'un
Médecin Chrétien, que des vertus qui
furent celles d'un Payen devenu le chef
respectable en Médecine ? C'est Hippocrate, qui fut, suivant le témoignage de Galien, (qui le connut si parfaitement) un homme d'une intégrité
de mœurs non douteuse, d'une probité
singuliére, & d'un sçavoir-vivre mo-
deste, qui le rendit exempt de vanité
ou de présomption, sans s'être passion-
né, que de l'amour de la vérité: *Eum*
fuisse virum integerrimum , honestum,
bonum , non honoris , non gloria, sed ve-
ritatis amatorem. Après cela , est-on
étonné de voir ce digne Maître en

Science des mœurs pour-quoi ici adoptée.

(*a*) *Verdries* , p. 43.
(*b*) *Scaliger* , in Arte Poëticâ.

Médecine exiger d'un Médecin d'être homme de probité , règlé dans ses mœurs, & honnête dans ses maniéres, *bonis ac honeſtis ſit moribus (a)*? & de le voir ajoûter , qu'un Médecin doit être grave ſans affectation , ou ſévére ſans pédanterie, *unàque gravitatem cum humanitate conjunctam habeat (b)* ? Qu'enfin dans un autre endroit on l'entende inſtruire un Médecin de la maniére dont il doit fréquemment converſer avec ſes malades ; parce qu'étant ſouvent de différens ſexes *(c)* , il doit , en ſe ſouvenant de la contagion des ſexes, ſe contenir dans la retenuë , la ſageſſe & la modeſtie de ſa profeſſion : *Æquum in omni vita conſuetudine ſe praſtare debet (Medicus).... cum Medico verò ægris non parum eſt commercii ; ii enim huic tractandos ſe committunt , ferèque ſemper cum mulieri- bus ac virginibus converſatio eſt , reſque magni pretii contrectat , à quibus omni- bus ſibi temperare debet (d).... Ob- ſervare autem oportet, ne multas corporis*

(a) *Hippocr.* Lib. de Medico.
(b) *Idem* . ibid.
(c) Voy. le curieux & ſçavant Traité : *Le commerce dangereux entre les deux ſexes.(1715.)*
(d)*Hippocr.* ibid.

partes denudet (*a*). C'eſt un pareil avis
que les Médecins peuvent prendre de
ces Vers d'un célèbre & ſçavant Auteur (*b*), par où les Médecins ſont
avertis, qu'ils ont à d'autres maladies
que celles des corps, à s'occuper ; ce
ſont les déréglemens des mœurs, auſ-
quels plus que les autres hommes, ils
ſont expoſez dans le commerce fréquent qu'ils ont avec le monde :

Eſt aliquid morbis, plus eſt, mihi crede, mederi
   Moribus, atque animis ferre potenter opem.
Peſſima ſunt ſecli contagia ; tot malè ſanos
   Inter & ægrotos, qui valet, ille valet.

   C'eſt encore dans la même penſée,
que le ſçavant Médecin d'Allemagne
interprète le mot *Iſotheos* (*c*), de l'intégrité des mœurs, que comme Diſci-
ple d'HIPPOCRATE, un Médecin
doit hériter de ſa Philoſophie, laquelle, ſelon les idées de ce ſage Payen,
devoit faire d'un Médecin un homme
ſemblable aux Dieux.

   XLVII. C'EST que telle fut la va-

(*a*) *Idem*, Lib. de Decenti Habitu.
(*b*) *Grotius.*
(*c*) *Schelhammer*, Diſſertat.

nité de la Philosophie Payenne , que la perfection souveraine consistoit dans la ressemblance avec DIEU : *Jam verò Virtus eadem in Homine ac Deo est , neque ullo alio ingenio præterea ; est autem Virtus nihil aliud, quàm in se perfecta & ad summum perfecta natura, est igitur Hominis cum Deo similitudo* (*a*). Ce sentiment fut ainsi outré suivant les principes des *Stoïciens* ; mais le faux qu'il avoit dans le *Paganisme*, se trouve rectifié dans la Religion Chrétienne, où la perfection avec Dieu est de précepte ; soyez saints , dit-il à son Peuple , parce que je suis saint : *Estote sancti , quia ego sanctus sum Dominus Deus vester* (*b*) ; & l'Evangile dit aux Chrétiens , soyez parfaits comme le Pere Céleste est parfait : *Estote perfecti sicut Pater Cœlestis perfectus est* (*c*). Or cette perfection étant interprétée par le passage parallèle à celui-ci, de la miséricorde , laquelle fait de parfaits Chrétiens, *Estote misericordes sicut Pater vester misericors est* (*d*) , est-il une

(*a*) *Cicero* , De Legib. L. 1.
(*b*) Levitic. c. 19. V. 2.
(*c*) *Matth.* c. 5. V. 48.
(*d*) *Luc.* c. 6. V. 36.

profession, où la perfection souveraine soit plus comme de son appanage ?
En est-il une en effet où les actions de
miséricorde, de bonté, de bienfaits,
d'humanité & de charité, se présentent
plus souvent à pratiquer ? L'Ecriture y ajoûte la priere, que les Médecins feront pour obtenir le soulage-
ment de leurs malades : *Ipsi Dominum
deprecabuntur, ut dirigat eorum requiem
& sanitatem* (*a*) ; & voilà la bénédic-
tion qui doit s'ensuivre de la piété d'un
Médecin, *& ejus (pietatis) consecta-
rium benedictio Divina* (*b*) ; parce que
le Médecin n'est que le Ministre de la
cure, & que Dieu est le Maître de la
santé : (*Medicus*) *Minister est curationis, Deus autor sanitatis* (*c*). Les
soins bienfaisans, réligieux & de miséricorde, qu'un Médecin donne à son
malade, obtiennent de Dieu, suivant
la pensée d'un Pere de l'Eglise (*d*),
qu'il envoye comme il le fit à TOBIE,
l'Ange, dont le nom (*e*) donne à en-

(*a*) Ecclesiastic. c. 38. v. 14.

(*b*) *Verdries*, p. 43.

(*c*) Apud *S. Augustinum.*

(*d*) S. *Jerôme*, sur *Daniel.* c. 8.

(*e*) *Raphaël.*

tendre que Dieu ſeul eſt notre guériſon : *Hoc videlicet nominis interpreta-*
tione ſignificante quòd in Deo ſit Medi-
cina vera. Il paroît donc par l'Ecriture,
une ſorte de commerce entre Dieu &
les hommes pour la guériſon des maladies ; & le Médecin a l'honneur d'ê-
tre établi de Dieu comme un des en-
tremetteurs, ſuivant le témoignage des
Livres Saints , & celui d'un des plus
ſçavans Peres de l'Egliſe ; & c'en eſt
plus qu'il ne faut pour exciter la foi
& la piété des Médecins. Ils ſe ſou-
viendront cependant encore, que les
Payens étoient auſſi perſuadez qu'il y
avoit des eſprits médiateurs entre les
Dieux & les hommes, dont la nature
étoit de ſervir d'interprètes & d'intro-
ducteurs entre les uns & les autres. Ils
préſentoient, diſoient-ils , aux Dieux
les prieres & les ſacrifices des hommes ,
& ſignifioient aux hommes les ordres
des Dieux , & leur rapportoient les
fruits de leurs ſacrifices , comme ſeroit
la ſanté : *Inter homines Cœlicolaſque ,*
vectores hinc precum , inde donorum , qui
ultrò , citrò , portant hinc petitiones , in-
de ſuppetias ; ceu quidam utriuſque inter-
pretes & ſalutigeri *. Cette idée *Platoni-*

* *Apuleius* , de Deo Socratis.

Dieu le pre-
mier Mede-
cin.

cienne aura été empruntée, comme bien
d'autres, des Livres Saints (*a*), dont
PLATON a eu connoiſſance. Mais quoiqu'il en ſoit, la ſcience des mœurs ou
de la piété, mettant le ſceau à toutes
celles des Médecins, faiſant la ſûreté
de leur profeſſion, & répondant du
ſuccès de ſes ſoins, l'on doit reconnoître que cette ſcience met le comble à
la perfection de la Médecine, & que
par conſéquent elle doit tenir le premier rang parmi toutes celles qui compoſent l'*Encyclopédie médicinale*. Quel
eſt donc le Médecin qui veut ſolide-
ment s'occuper de la vie, & procurer d'heureux jours, ou de longues années ? *Quis eſt homo qui vult vitam &*
dies videre bonos (*b*) ? Qu'il s'applique
cet avis de l'Apôtre, *exerce te ad pieta-*
tem, faites-vous une étude ou un exercice de la piété ; parce que les exerci-
ces & ſemblables ſecours corporels, ne
ſont bons qu'à peu de choſe, au-lieu
que la piété eſt bonne à tout, par l'aſ-
ſurance qu'elle nous donne de faire vivre dans ce monde & dans l'autre ;
Nam corporalis exercitatio ad modicum

(*a*) Vid. Macchab. L. 1. c. 5.
(*b*) Pſalm. 33. v. 13.

utilis

*ūtilis eſt , Pietas autem ad omnia utilis
eſt, promiſſionem habens vitæ quæ nunc
eſt , & futuræ (a).*

XLVIII. Que de vertus donc !
que d'avantages à ſe promettre d'une
Médecine qui joindra la Piété à la
Science! Elle honore cette Piété, ou
releve merveilleuſement la Foi d'un
Médecin ; puiſqu'elle la raſſûre & la
confirme, juſqu'à attirer un miracle
pour en diſſiper les doutes. L'Hiſtoire
en eſt célèbre dans le Médecin Gen-
nadius (*b*), *qui étoit établi à Car-
thage, mais connu de tout le monde, pour
avoir exercé ſon Art à Rome avec éclat.
. . . . . Il avoit beaucoup de Religion, étoit
fort humain, & fort charitable envers
les pauvres, qu'il ne ſe laſſoit point d'aſ-
ſiſter : Cependant, quoiqu'il eût toûjours
été très-ſoigneux de faire l'aumône , il
doutoit dans ſa jeuneſſe , à ce qu'il a dit
depuis, qu'il y eût une autre vie après
celle-ci . . . . . . Mais Dieu (c) l'en tira
par un bienfait ſingulier de ſa miſéricor-
de & de ſa providence , comme le rapporte dans cet endroit S. Auguſtin, par*

Avantages
de la Méde-
cine jointe à
la Piété.

Première
Hiſtoire ſur
la Foi des
Médecins.

(*a*) Epiſt. *S. Pauli* ad *Timoth.* c. 4. v. 8.
(*b*) Voyez la Lettre CLIX. de *S. Auguſtin.*
(*c*) Ibid.

le récit d'un songe, dans lequel Dieu fit
voir ou entendre à ce Médecin, la preuve de ce qui se passe dans l'autre vie.
C'est, comme le dit encore le même Saint,
qu'il ne se pouvoit pas faire, qu'un homme d'aussi bon cœur, & si appliqué aux
œuvres de miséricorde, fût abandonnné
de Dieu. Il fut donc appris à ce Médecin, avec quels yeux on voit ce qui
se passe dans l'autre monde. *Voilà*, con-
tinuë ce Pere de l'Eglise, aussi sçavant
que pieux, *par où cet homme si véritablement Chrétien*, dit qu'il a été tiré du
doute où il étoit sur ce sujet. Mais, ce
qui confirme la solidité de la Foi dans
un Médecin revenu de ses doutes, &
même de ses erreurs, quand il a un fond
de Réligion & de probité ; c'est la confiance que le même S. Augustin prend
dans celle d'un autre Médecin. Il s'appelloit MAXIME, & avoit été engagé
dans l'erreur des *Ariens*, dont il étoit
revenu. Ce vainqueur donc de l'*A-
rianisme* recommande à ce Médecin,
& lui fait une obligation de travailler
à la conversion des *Ariens* ses amis
ou ses parens. *Amenez*, lui mande-t-il,
*dans la Maison de Dieu avec vous, &
ceux qui composent votre Maison, &
ceux qui la fréquentent . . . . . . Faites*

qu'au lieu de pleurer les pertes de l'Eglise Catholique , elle fasse des conquêtes
dont elle puisse se réjoüir , &c. (*a*). Voilà donc les Médecins , non-seulement
justifiez sur l'incrédulité , mais encore
constituez Missionnaires par le plus
sçavant Pere de l'Eglise, le Connoisseur
par excellence & le Docteur de la vraye
Religion (*b*). L'Histoire non moins
célèbre du Médecin Dioscore,
prouve aussi évidemment que Dieu
feroit des miracles pour rappeller un
Médecin de l'incrédulité , puisqu'il
rappella par trois miracles ce Médecin
du Paganisme , où il étoit enfoncé
jusqu'au point de tourner les Chrétiens en ridicules , comme le rapporte le même Pere de (*c*) l'Eglise.
Cependant les uns, diront-ils, que j'en
dis trop, d'autres que j'en dis trop peu !
Ils trouveront tous dans leur indulgen-
ce de quoi couvrir ces défauts : *Quibus parùm , vel quibus nimiùm est ,
mihi ignoscant.* S'en trouvera-t-il qui
jugent que j'ai sçû ne dire que ce qu'il

(*a*) *S. August.* Lettre **CLXX.**

(*b*) *S. Augustin* a fait un excellent Traité
de la vraye Religion.

(*c*) Lettre **CCXXVII.**

F ij

falloit ? Qu'ils en béniffent le Créateur avec moi : *Quibus autem fatis eft, non mihi, fed Deo mecum gratias congratulantes agant* * , parce que c'eft en lui rendant, comme à Dieu ce qui eft à Dieu, (*reddite quæ Dei funt, Deo*) ce qu'il a mis d'ordre, de fûreté & de loix dans le corps humain, pour fa confervation, que j'ai effayé de juftifier dans les vûës d'une Phyfique réligieufe, la Foi, la Piété & la Réligion des Médecins.

COROLLAIRES,

Où l'on communique quelques penfées fur les vrayes caufes des Maladies, & fur la nature des vrais Remèdes.

Que ce ne font que des notions que l'on effaïe de donner ici.

CAR ce font des maniéres de penfer fur ces matières, ou de les concevoir, que l'on effaye ici de donner, fans vouloir rien définir fous des noms nouveaux, ou par des explications ingénieufes. En effet, le peu de fuccès qu'ont eû jufqu'à préfent dans la cu-

* *S. Auguft.* de Civit. Dei. L. 22. c. 30, art. 5.

te des maladies , les dénominations des caufes des maladies , défignées par les noms fpécieux, d'*acide*, d'*alkali*, d'*âcre*, de *falin*, de *fulphureux*, de *glus*, de *craffes*, de *fucs tartareux*, a mis les efprits en défiance contre cet art ingénieux en Médecine, de donner du corps, du goût & des figures aux penfées, pour l'explication des maladies, former les indications, & régler les remèdes; tant de-là font nez de dangers, d'incertitudes ou de méprifes! Mais l'Anatomie moderne ouvre une voye plus fûre à cet égard, & qui méne plus directement à la connoiffance de ces caufes. C'eft que fes découvertes fimples & laiffées dans leur naturel, n'ont rien d'ajufté au fyftême, d'orné par l'imagination, ou d'alteré par l'artifice ; parce qu'en toutes fes recherches, fe tenant toûjours aux pieds de la Nature, elle s'en rend la fpectatrice dans la ftructure des parties, dont elle étudie les rapports fans les changer; de-forte qu'elle n'apprend au Médecin, que la Nature elle feule, qu'elle lui montre en plein, ou toûjours telle qu'elle eft. Par fon étude donc, & de fes travaux réfulte une connoiffance de faits réels ; & de-là cette vérité conftante , que tout dans le corps fe réduifant à deux fortes de parties , les *folides* qui contiennent, & les *fluides* qui font contenuës ; quoi de plus fimple , & par conféquent qui tienne tant du naturel ? De l'action réciproque ou de la réaction mutuelle de ces deux parties émules, s'entretiennent les fonctions de la vie ; quoi de moins compofé ? Cependant le point précis de la fanté , dépend de quelque chofe encore de plus fimple ; c'eft d'une puiffance unique , cette vertu *fyftaltique* , qui contrepefant tout dans nos corps , y fait cet *équilibre* de parties, d'où dépendent la fanté & la vie. Mais Modes des parties. font-ce là autre chofe que des *modes* de fubftance , des maniéres d'être des *folides* & des *fluides* ? Et les contraires de ces maniéres d'être, en alterant cet équilibre des parties , feront-elles autre chofe que des *modes* changez , plus ou moins contraires à ceux de la nature ? Et voilà les caufes des maladies , & en même tems la preuve de l'étrange caducité de la nature humaine , & du néant de l'homme ; un prefque rien décide de fon éternité dans l'autre monde , *momentum unde pendet æternitas* ; & un non être qui fait fa fanté & fa vie en celui-ci, y occafionne fa maladie & fa mort; c'eft un déchet d'équilibre, une difconvenance entre des parties, un déconcertement entre-elles, une ordonnance perduë : tous fimples noms, ce femble, mais ces noms expliquent les maux du corps. Ce feront donc des riens que ces maux ? Mais le mal en morale n'eft-il point un néant, parce que c'eft la privation du bien, & que tout bien eft être ?

Les *Matérialiftes* en Phyfique, ces hommes *tout corps*, comme les appelloit le plus délié * des Philofophes, fe forment des tas d'humeurs, ou des amas d'ordures, pour caufes de maladies, tandis que les plus dégroffis en Phyfique, ou les plus revenus de la matiére craffe ou de ces épaiffes idées, fe font figurez des *fels*, des *alkalis*, des *nitres*, des *vitriols*, &c. ou fe peignant l'imagination d'*huiles* & de *foufres*, pour en déduire les raifons de tous les fymptômes qui arrivent en maladie. De-là s'étoient établies ces notions d'affemblages *falins*, *fulfureux*, &c. ou de concrétions

___
* M. *Defcartes*, qui appelloit M. *Gaffendi* Monfieur *Tout Corps*.

F iiij

salines tartareuses, dont s'étoit composée la *Pathologie* moderne. Mais le sçavant Monsieur STALH, cet esprit épu-
ré, cet Aigle en *Chymie*, a sçû se délivrer de ces idées trop grossieres en
Médecine, où il a compris & substi-
tué quelque chose de supérieur à la
matiére : c'est la vertu *tonique*, une
puissance de ressort, régie & dirigée,
moins par une matiére sensible, que
par un esprit matériel, ou un air spi-
ritualisé, qui fait le *ton* des parties, en
y soûtenant l'ordonnance, l'harmonie
& l'équilibre avec les *fluides*, dont elle
fait & conduit les directions pour l'e-
xercice de l'œconomie animale. Mais
tout cela est-il autre chose que des maniéres d'être, ou que des situations
différemment arrangées pour entretenir les fonctions de la santé ? & par la
raison des contraires, des dérangemens
de *proportions*, & de rapports d'entre
les puissances des *solides*, & les mouvemens des *fluides* ; ces deux parties ca-
pitales, lesquelles sorties de leurs convenances naturellement réciproques,
changent dans le corps la face de la
santé, & font les maladies. Mais est-
ce donc qu'il soit si aisé de concevoir
ces changemens de *modes*, de *modifi-*

Idées gros-
sieres des
causes des
maladies,

cations, ou de *maniéres d'être*, qu'on suppose se faire dans les fibres nerveuses de l'estomac ? L'imagination n'avoit-elle pas en cela plus de part, que l'esprit ? Mais en ceci on est autorisé par trois faits aussi autentiques qu'irréfragables, & qui prouvent évidemment la facilité avec laquelle les fibres nerveuses organiques se tournent & s'assujettissent en différens sens, sans aucunement même interesser la santé ; & ces trois faits sont tirez des Livres Saints. Par l'un les fibres de la langue & du goût, changeoient de *maniéres d'être*, suivant la volonté ou le désir de chaque personne du peuple Hébreu ; & ceci arrivoit dans leurs bouches, où la manne prénoit le goût qu'ils souhaitoient *. C'étoit donc tout à la fois un changement de maniére d'être, ou de s'affecter, & dans les fibres du cerveau qui excitoient ces souhaits, & dans celles du goût & de la langue, qui les exécutoient. Après cela sera-t-il déraisonnable de penser, que les fibres nerveuses par elles-mêmes, soient susceptibles de promptes variations ?

Un autre événement aussi notoire

* *Sapient. c. 5.*

qu'étonnnant, & une preuve plus étenduë & non moins sensible que la pré-
cédente, de la facilité que prennent
les nerfs pour exécuter des choses pour
lesquelles ils ne paroissoient point faits,
c'est la *confusion des langues* arrivée à
la construction de la Tour de *Babel*.
Quoi en effet de plus étrange, que de
voir *changer la mémoire, l'imagination*
de tant d'hommes, leur faire perdre une
habitude prise depuis un grand nombre
d'années, de prononcer certains termes
pour signifier une chose, & leur donner
une habitude toute contraire, & cela
tout d'un coup (*a*) ? Peut-il être une
preuve plus convaincante de la facilité
qu'ont les nerfs à se tourner & retour-
ner dans les occasions qui les y déterminent ?

Le troisiéme événement est celui du
don des langues (*b*), qui se fit aux Apôtres. En effet, quels étranges changemens auront dû se faire sur le champ
sur l'organe de l'oüie, & sur les fibres du cerveau de tant de nations
différentes, qui avoient chacune leur

(*a*) Voyez *Calmet*, sur la Genése, c. 11.
v. 7.

(*b*) Actes des Apôtres, c. 2. v. 2.

idiôme propre, pour entendre chacune en fa langue, & comprendre ce que
leur expliquoit un feul homme, qui
leur parloit dans fa langue naturelle &
abfolument différente de la leur ? Ainfi
donc les nerfs fe modifient pour prendre les différentes *maniéres d'être*, qui
leur viennent des caufes ou des occafions qui les y déterminent.

D'AILLEURS, ces nouvelles *maniéres
d'être*, ou de fe tourner, ces changemens d'infléxion dans les fibres nerveufes, auront été autant admirables
que prompts, fi, comme l'a crû un des
plus fçavans (*a*) Peres de l'Eglife, chaque Apôtre s'eft tronvé dans un moment parler le langage de vingt nations différentes : *Nonne ecce omnes ifti
qui loquuntur Galilæi funt, & quomodo
nos* (c'étoit vingt nations différentes)
*audivimus unufquifque linguam nof-
tram, in qua nati fumus* (*b*) ? Car alors
ces mêmes fibres nerveufes qui étoient
faites pour le parler *Galiléen*, fe font
trouvées fur le champ en état de parler vingt langues différentes. Cette
preuve du pouvoir des fibres à changer

(*a*) S. *Auguft.*
{ *b*) Act. c. 2. v. 7.

ainfi de *tons*, de fituations & d'infléxions, eft-elle douteufe ou ambigue?

DIRA-T-ON que c'eft recourir au miracle pour expliquer un fait naturel? Mais un fait naturel & ordinaire, quand il eft miraculeux eft-il rien moins qu'un miracle de tous les jours? Donc un événement miraculeux ne détruit pás un fait naturel. Car Dieu étant auteur de de l'un & de l'autre, ce feroit le mettre en contrarieté avec lui-même, que de lui faire détruire par extraordinaire ce qu'il fait ordinairement. Un miracle donc éleve la nature au-deffus du courant de fon pouvoir ordinaire, mais il ne détruit pas le fond de ce pouvoir ordinaire; mais la volonté expreffe du Créateur fait le miracle extraordinaire. Or fa providence fait naître des occafions, qui font infenfiblement (cependant dans fon ordre) ce que fa volonté expreffe fait fur le champ, quand & comme il lui plaît. Ici ç'a été une occafion que le changement de nourriture après le déluge: les fibres de l'eftomac avoient été montées pour broyer des fruits & des légumes; mais les chairs des animaux ayant pris leur place, elles ont différemment affcété ces fibres; elles fe font donc tournées diffé-

remment , parce que des *contacts* infolites ou nouveaux , mais continuels ,
en ont changé les *tons* ; & les infléxions
étant devenuës différentes , l'eftomac
s'eft apris & habitué à broyer des chairs
d'animaux. Tout ceci reffemble-t-il à
une imagination , ou à quelque idée
métaphyfique? La *Phyfique* au contraire & le *Méchanifme* , ont-ils quelque
chofe de plus réel & de moins imagi-
né? Le Praticien * par excellence avoit
fenti l'inconvénient des caufes matérielles des maladies ; car il ne vouloit
point les concevoir comme des êtres
nouveaux , *entia nova* , ou comme des
productions récemment nées , lefquelles comme de nouvelles étoiles paroîtroient dans le petit monde du corps
humain. Ce font , felon lui , des *anoma-
lies* de parties , des difproportions ,
des difconvenances furvenuës entre
elles , qui en troubloient la *fymmétrie* ,
& qui par-là faifoient des maladies,
C'étoit donc , fuivant la penfée de ce
grand homme, des affections nouvelles
ou de nouvelles maniéres d'être, des
modifications perverties , des rapports
changez dans la ftructure des parties ,

* Monfieur *Sydenham.*

par les situations contre nature , qui
sont survenuës aux fibres nerveuses; enfin des écarts dans leurs vibrations ,
leurs modulations , & leurs ébran-
lemens. Aussi cet habile Praticien ne
parle-t-il dans les grandes maladies , les
plus difficiles & les plus obscures à
concevoir , que d'*ataxies d'esprits* & de
leurs troubles , *spirituum ataxias, enor-
mitates.* C'est qu'il concevoit beaucoup
de *spasmodique* dans les plus grands
maux ; & pour les faire bien comprendre , il donnoit à contempler dans la
forme extérieure , & les attitudes sensibles & palpables du corps humain ,
une autre forme intérieure du même corps , mais spiritualisée , parce qu'elle consiste dans les arrangemens
ou les files des *esprits* ; files qui suivent
les contours , les attitudes , les dimensions & la figure des parties extérieures , sur lesquelles étant commensurées ,
elles se modélent. *Quemadmodum homo quidam exterior conspicitur ex partibus sensui obviis compaginatus, ità procul
dubio & interior est quidam homo, è debita spirituum serie & quasi fabricâ constans , solo rationis lumine contemplan-
dus* *. C'est, dit-il, une chaîne d'*esprits*

* *Sydenham*, Dissert. Epist. ad D. Cole. p.
458.

liez les uns aux autres , sans rompre leurs files dans l'état de santé ; au lieu que venant à en interrompre l'enchaînement ou la suite par quelque cause que ce soit , il s'en ensuit les plus fâcheux symptômes en maladies. *Animi compages , si fas est ita dicere , longè magis affabra est & delicata , quàm corporis structura. . . . si hujus harmoniæ systasis quoquo modo fuerit interrupta conturbataque , major inde sequetur ruina , quantò præcellentius erat & magis exquisitum opificium , dùm integrum perstaret (a).* Tant cet esprit, le plus médecin qu'il fût , étoit éloigné de ces idées grossieres & matérielles , des causes qui font les grands maux ! Le grand FERNEL avoit aussi pressenti la finesse de ces causes ; & c'est ce qui lui a fait avancer tant de belles idées sur les raisons secretes des plus grands maux , dans l'excellent Traité (*b*) qu'il nous a laissé.

Mais cette idée, de contempler dans le corps ou dans ses membres extérieurs, un autre corps ou homme intérieur, moins sensible véritablement , mais

______

(*a*) Idem, ibid. p. 464.

(*b*) Fernelius ; de Abditis Rerum Causis.

Raiſons anatomiques qui prouvent cet homme intérieur.

auſſi réél, eſt l'image au naturel que met ſous les yeux l'Anatomie moderne ; car elle démontre que tout eſt vaiſſeaux dans nos corps, & qu'il n'en eſt aucune parcelle qui ne ſoit un ramas *vaſculeux* ; parce qu'il n'en eſt point, où elle ne faſſe voir des canaux, pleins chacun du fluide convenable au viſcère auquel elle appartient. C'eſt ainſi qu'une *Angiologie* bien dreſſée, répréſente des bras & des mains, des jambes & des pieds, compoſez de vaiſſeaux ſanguins, veines & artères, qui ſuivent ces parties dans toutes leurs attitudes, leur longueur & leurs dimenſions ; les mêmes choſes ſe montrent dans le *cerveau* & dans tous les *viſcères*, car étant décharnez ou dégagez de leurs *parenchymes*, ils laiſſent ſous les yeux un amas prodigieux d'*artères* & de *veines*, qui répréſentent les viſcères qu'elles compoſoient. La grande & la petite *Neurologie*, artiſtement & habilement diſſéquées, répréſentent encore d'une maniére plus complette la compoſition eſſentielle, ou du moins la ſtructure la plus intime de chaque partie du corps humain. Ainſi l'Anatomie montre des bras & des jambes, des pieds & des mains toutes de nerfs, parce que

leurs branches suivent en gros & en détail toutes ces parties dans tous leurs vo-
lumes, dans leurs formes, leurs figures &
leurs étenduës. La *petite Neurologie* dé-
couvrant d'ailleurs dans les viscères de
la poitrine & du bas-ventre, des milliers
de sions de nerfs, qui en font universellement les *plexus* & le tissu, donne à
concevoir dans le volume charnu du
cœur, dans la tissure vésiculaire des
poümons, dans les *parenchymes* du *foye*,
de la *rate* & des *reins*, ces mêmes viscères décrits & comme dessinez par ce
nombre inimaginable de sions nerveux,
qui les pénétrent, pour leur servir de
soûtien, de base ou d'appui. Toutes
les autres parties de l'*hypogastre*, qui
appartiennent en propre aux deux sexes,
font toutes autant pénétrées dans leur
tissure par les ramifications de ces trois
sortes de vaisseaux capitaux dans l'œconomie *animale*, c'est-à-dire, d'*arteres*,
de *veines* & de *nerfs*; de-sorte qu'étant
dégagées de ce qu'elles ont de masse
en chairs & en sang, elles laissent après
elles des amas prodigieux de ces vaisseaux différens, & tous ajustez à la
figure, aux contours & aux dimensions
de chacun de ces organes. Rien rem-
plit-il plus parfaitement l'idée de M.

Détail de
ces raisons.

SYDENHAM ſur l'homme intérieur caché ſous cette maſſe de corps qui frappe les ſens? Mais l'idée de cet habile Praticien, regardant ſur-tout le *ſyſtême nerveux* dans ſes différens contours, & dans toutes les différentes attitudes, figures & dimenſions de toutes les parties du corps humain, elle ſe trouve complette dans la découverte ſi achevée à cet égard des fibres nerveuſes. Elle trouve en effet, que c'eſt d'elle que ſont compoſées les membranes communes du corps ou de ſes ventres, & les *tuques particulieres* de chaque ſorte de vaiſſeaux, *veines, artères & cordons de nerfs*; car ceux-ci ont auſſi leurs membranes communes & leurs tuniques particulieres pour chacune de leurs fibriles; & c'eſt ainſi qu'à travers cette maſſe de chair & de ſang, qui compoſe extérieurement la maſſe du corps humain, l'eſprit d'un Médecin, imbû des lumieres de l'Anatomie, apperçoit avec M. SYDENHAM un corps intérieur, lequel, comme dans un *filigranme* naturel, lui peint ou lui figure un homme intérieur; homme bien moins eſſentiellement compoſé de chairs, de ſang & de graiſſe, que de nerfs & d'eſprits.

L'ALLIAGE continuel de ces trois sortes de vaiſſeaux, que l'on retrouve juſques dans les réduits les plus reculez des viſcères, parce qu'ils s'accompagnent partout, ſans ſe quitter nulle part, montre évidemment, que la ſanté dépend de cette triple alliance, & que les *fluides* qui roulent dans ces canaux, entrent chacun pour leur quote part dans l'entretien de la ſanté. Mais l'étrange proportion qui ſe trouve par-tout entre le nombre des *veines* & des *artères*, qui eſt infiniment inférieur dans ces vaiſſeaux ſanguins à celui des nerfs, ne découvre pas avec moins d'évidence que les *nerfs*, & par conſéquent le *fluide* qui y paſſe, y contribuent davantage que les vaiſſeaux ſanguins & les ſucs qui y roulent. En effet, non-ſeulement les ſions des nerfs propres à chaque partie, ſurpaſſent la quantité des veines & des artères; mais encore les arteres & les veines elles-mêmes ſont compoſées d'autant de nerfs, qu'il leur en faut pour ſe former les tuniques nerveuſes qui les revêtent. Mais après cela peut-on ne pas appercevoir combien le *genre nerveux* l'emporte au-deſſus de tous les autres, pour l'exercice des fonctions de la vie ? Or c'eſt un

Que les nerfs ſurpaſſent les vaiſſeaux ſanguins en nombre.

prefque rien de *fluide* qui paffe dans les nerfs, & moins une humeur qu'une vapeur, moins un fuc qu'un air ; feroit-ce donc quelque chofe de bien maffif que ce qui en reviendroit pour contribuer au fond d'une caufe de maladie ? Et de-là ne paroît-il point de combien peu de chofe dépend l'origine des grands maux ? Une autre réflexion va à démontrer la principale part qu'ont les nerfs dans nos maux, c'eft de les voir tous & un chacun en rapport continuel avec le fiége du *fentiment*, ou de l'ame, par-tout où on la place. Car outre qu'il n'eft pas de nerfs qui ne fortent du cerveau par la *moelle allongée*, ou immédiatement de la *moelle épiniére*, pas un d'entre-eux n'eft dépourvû de *membranes communes* ou *propres*, qui toutes font des allongemens ou des productions des *méninges*, ces membranes meres de toutes celles que l'on trouve dans quelque endroit que ce foit du corps ; mais cette réflexion reviendra ailleurs & avec plus d'avantage.

En attendant on ne craint pas de paroître vouloir en impofer à la pathologie moderne, que de faire ici obferver la part qu'elle a donnée aux *efprits*, pour leur contribution aux caufes des maladies, en les mettant de part avec les matiéres & les fucs ou humeurs, qui paffoient pour en être les fources ou les origines. La paffion pour le fyftême des *levains* avoit enfanté l'opinion, que les efprits apportez par tant de nerfs dans les *glandes*, qui en ont peu befoin pour le fentiment & le mouvement, y fervoient de principes aux *fermens*, qui fe formoient dans tous ces nids à levains ; & il eft étrange combien la foibleffe pour cette opinion, devenuë la favorite des grands efprits, en a égaré la plûpart dans des idées de pratique, ou fautives ou dangereufes, qui n'alloient qu'à dénicher ces prétendus *fermens* viciez ou dégénérez, chacun dans les lieux de leurs origines : *Morbi,* difoit-on, *fiunt errore proprio fingularum partium.... per violatum loci fermentum.* Car c'étoit d'après le coryphée * de l'Art, que les imaginations de la Chymie avoient gagné les efprits. Cependant cette penfée n'avoit point empêché les plus fçavans même d'entreeux, de comprendre & d'établir que les commencemens ou les premieres caufes, comme qui diroit les premiéres affifes de matériaux pour la pro-

* Helmont.

duction des plus grandes maladies ,
étoient bien peu de chose, & pour cela il étoit passé en maxime, *quòd par-*
va sunt magnorum morborum initia ;
c'est même le sujet de l'excellent Traité
du célèbre ETTMULLER , sous le
titre qui vient d'être énoncé. Ainsi
quoiqu'on fasse dans la *Pathologie* moderne , l'on ne peut ne pas penser que
les causes des maladies renferment très-
peu de matiére, & l'on y est contraint
de reconnoître, que ce peu de matiére
agit bien plus par ce qu'elle a de *vola-*
til, de vif & de *spiritueux* , que par ce
qu'elle a de masse ou de corps. Les
exemples funestes des maladies *pestilen-*
tielles , qu'une cause aussi cachéequ'un
air le plus dévelopé produit , éclairent
ici merveilleusement l'esprit ; & les
morsures de *vipéres* , de *scorpions* & de
toutes les bêtes venimeuses , confirment combien il faut peu de matiére
pour produire dans le corps humain les
symptômes les plus prompts , les plus
affreux, & les plus mortels : c'est en
effet , parce que ces esprits venimeux
ou emportez , agissent bien plus par
leurs vertus spiritueuses , que par ce
qu'ils ont de matériel ; & ces vertus,
sont-ce autre chose que des *modes* ou

des maniéres d'agir dans les matiéres
fpiritueufes d'où elles partent, & dans
le corps humain où elles paffent, par
les étranges changemens qu'elles y apportent dans un inftant. On ne devroit
pas, ce femble, prendre cette opinion
fur ces venins, en voyant une quantité fenfible de *falive* ou de *bave* dans
les chiens enragez, par exemple, laquelle s'infinuë dans les playes que font
leurs morfures, fans en excepter les
vipéres qui ont auffi leur falive. Mais
pourquoi cette falive, telle abondante
qu'elle fût dans ces animaux, ne rend-
elle point mortelles leurs morfures, à
moins qu'ils ne foient en colere ou
irritez, ou malades d'un mal comme
la rage, dans laquelle les efprits font
enflammez ? Et par une raifon femblable
ble, il eft d'obfervation que la mor-
fure d'un homme en fureur s'eft trouvée venimeufe. De-là donc fe tire une
conféquence bien naturelle, que l'effet
de ces fortes de venins eft l'*accenfion* des
efprits eux-mêmes, qui deviennent
d'une élafticité fi énorme, à raifon de
l'énorme dévelopement qu'ils contractent, que tout le genre nerveux fe met
en *ofcillations fpafmodiques*, & de-là
fenfuit le trouble dans le fang & dans

Preuves.
Exemples.

tous les sucs qui en dépendent. Le *virus vérolique* paroît encore dépendre
de cette même cause ; car une passion
réciproque & effrénée dans les deux
sexes, semblable à l'*érotomanie* dans les
chiens, enfantant ordinairement cette
criminelle maladie, il est manifeste que
l'*accension* des esprits en est aussi l'origine. En effet, quoiqu'il soit ordinaire
que cette honteuse maladie ne se contracte qu'entre personnes débauchées
& déja infectées, l'on a des observations, que des personnes saines d'ailleurs à cet égard, se sont trouvées
atteintes de cet infâme *virus* par la
seule prostitution. (*a*) Bien-plus,
un célèbre Auteur (*b*) prétend avoir
des preuves que le *virus* vérolique
vient originairement d'une morsure
de Serpent en Amérique, qui jette
les hommes qui en sont mordus dans
l'*érotomanie* : & à ceci revient ce que
dit PLINE, que ce mal ne commence
pas par les femmes ; & en effet, les
hommes piquez par ces Serpens, *nihil
præter congressum anhelant* (*c*).

Que le vi-
rus n'est
presque rien
de materiel.

(*a*) Vid. *Vercelloni*, de Pudendorum
Morb. p. 3.
(*b*) *Lister*, de Humor. p. 417.
(*c*) *Idem* ibid.

Au-SURPLUS,

Au-surplus , quelle apparence de
concevoir qu'un volume de *falive* , auſſi
conſidérable qu'on le voulût maintenir , fût capable de ſe partager entre
toutes les parties du ſang ? C'eſt-à-dire,
qu'il faudroit que quelques *gros* peut-
être d'une matiére venimeuſe, infectaſ-
ſent intimément vingt-huit ou trente livres de ſang. La ſolution de cette difficulté ne ſe préſente point à un eſprit Phyſi-
cien , à qui il n'eſt point poſſible de
comprendre, que des atômes d'une matiére inſenſible , & qui par conſéquent
ont ſi peu de maſſe, puiſſent dominer un
volume de matiére de trente livres,
ou s'en aſſujettir toutes les parties in-
tégrantes. Mais dans une telle diſpoſition, ne devient-il pas ſenſé de chercher la raiſon de cet effet ſupérieur ſur
le ſang, moins en lui-même, que dans
la partie, ou dans la puiſſance qui le
domine, & d'où il tient tout ce qu'il
a de mouvement , de force & d'impétuoſité. Cette partie eſt le genre nerveux ; lui en qui réſide la *vertu ſyſtaltique* , qui régit le *ton* des parties *ſolides* , & qui dirige la marche, les ſail-
lies & les emportemens des *fluides*. Il
devient donc très-aiſé à comprendre ,
comment les nerfs , en recevant comme

Que ſes ve-
nins agiſſent
ſur les eſ-
prits.

ils font la premiere impreſſion d'une morſure venimeuſe, peuvent renverſer toute l'œconomie animale. Car tout eſt nerfs dans nos corps, ſuivant la penſée d'HIPPOCRATE, *totum corpus nervorum plenum eſt* *; & ainſi l'irritation convulſive paſſant dans un moment, comme par voye d'*ondulation*, de la partie piquée ou morduë, le trouble gagnera comme un éclair par tout le corps. *Si vel minima corporis pars malo aliquo afficiatur, eam affectionem, qualiſcumque fuerit, totum corpus ſentiet, quòd minima corporis pars omnia habeat quæ & maxima.* L'exemple en eſt ſenſible dans l'effet d'une épine ou d'une écharde entrée dans le bout du droigt; la piquûre eſt très-petite, & dans une extrémité, cependant tout le corps y compâtit par tous les accidens qu'il en ſouffre, & le ſeul état des nerfs en découvre la cauſe. Ils tiennent, comme on a vû ci-deſſus, aux *méninges*, qui ſont le ſiege de toutes les douleurs, par les rapports immédiats qu'ils ont avec le cerveau; en faut-il davantage pour donner à comprendre, comment auſſi peu de matiére, qu'une petite épi-

* *Lib. de Loc. in Homine*, p. 401.

ne, ou qu'une écharde infenfible, peut renverfer l'œconomie de la fanté? Or fur ce modéle, & fur les raifons qui ont précedé, refte-t-il mal-aifé à concevoir, qu'il ne faut que très-peu de matiére pour faire de grands maux, quand cette matiére agit moins par fon volume on par fa maffe, que par la maniére de fe communiquer, en portant le trouble partout le corps?

VOILA donc les accidens les plus graves, excitez dans le corps humain au préjudice de la fanté & de la vie, moins encore par quelque quantité de matiére, que par une impreffion ou une maniére particuliére d'agit dans une caufe venuë de dehors; mais ces accidens, qui font tous *fpafmodiques*, *douloureux*, *inflammatoires* ou *phlegmoneux*, font les mêmes que ceux des fiévres *aiguës*, fimples, & malignes, dans lefquelles on foupçonne un amas d'humeurs dans les premiéres voyes; caufe auffi groffiere que vulgaire, à laquelle cependant des Auteurs & des Médecins, inftruits des connoiffances de la Phyfique & de l'Anatomie, dont ils fe parent, ne rougiffent pas aujourd'hui encore d'attribuer les *délires*, les *phrénéfies*, & tous les accidens les plus dépendans des nerfs ; au contraire , est-il déraisonnable au bon sens en Médecine, d'y reconnoître, pour cause primitive & capitale des maladies , (où tout ce qu'il y a de plus grave est douloureux & *spasmodique*) un *spasme* primitif , une *stricture* primordiale ? Ce fut même la pensée d'un des plus célèbres Médecins de l'Antiquité (*a*), qui assure d'une des plus grandes maladies qui soit en Médecine, (c'est l'*hydropisie*) que sa cause ordinaire est une affection des nerfs, un sentiment de *crispation* ou de *stricture* dans le genre nerveux : *Est autem* , dit-il, *passio communiter strictura, omnis hydropismus* (*b*). A ceci revient la pensée d'HIPPOCRATE, sur la structure toute nerveuse de la moindre partie du corps humain, comme de la plus grande , telle qu'elle a été ci-dessus citée ; & à la pensée de ce grand Médecin revient encore ce qui a été observé ci-dessus , touchant le nombre inimaginable de sions nerveux, qui composent toutes les parties, & qui est infiniment au-dessus de celui des vaisseaux sanguins. Que penser donc

(*a*) *Cælius Aurelianus.*
(*b*) Morbor. Chronic. L. 3. c. 8.

là-deſſus, ſinon que ces vaiſſeaux ſan- Raiſon là-
guins ſont ſoûtenus, appuyez & affer- deſſus.
mis par tant de fibres nerveuſes, ou
qui les lient, ou qui les ſoûtiennent ?
C'eſt l'idée du *mouvement tonique* ou du
ton des parties, *molimina tonica*, d'où
dépendent la régularité, l'intégrité &
l'uniformité de la circulation du ſang,
& de toutes ces conditions l'état de
ſanté. Or cet affermiſſement de parties
étant l'effet de la *preſſion* univerſelle du
ſang & de ſes ſucs, partout le corps ;
preſſion qui vient tant de la *ſyſtole* du
cerveau, que de celle du cœur, qui
pouſſent l'un & l'autre tous les *fluides*
de haut en bas, que d'une vertu de
renvoi, ou de la *rénitence* compreſſive,
qui eſt plus forte dans les extrémitez
des vaiſſeaux (*a*) : Devient-il hors de
raiſon de penſer que cette *preſſion* dans
les capillaires, venant à être augmentée, irritée ou troublée, fera comme
rebrouſſer les *eſprits* avec le ſang vers
leurs origines ? Et en faudra-t-il davantage pour porter le trouble (*b*), la
douleur ou les angoiſſes par toute l'œco-
comie animale ? Car de-là naîtront des

(*a*) Vid. *De Moor*, Cogit. p. 137. 142.
144. & *Boerhaave*, Inſtit. art. 200.
   (*b*) Ibid. p. 147.

G iij

gênes, des contraintes & des crifpations en différentes parties, lefquelles
produiront les fymptômes les plus douloureux ou les plus inquiétans. Cette
penfée eft confirmée par la difpofition
où les *efprits* font de refluer aifément
vers les parties fupérieures (*a*); & encore par l'obfervation que l'on tient
d'un célèbre Praticien, qui s'étoit
exercé dans la connoiffance des venins,
lequel fait obferver que les fibres nerveufes s'augmentent de filets ou de
volume, à mefure qu'elles approchent
de leurs fins : *Fibra motrix nervea eò plus
molis & roboris acquirit, quò longiùs
recedit ab origine* (*b*). La raifon en eft

fenfible, parce que plus les nerfs s'é-
loignent de leur origine, plus ils approchent du *fens*, qui eft le *fens* de fens
de tout corps ; c'eft le *toucher*, qui eft
inftitué par la nature pour fervir de
garde ou de furveillant à tout le corps ;
& la peau eft l'organe de ce *fens*, la
partie en effet de tout le corps la plus
fenfible, d'autant qu'elle en eft une des
plus nerveufes. Les nerfs fe trouvant
donc ainfi plus nombreux vers l'habi-

(*a*).Vid. *Santorini*, de Fibra, p. 45.

(*b*) *Wepfer*, de Cicuta Aquat. p. 88. 93.

tude du corps ou de ses parties , est-il
obscur à concevoir , pourquoi une piquûre superficielle, souvent même imperceptible , soûleve si étrangement
tout le genre nerveux ? C'est qu'il aboutit tout à l'habitude du corps , & que
de-là doit revenir à l'ame un sentiment
aussi prompt que vif, (suivant la remarque d'HIPPOCRATE, que l'obscur-
cissement du sentiment est une preuve
que l'ame est mal servie de sa part :
Quicunque aliqua corporis parte dolentes ,
dolorem ferè non sentiunt , his mens ægro-
tat , * & autant universel, que les
nerfs sont universellement répandus
dans toutes les parties ; ausquelles d'ailleurs s'entrecommuniquent les *crispa-*
tions convulsives , par autant de *gan-*
glions (a), & de *plexus* , que l'on en a
fait observer dans le corps de l'ouvrage.

Au-surplus le *ton* des parties venant
à se réhausser , soit à l'occasion d'un
sang bouffant , parce qu'il sera trop
abondant, ou trop raréfié, se comprennent les raisons des *congestions phleg-*
moneuses, par les étranglemens qui se
font dans les vaisseaux sanguins , à cau-

Ce qui donne occasion au spasme.

* Sect. 2. Aph. 6.

(a) Vid. *Morgagni* , Adversar. ex *Lancisio.*

G iiij

se de la *preſſion* que leur cauſent les nerfs devenus trop tendus. En effet, étant déja tendus en l'état naturel, pour tenir fermes & en équilibre les vaiſſeaux & les parties, les uns par les autres ; combien peu de choſe faut-il en pareille ſituation, pour que les uns l'emportent ſur les autres, & qu'ainſi l'é-*quilibre* s'altere ou ſe perde entre les *ſolides* & les *fluides* ? Et c'eſt ce peu, *momentum*, de tenſion, d'élaſticité & de force ſurajoûtée, qui va devenir la cau-ſe de quelque furieuſe maladie, par le trouble qui ſe mettra entre les allées & & vennës du ſang, emporté qu'il ſera par les mouvemens d'une circulation ſortie de ſon uniformité & de ſa règle.

Ce peu paroît avoir été l'objet de l'an-cienne *pathologie* ; car quoi de moindre qu'un air, dont HIPPOCRATE fait la cauſe de toutes les maladies ? C'eſt dans ſon Livre *de flatibus*, où ce Prin-ce de la Médecine explique les plus grandes maladies, par l'action d'un air mêlé au ſang ou aux *eſprits*. Car la Médecine ne ſemble point avoir adop-té d'abord le ſyſtême des humeurs pour cauſes des maladies ; & encore aujour-d'hui la *pathologie des Chinois*, cette Nation ſi énorgueillie de ſa prétenduë

antiquité au-deſſus de toutes les autres,
conſiſte toute en *flatuoſitez*, ſuivant le
témoignage dù ſçavant Auteur nouveau de l'Hiſtoire de la Médecine (*a*):
Sinenſes pathologiam quamdam flatuo-
ſam habent, &c. Il eſt pourtant vrai
que de ſçavans hommes, après MER-
CURIAL, ôtent ce Livre à HIPPO-
CRATE, principalement parce qu'il ne
paroît pas à MERCURIAL, que ce
Livre ait reçû ſa derniere main de la
façon d'HIPPOCRATE. Mais outre
qu'il n'en eſt guéres de mieux compoſé que ce Livre, ſuivant le témoignage du célèbre M. LE CLERC (*b*).
PROSPER MARTIANUS, ce judicieux Commentateur d'Hippocrate, le
lui revendique (*c*), parce que quand
bien même il ne ſeroit que de quelque
autre de même nom, & de la famille
du grand *Hippocrate*, toûjours ſeroit-il
très-ancien, ne fût-ce qu'en apparte-
nant à l'Ecole de ce Pere de la Médecine, lequel d'ailleurs conclud ce Livre par ces paroles: *Hactenus morbo-*
rum omnium cauſas flatus eſſe demonſ-

(*a*). *Schulzius*, Hiſt. Med. 1728. p. 54.

(*b*) Hiſt. de la Med.

(*c*) *Proſp. Mart.* de Libris Hippocratis.

travi. Il eſt donc fini & achevé, n'en déplaiſe à ſon Cenſeur.

Eſprits fla-
tueux.

Mais d'ailleurs ce ſyſtême d'eſprits *flatueux* morbifiques, ſeroit-il donc ſi fort à mépriſer, ſuivant la réflexion du nouvel Auteur de l'Hiſtoire de la Médecine (*a*), dans un tems comme celui de nos jours, où tant de *ſyſtêmes* qui ne le valent point s'accréditent, lors ſur-tout que de ſçavans Auteurs *Anglois* & *Hollandois* lui font honneur? Monſieur WILLIS tout ſeul lui vau- droit cette ſinguliére créance, par tout ce qu'il a ſi ſçavamment écrit ſur les maladies convulſives, dont il a le pre- mier démêlé tant de ſçavantes difficul- tez. Car les *exploſions*, qui lui furent ſi chéries, expliquent-elles ſi mal les cau- ſes de *flatuoſitez* ou des vents (*b*), qui ne ſont guéres en effet que les produits d'irritations convulſives? & c'eſt aux convulſions que ce célèbre Médecin rappelle tant de maladies, & entre elles, les plus obſcures & les plus dif- ficiles, ſoit à connoître ſoit à traiter. Ce ſont donc des matiéres à *exploſion*, ou des eſprits *exploſifs*, des airs enflam-

(*a*) Pag. 239.
(*b*) *Willis*, Pharmaceutice, part. 1. c. 1. ſect. 3.

mez , ou des vapeurs raréfiées ou aëri-
sées , qui font d'auffi grandes maladies que des convulfions ; & ces airs
font des riens , puifque les riens font
des caufes ordinaires de convulfions ,
comme l'a prononcé HIPPOCRATE,
autant que le vuide eft un rien , &
que l'inanition eft un vuide. Cette caufe cependant des convulfions eft défi-
nie & célèbrée dans l'ouvrage qui eft
le chef-d'œuvre d'HIPPOCRATE,
convulfio fit ab inanitione (*a*). Or cette inanition s'explique par d'habiles interprètes d'*Hippocrate*, de l'âcreté d'une
vapeur mordante (*b*) , qui foûleve le
genre nerveux. HIPPOCRATE ajoûte auffi
à la vérité la *réplétion* à l'*inanition* ;
mais alors il faut l'entendre, fuivant le
même interprète, de la réplétion des
vaiffeaux (*c*) , par l'engorgement que
le fang prend ou par fon épanchement ;
deux caufes qui faifant une compreffion fur les nerfs, excitent la convulfion ;
bien moins donc à raifon de la matiére qui comprime , que de la *compreffion* qu'elle excite fur les nerfs , qui font

Inanition ,
réplétion ,
caufes des
Spafmes.

(*a*) Sect. 6. Aphor. 39.
(*b*) Vid. *Profper Martianus.*
(*c*) Ibid.

G vj

en souffrance ; bien moins par une matiere elle-même, ou par ses mauvaises
qualitez, que par la compression qu'elle fait sur les nerfs : tant il est vrai que
les maladies ne sont que des *modes* chan-
gés, des situations alterées, des maniéres d'être perverties dans les *solides*,
& en conséquence des troubles dans la
circulation du sang, & des *ataxies*
dans le cours des esprits. En effet d'ailleurs, quel peut être le volume d'une
fusée aërienne (*aura*) qui annonce des
extrémitez du pied vers le cerveau
un accès d'*épilepsie* ? Quelle masse à
concevoir dans une odeur qui jette
sur le champ des femmes en pa-
moison ou en vapeurs convulsives ? Et
encore dans une fumée (le *Gas*) de
charbon, d'une chandelle même, dont
l'extinction a fait avorter des femmes,
au rapport de PLINE. Qu'est-ce encore que la quantité de matiére dans
la vapeur du vin nouveau, & dans
celle du *safran*, qui jette inopinément des personnes dans des accidens mortels ? Enfin une joye excessi-
ve, un excès de colere, tuë sur le champ.
Fut-il des causes de mort mieux mar-
quées ou plus puissantes ? & en est-il
cependant qui supposent moins de ma-

Vapeurs,
causes de
maladies,

tiére qui trouble l'œconomie animale,
qui la ruine & l'éteigne en moins de
momens ?

Mais rien prouve-t-il tant que les
esprits sont les *Architectes* des maladies, par la vertu que les Anciens appelloient *plastique*, que la production
des signes que les enfans apportent du
sein de leurs meres ? Une femme grosse
est saisie en voyant du sang répandu,
elle se sent emportée à l'appetit de
manger quelque chose ; dans ces dispositions elle imprimera la couleur du
sang qui l'aura effrayée, ou la ressemblance d'un fruit qu'elle aura appété,
précisément dans l'endroit où elle aura
porté sa main ; de-sorte même que
pour cacher aux yeux du public ces
sortes de marques, toûjours déplaisan-
tes, elle y parvient en se frottant sur le
champ dans quelque endroit caché. *

Seroit-ce donc que l'on voudroit
ici *spiritualiser* la Médecine, & faire
des Anges ou des Esprits de la personne des Médecins ? L'entreprise seroit
insensée ; mais l'on voudroit la dégros-
sir, en la défaisant de ces idées bas-

---

* Vid. *Bonet*, Medicin. Septentrional. L.
I. p. II.

les & groſſieres de *craſſes*, de *glus*, de *tartres*, d'*amas d'humeurs viſqueuſes*, dont on fait trop volontiers l'objet de la cure des maladies ; & en même tems délier les eſprits des Médecins des attachemens à ces préjugez, qui tiennent bien plus d'imaginations vulgaires & triviales , que d'intelligences éclairées des vraies notions de la Nature. On ſe propoſeroit donc de faire dorénavant des Médecins, moins des artiſtes ou des adminiſtrateurs de drogues, que de ſages interprètes de la Nature , en les attachant à ſes Loix, ſans les laiſſer ſe méprendre ſur ce qui s'enſuit dans l'œconomie animale , lors qu'elle eſt ſortie de l'ordonnance de ces loix.

Cauſes des humeurs.

L'ON n'a garde pourtant de donner ici à négliger ou à mépriſer les produits vicieux qui ſe commettent dans les vilcères , quand une fois leurs *ſécrétoires* ont changé de *modes*, de *ſituations*, de *diamètres*, & de *directions*; ce ſont alors des ſucs étrangers qui ſe multiplient à proportion que le dérangement & l'irritation viennent à dévoyer & à alterer les *fluides* qu'ils ont à travailler dans l'état naturel. Car il n'eſt point de parties bleſſées ou léſées dans leurs fonctions, qui n'ayent com-

me une forte de larmes, ou leurs maniéres de pleurer fur la violence qu'elles fouffrent ; chacune a fon fuc ou fa
férofité, & ces humeurs venant à changer de route dans leur circulation,
elles tombent fous de nouveaux coups
de *fyftoles*, ou dans un nouveau travail d'ofcillations, qui n'étant plus les
leurs, les façonnent ou les habillent à
leur mode ; & c'eft alors qu'elles deviennent plus ou moins épaiffes dans
leur confiftence, plus ou moins *âcres*,
falines, *fulphureufes*, &c. & de-là fe
forment les *fluxions*, les *caterrhes*, les
fontes & les *colliquations* : toutes évacuations groffieres & de fucs extravagans,
ou fortis du joug de la Nature ; ceux-
là cependant qui occupent uniquement
ici les foins des Médecins mal inftruits
du génie de cette Nature, & de fes
maniéres pour la conduite de l'œconomie animale, puifque ces fluides
groffiers font ceux qui ont le moins de
part aux fymptômes les plus graves des
maladies. Il eft en effet une autre forte de *fluides* qui font impalpables, &
cette forte eft effentiellement propre à
chaque partie, grande ou petite, intérieure ou extérieure. C'eft la matiére
de l'infenfible *tranfpiration*, la premié-

re qui se détange ou se déroute à l'abord d'une maladie. Or l'on sçait de combien cette évacuation imperceptible toute seule, surpasse les évacuations sensibles, puisque toutes ensemble elles ne font que la quinziéme partie de celle-ci. C'est donc cette évacuation si énorme qui se dévoye à l'entrée d'une maladie ; mais quel chemin va-t-elle prendre ? vers où se porte-t-elle ? Elle va refouler le sang dans ses vaisseaux, en grossir la masse, en troubler le cours, en changer la *crase*, les qualitez ou les saveurs. C'est donc un volume d'humeurs considérable à tous ces égards, qui s'amasse dans les vaisseaux, c'est l'amas qui va faire le plus de ravage, & c'est l'amas d'humeurs qui souvent échape à un Médecin, & qui occupe le moins ses soins, sa diligence pour le présent, & sa vigilance pour l'avenir ; car cet avenir est du ressort ou de la compétence & à la portée de la Médecine, qui doit prévoir la fin des maladies, leurs chûtes, leurs fins, ou leurs issuës, comme les en avertit le plus sage & le plus illustre des Praticiens * : *Considerare morbos*

* *Hippocrate.*

oportet , ex quibus , quaſnam formas habeant , ad quos locos converſi ſunt , quo tempore cœperunt , adfuerunt , ceſſârunt (a).

C'EST pourquoi l'attention principale d'un Médecin doit ſe porter là , & ſe tenir ferme ſur la cauſe primitive de ce retour ou reflux d'une matiére ſi abondante dans les vaiſſeaux , ſans perdre de vûë la maniére qui commençant ce reflux , l'accompagne & le conſomme dans tous les mauvais effets qui doivent s'en enſuivre. Or c'eſt une action *ſpaſmodique* qui commence toute cette tragédie, une *preſſion* , ou *ſtricture* convulſive , laquelle retardant dans les extrêmitez des vaiſſeaux le retour du ſang , & la circulation des *eſprits* , forme dans tous ces endroits des digues ou des reſiſtances , leſquelles s'oppoſant au paſſage ou à la circulation du ſang que le cœur y envoye, & à celle du *ſuc nerveux* qui y deſcend du cerveau , occaſionne une ſorte de retour des humeurs vers les parties ſupérieures. C'eſt ce que les anciens Praticiens appelloient *humorum raptus (b)* , qui

Cauſe primitive des maladies.

(a) L. 6. Epid. ſect. 6.
(b) *Cæl. Aurelianus.*

étoit dès-lors, selon qu'ils le pensoient, une maniére d'agir dans les nerfs, qui fait que les humeurs se tournent à contre sens & vers les parties supérieures. Mais cette action convulsive, ce *spasme*, cette *stricture*, est l'effet de la grande sensibilité, & de l'inconcevable *contractilité* du *genre nerveux* & de la *vertu tonique* de nos sçavans Modernes, laquelle venant à s'augmenter, en se serrant, arrête & fixe les *fluides* dans leurs vaisseaux ; & voilà la cause bien naturelle du ralentissement des humeurs, de leurs *stases*, & de leur épaississement.

Au-reste il ne faut pas nous imputer l'erreur, qu'il y auroit à croire que le mouvement *péristaltique* résilie ou rebrousse chemin de bas en haut, pour y porter les humeurs & y faire des *congestions* ; la structure & la disposition des parties supérieures, du cerveau en particulier, découvre à l'esprit une autre raison de ces retours d'humeurs vers ces parties. Ce sont des fibres mollasses qui en composent tous les vaisseaux, ceux sur-tout qui envoyent le *suc nerveux*. Ainsi ces vaisseaux pouvant moins se vuider du côté des parties basses, où la circulation

eſt en retard, ils ſont contraints de ſe
gonfler, & de ſe forcer dans leurs
diamètres, pour loger dans leurs capacitez ce qu'ils ne peuvent faire paſſer aux parties baſſes; & c'eſt ainſi que
concevant une eſpece de *ſtagnation*
dans les vaiſſeaux ſanguins & dans les
nerveux, l'on apperçoit la raiſon des
engagemens qui ſe font dans le cerveau, ou dans les viſcères des parties ſupérieures. Car la même *vertu*
ſyſtaltique, gênée dans les extrêmitez
des vaiſſeaux, continuant de l'être en
remontant vers leurs origines, toutes
les humeurs gênées dans leur cours
ordinaire, ſont contraintes en s'en-
goüant dans leurs vaiſſeaux, de faire
des ſéjours dans les parties ſupérieures.
Ce ſont donc des irritations convulſives, *ſpaſmata*, comme parle Hippocrate, par leſquelles le ſang & ſes humeurs vont prendre dans les grandes
maladies leurs engagemens dans le cerveau, ou ailleurs. Ainſi s'attaquer en
premier aux *fluides*, ſans remèdier aux
irritations des *ſolides*, ou aux *ataxies*
des *eſprits*, c'eſt donner le tems à ces
humeurs de ſe fixer dans les viſcères,
tant que la force qui les y pouſſe de-
meurera dans ſon entier; & de-là les

confidences , les *dépôts* , les *abfcès*, les gangrènes.

UNE caufe de cette importance & fi générale (c'eft ce *mode* univerfel d'HIP-POCRATE qui fait toutes les maladies)eft le même *mode* en chacune d'elles, *Morborum omnium idem modus eft* (*a*) ; & la caufe de ce *mode*, dans le fentiment de ce premier Maître , fe tire des *flatuofitez* ou des vents qui s'amaffent dans le fang : *Subjiciendum , morbos vix unquam aliunde quàm à flatibus oriri* (*b*). Car ce n'eft point de ces vents groffiers matériels, qui font les effets ordinaires des cruditez *pituiteufes*, ou de femblables humeurs pourriffantes , qu'HIP-POCRATE veut parler ici, mais d'une matiére aërienne enflammée, qui fait ces maladies *flatueufes* que l'on guérit par la faignée, comme il le fait obfer-ver, *flatuofos affectus venæ fectio folvit* (*c*). C'eft dans ces idées pratiques d'un fi grand Maître que l'on découvre les fources ou les caufes immédiates du *fpafme* ou de la *ftriEture fpafmodique* , qui fait changer de *mode* ou de *ton* aux

Flatuofitez dans le fang.

(*a*) De Flat. p. 273.
(*b*) Ibid. p. 275.
(*c*) L. 2. Epid. p. 997.

fibres nerveuſes des extrêmitez. En effet, les maladies ne ſe font que par des
amas imperceptibles dans les vaiſſeaux,
& ces amas parvenus à un certain point
de plénitude, font ſourdre les maladies:
*Morbi derepentè non contingunt, ſed pau-
latim collecti, ſe acervatim produnt (a).*
Or ces amas ne ſe font qu'à raiſon des
alimens, & ils ne viennent à s'*exalter*
que par les eſprits aëriens qu'ils contractent: *Morbi partim ex vivendi ratione, partim ex ſpiritu quem vivendo tra-
himus, proveniunt (b).* Sur ce pied donc,
que de cauſes de *flatuoſitez* convulſives ne doivent pas s'accumuler dans
le ſang des hommes d'aujourd'hui!
Car tout eſt *flatueux* dans le régime
ordinaire qu'ils gardent, compoſé
qu'il eſt de viandes auſquelles on ne
laiſſe plus rien de ſimple, tant tout y
eſt apprêté, ſucculent, aſſaiſonné,
arroſé enfin de boiſſons vineuſes &
ſouvent ardentes. Voilà donc de quoi
ſe rempliſſent les vaiſſeaux, & en particulier les capillaires, qui par-là doivent les premiers ſentir l'effet de la
plénitude compreſſive, qui ſe forme

(*a*) L. 1. de Vict. rat. p. 302.

(*b*) Lib. de Nat. Hom. p. 177.

de longue main dans tous les vaiſſeaux.
Une raiſon de cette extrême ſenſibilité
des fibres nerveuſes, ſe prend de leur
diſpoſition naturelle , ſuivant laquelle
la *preſſion* qui eſt commune à tous les
vaiſſeaux , ſe trouve plus forte dans
les capillaires (*a*) ; de-ſorte qu'à la premiere impreſſion du ſang devenu bouffant ou raréfié , ces vaiſſeaux étant naturellement plus *contractiles* , doivent
ſe reſſerrer les premiers ; & la raiſon en
devient même ſenſible , parce que la
preſſion ſurvenant dans tous les vaiſſeaux , doit être premiérement ſentie ,
& incontinent manifeſtée dans les endroits où elle étoit déja plus grande
que dans le reſte du corps ; ſuivant
l'expérience connuë, qu'une corde com-
poſée de fibres *contractiles* , après être
parvenuë au dernier degré , ce ſem-
bloit , de ſon extenſion pour enlever
un fardeau , à quoi elle ne pouvoit parvenir , en devient capable dès qu'elle
eſt humectée, ne fût-ce que d'une *demie once d'eau* (*b*). Ainſi donc ſe produit l'irritation convulſive ou la *ſtricture ſpaſmodique* qui commence les ma-

(*a*) Vid. *De Moor* , Cogit.

(*b*) Vid. *Techmeyer* , Anthrop. p. 199.

dies , laquelle fait le *mode* universel d'HIPPOCRATE, sur lequel s'en forment autant de différentes especes , que sont différentes les parties où se fait le changement de *ton* dans leurs fibres nerveuses : *Morborum omnium idem modus est, locus tantùm diversus , omnium tamen morborum eadem forma & causa (a).* Car c'est un air que les esprits qui résident en chaque partie , par la raison que l'air qui retient ce nom hors du corps , s'appelle *esprits flatueux* étant renfermé dans ses vaisseaux : *Spiritus qui corporibus insunt Flatus nominantur, qui verò extra corpora , Aër (b).* Mais cet air , HIPPOCRATE le compare aux airs pestilentiels , qui tiennent des qualitez différentes des différents *miasmes* qui les rendent contagieux ; de-sorte que quand ils se trouvent contraires à la nature des hommes , ils font des hommes malades , & quand ils se trouvent contraires à la nature des animaux , ils causent des maladies parmi les animaux : *Cùm aër inquinamentis quæ naturæ hominum adversantur, plenus fuerit , tùm homines ægrotant ; quan-*

Maladies
des esprits.

(*a*) *Hippocr.* de Flat.

(*b*) *Hippocr.* de Flat, p. 274.

do verò cuidam animantium generi aër incommodus fuerit, tunc eo morbo corripitur *. Ce font donc des airs travaillez ou façonnez dans le corps humain que les efprits, & à raifon de leurs façons particulieres, ils tendent les fibres nerveufes ou les montent fur des *tons* propres à chaque partie ; & delà viennent les *idiofyncrafies* ou les différens caracteres que prennent les maladies dans les différentes parties des corps, fuivant les différentes conftitutions, d'âge, de fexe, & de païs. Mais toutes ces différentes maladies ne font originairement, fouvent même ne continuent d'être, que des fituations changées, ou des modifications nouvellement prifes dans les nerfs, ou dans leur tenfion, leur *contractilité* & leurs ofcillations, qui font prendre aux *fluides* des mouvemens *infolites*, & les difperfent en des routes différentes des naturelles.

Suivant ce plan tracé fur les deffeins d'Hippocrate, qui connoiffoit fi bien & de fi près la Nature, l'image du corps humain, que le fage M. Sydenham nous a ci-devant réprésentée comme dans un *filigrane* auffi

* Ibid. p. 175.

délié

déliée qu'une *gaze* de foye la plus fine,
fe repréfente ici comme dans une *perf-*
pective aërienne , (fuivant la maniére de
parler des Peintres) qui nous fait voir
comme' un corps humain aërien dans
les *efprits* ou dans la lymphe fpiritualifée , étenduë dans routes les dimen-
fions , & rempliffant tous les différens contours des filets de ce *crépe* ou
filigrane nerveux. Car tout le corps eft
plein de nerfs, *totum corpus nervorum*
plenum eft (*a*) ; de maniére que la plus
petite partie en a autant à proportion
que la plus grande, *totum corpus fen-*
tiet, quòd minima corporis pars omnia
habeat qua & maxima (*b*). Concevant
donc que chaque fibrile nerveufe, qui
forme la trême, le réfeau ou le tiffu de
chaque parcelle du corps humain, eft
imbûë ou pénétrée par un foufle fpiritueux, qui fut celui de la vie du premier
homme, *per univerfum corpus permeant*
flatus (*c*), comme par un air infiniment
délié, qui remplit toutes les routes des
fluides ou leurs plus étroits fentiers ,
Sanguinis tranfitus .... repleti funt mal-

Idée du corps hu-
main par ra-
port aux
Nerfs.

(*a*) *Hippocr.* de Loc. in Hom. p. 401.
(*b*) Ibid. p. 399.
(*c*) Lib. de Flat.

10 Acre * ; eſt-ce rien moins que voir en eſprit , mais réellement exiſtant, un corps aërien , à travers & dans le tiſſu des fibres nerveuſes du corps humain ?

O r pourroit-ce être une pure imagination, que cette étenduë d'*eſprits* ou de lymphe *ſpiritualiſée*, dans tous les filets nerveux qui compoſent nos corps ? Car eſt-il douteux dans l'Anatomie la plus exacte , que les *carotides* tranſmettent un ſoufle ſpiritueux , ou un eſprit aërien à travers la *ſubſtance corticale* dans les fibres *médullaires* du cerveau ? Ces fibres n'ont-elles point chacune leur tunique *arachnoïde* qui fait la preſſion *oſcillatoire* de ces petits canaux , leſquels tous allant ſe renfermer dans les cordons des nerfs , y tranſportent le fluide aërien qu'ont fourni les *carotides* à la ſubſtance corticale ? Ces cordons de nerfs ne ſe dévelopent-ils point ſur leurs fins en membranes ? Et les membranes infiniment multipliées ne font-elles point le fond , le tiſſu, les cloiſons ou les envelopes de chaque partie ? Peut-on imaginer une maniére plus ingénieuſe de *corporifier*, ce ſemble , un air ſans le fixer , mais ſeu-

* Ibid.

ment en le diſtribuant ou le répandant intimement dans tous les petits canaux, qu'il ſuit dans le plus exact détail, & juſques dans les plus obſcurs réduits de chacune de ces membranes? Comme donc ce ſont les fibres qui font le *ton* des parties, & qu'elles tiennent ce *ton* du *fluide ſpiritueux aërien* qui les remplit; à quoi s'en prendre qu'à ce *fluide* & à ces fibres, de toutes les irritations convulſives, des *ſpaſmes*, des *ſtrictures* ou *criſpations ſpaſmodiques*, dans tel tems ou telle conjoncture que ce ſoit des maladies?

AU-SURPLUS, à combien de léſions différentes ne doivent point ſe trouver expoſées les organes & leurs ſécrétoires, par les *preſſions*, les *divulſions* & les divers tiraillemens qu'ils ont à ſouffrir de toutes les différentes maniéres de changemens, qui ſe font dans la ſituation de leurs fibres? Les bouches des *ſécrétoires* forcées de s'ouvrir à contre-tems, répandront leurs ſucs en pure perte, ou bien devenuës trop ſerrées, elles retiendront dans le ſang les matiéres qui par leur ſortie devoient en faire la *dépuration*. Que de *ſtaſes* donc alors? que de *congeſtions*? que de *ſtagnations* de ſucs? que de retenuës d'humeurs , qui par leurs féjours fe corrompront en contractant l'*aigre* , l'*acide* , l'*âcre* , le *falin* , le *fulphureux* ? toutes ces faveurs fécondaires qui fe prennent dans la *Pathologie* ordinaire pour les premiéres caufes des maladies ; tandis que par tout ce qui vient d'être tiré du fond de la nature , ces productions vicieufes ne viennent en effet qu'en fecond dans la production de nos maux. Ces produits de maladies ne font même que des *excrétions* , qui fouvent appartiennent bien plus aux parties *folides* ou *contenantes* , qu'aux *contenuës* ou aux *fluides* : E*jusmodi excrementa partium funt continentium , non autem contentarum* (a) ; parce que la tiffure des parties étant une fois bleffée , elles deviennent des ouvroirs d'humeurs *excrémentitieufes* : P E R *violatum loci fermentum , deinceps pro variis excrementis partes fingulæ fiunt officinæ* (*b*). Ce n'eft pas donc que ces humeurs viciées ne préparent à de grands maux , *ejufmodi excrementa morborum funt deinceps opulenta fupellex* , par

(*a*) *Helmont.* Catharri Deliramenta , pag. 427.

(*b*) *Idem* , ibid.

l'inégalité de *ton* ou de force qui eſt dans les parties, *inæquale partium robur ſe manifeſtat.* Alors donc elle laiſſe dans chaque partie un affoibliſſe-ment de *ton*, c'eſt l'*atonie* des parties, qui les rend ſujettes à des ſuintemens de ſucs nourriciers mal *aſſimilez*; & ce ſont des *glus*, des *glaires*, & tant de ces ſortes d'évacuations vicieuſes : *Sua eſt cujuſque partis debilitas, ſivè innata, ſivè acquiſita* (*a*). L'erreur ordinaire, c'eſt de s'arrêter à corriger ces humeurs intempérées, *omnia in ſolâ humorum intemperie quærimus* (*b*), ou à les éva-cuer par les purgatifs. Mais il eſt des remèdes plus convenables, eu égard aux notions des vraies cauſes des ma-dies telles qu'on vient de les expoſer, & ces remèdes ſe concevront par les réfléxions ſuivantes.

Penſées ſur les vrais Remèdes.

Ce n'eſt donc pas d'un volume d'hu-meurs qu'il faudroit ordinairement s'occuper pour la cure des maladies, dès qu'il eſt conſtant que leurs cauſes

(*a*) Idem, ibid.
(*b*) Vid. *Stahl.*

font moins dans des amas de fucs, que dans le vice des *efprits*, dans leurs *ataxies*, & en conféquence dans l'irritation, le *fpafme*, la *ftriĉlure*, ou la *crifpation* des fibres nerveufes, qui font le tiffu des organes, de leurs vaiffeaux & de leurs *fécrétoires*. Ce fut en apparence une pareille opinion, que celle d'une Seĉle de l'ancienne Médecine, que GALIEN a combattuë, mais dont il n'a pû s'empêcher de dire du bien. C'étoit celle des Médecins *Pneumatiques*, laquelle eut de célèbres Auteurs (*Athénée*, *Archigenes*, & *Afclépiade*) dont même les locutions ou termes de l'Art nous ont été confervez par d'autres non moins célèbres, (par *Galien* lui-même, *Caffius*, & *Plutarque*) tant cette Seĉle a mérité l'eftime des grands hommes. Ces Médecins attribuoient les maladies aux vices des *efprits*, & au dérangement de la tiffure ou des pores des parties ; & c'eft pourquoi ils mettoient leur confiance principale dans les remèdes *métafyncritiques* : Remèdes qui, felon eux, alloient à rajufter les *pores* qui font la tiffure des parties nerveufes ; & ces remèdes, quoi qu'ils ne fuffent du courant ordinaire, paroiffoient fi peu mal entendus à GALIEN, qu'en des cas extraordinaires, il ne faisoit pas de difficulté de s'en servir : c'est ce qu'on appelloit la cure *métasyncriti-que* ; méthode même qui étoit reser-vée par de grands Médecins, pour suppléer aux remèdes qui avoient échoüé dans leurs mains : *In omnibus morbis cùm cætera auxilia nihil profece-rant, metasyncritica remedia adhibere consueverunt, atque ad ejusmodi reme-dia velut ad sacram anchoram confu-giunt* (*a*) : & en effet, par le Livre d'HIPPOCRATE sur les maladies *fla-tueuses* (*b*), il est manifeste combien ce Maître de l'Art avoit reconnu de vérité dans cette idée de Médecine, qu'il trouvoit accréditée alors, jusques-là que l'on conjecture que ce Livre *de Flatibus*, pourroit bien être l'ouvrage de quelque habile Médecin *Pneumati-que*, dont HIPPOCRATE auroit été si satisfait, qu'il l'auroit adopté parmi les siens. Il est en effet peu équitable de répudier cet Ouvrage, parce qu'il contient un langage différent de celui de ce grand Médecin dans ses *Apho-rismes*, ses *Epidémies*, & dans tous les

(*a*) *Oribasius*, Collect. L. 10. c. 41.
(*b*) Lib. de Flat.

H iiij

autres Ouvrages qui lui appartiennent, de l'aveu de tout le monde. Car cette raiſon a-t-elle prévalu dans la nouvelle Médecine, pour lui faire rejetter le Livre *de Veteri Medicinâ*, où aſſûrément le langage eſt encore bien différent des autres ouvrages d'HIPPOCRATE, puiſque certainement il ne ſe ſert nulle part des expreſſions d'*amer*, de *ſalé*, d'*acide*, d'*acerbe*, comme il fait habituellement dans le Livre *de Veteri Medicinâ* ; au lieu qu'il ſe ſert familiérement en bien des endroits importants de ſes ouvrages, du terme de d'*air* & d'*eſprit*, au même ſens que dans ſon Livre *de Flatibus?* Mais la Chymie avoit beſoin du relief d'une telle protection, pour s'accréditer parmi les Médecins *Dogmatiques* : à la bonne heure; mais pourquoi juger indignes de la même faveur, les Médecins qui aujourd'hui ſe déclarent pour la doctrine des *ſolides*, qui eſt celle du *méchaniſme* & de l'*équilibre* des parties ? Ajoûtez que ces ſentimens ſe trouvent ſoûtenus par la bonne *Anatomie*, par les loix de la nature, & par de grands Médecins, qui faiſant conſiſter la *Géomètrie médicinale*, moins dans l'adreſſe à tracer des *angles*, ou de ſemblables figures, que

dans l'étude des *proportions* & des juf-
teffes de l'*harmonie* des parties du corps
humain, fe trouvent à la tête de ce
fyftême. Ce font les célèbres Meffieurs
Willis, *Pitcarne*, *Baglivi*, *Bellini*,
Santorini, *Strom*, *de Moor*, *Verdries*,
&c. qui tous, ou ont mis en valeur la
doctrine des *folides*, ou l'ont merveil-
leufement éclaircie & illuftrée. Enfin
les fçavans Praticiens qui font venus
depuis, en appliquant à la méthode de
guérir les obfervations *anatomiques* &
pathologiques de ces fçavans hommes,
ont établi leur pratique fur le fyftême
des nerfs, fur leurs penchans continuels au *fpafme* ou à l'irritation convulfive ; & les chefs de cette *pathologie*
fpafmodique, font, outre ceux déja ci-
rez (car ils font pour la plûpart Praticiens) les célèbres Meffieurs *Boerhaa*-
ve, *Hoffmann*, *Lancifi*, *Bianchi*, *Ri-*
cha, & toute l'Ecole du fage Monfieur *Stalh* ; c'eft-à-dire, lui-même,
comme le Coryphée, *Juncker*, *Alberti*,
Carl, *Nenter*, qui tous avec leur fage
Maître, reconnoiffent que le fond de
la pratique dépend de l'adreffe à fçavoir bien ménager le *mouvement toni-*
que des parties, & à le bien manier
pour la guérifon des maladies.

Modernes, ils favori-
fent la Mé-
decine des
Efprits.

H v

Dans ces idées d'esprits & de dérangemens de parties insensibles, se trouvent revivre les notions de dérangement de *pores*, &c. de la cure *métasyncritique*, dont pourtant nous n'adoptons, ni les tems, ni les matériaux ou les remèdes rapportez par d'autres illustres Anciens (*a*). Mais comme ces Médecins pensoient que la santé dépendoit de la *symmétrie* des parties insensibles, la maladie consistoit dans la ruine de cette *symmétrie* ; ce qu'ils appelloient *Métasyncrisie* : Q u u m *illi* (*Methodici*) *existimarent in exiguorum meatuum symmetriâ sanitatem, in ametriâ morbum constituerent, reditum ad pristinam symmetriam Metasyrcrisin appellabant* (*b*). Nous interprétons avec C e l s e (*c*), que cette sorte de cure consiste à sçavoir changer la maniére d'être des parties nerveuses, pour en les relâchant les mettre en état de se défaire des sucs incongrus qu'elles ont amassés ; & sur ce plan & à ces conditions, nous proposons des notions

(*a*) *Dioscorid.* L. 3. c. 157. *Æginet.* L, 3. c. 72.

(*b*) *Gorr.* Defin. p. 398. & *Cæl. Aurel.* L. 2. c. 2.

(*c*) L. 2. c. 17. Dans *Gorræus*, ibid.

de remèdes, qui regardant les *esprits*
& les *nerfs*, vont à relever la force de
la vie, *vim vitæ*, comme parle un grand
Médecin (*a*), ou le *sentiment vital de
la nature*, suivant l'expreſſion de l'E-
cole de Monſieur S T A L H (*b*), pour
rappeller la nature à elle-même, en la
confortant, non avec le *thapſia* ou ſemblables drogues *ſtimulantes*, mais en la
calmant, l'*aſſoupiſſant* même en certains
cas, pour la mettre en état de reprendre ſes erremens, en rentrant dans ſes
mouvemens toniques de progreſſion : ITA-
QUE *ſtatuimus medicamenta præcipuè ope-
rari, excitando ſenſum vitalem, unde
natura vel refocillatur ſeu roboratur,
vel ſopitur, vel ad certum motum (to-
nico-progreſſivum) invitatur* (*c*). Et
voilà ce que nous appellons changer,
par des remèdes convenables & appropriez, les *modes*, c'eſt-à-dire, les manières d'être vicieuſes que les parties nerveuſes contractent dans les maladies;
non pas donc par des drogues qui ſe-
coüent les parties dérangées, comme
faiſoit la cure *métaſyncritique*, mais

Cure méta-
ſyncritique.

(*a*) M. *Boerhaave.*
(*b*) Vid. *Juncker*, Therap. gen. p. 4.
(*c*) *Juncker*, ibid.

H vj

par des remèdes qui en les calmant, les redressent, & les remettent dans leurs arrangemens ou dans leur *ton* naturel.

Ce sont donc des *calmants* que nous proposons, c'est-à-dire, leurs notions ou leurs maniéres d'agir pour la cure des maladies, parce que ces remèdes agissent immédiatement sur les parties nerveuses ; c'est le point de vûë où doit tout d'abord se mettre un Médecin dès qu'il voit naître une maladie. C'est que comme les nerfs font tout le bien en santé par la direction libre & aisée de leurs *oscillations* de haut en bas, & du centre à la circonférence, pour entretenir la double circulation de la partie rouge & blanche du sang, & sa double *transpiration* dans toutes les parties, l'irrégularité & le désordre de ces *oscillations* font tous les maux en maladie. Ainsi se forment des maux de cœur & des envies de vomir ; parce que les nerfs de l'estomac ou ses membranes tombées en *spasmes*, serrent les vaisseaux sanguins, & dans cet état le sang apesanti dans ces membranes les tient dans des gênes convulsives ; & le *diaphragme* entrant dans les mêmes dispositions, occasionne & augmente tou-

tes ces envies de vomir, & toutes les
angoisses qui accompagnent si souvent
les maladies naissantes. Est-ce là la place
d'employer des *stimulants* ? de placer
des *purgatifs* & de *émétiques* ? Or ces
parties préludent à toutes les grandes
maladies, parce qu'étant les plus nerveuses, elles sont les plus sensibles aux
troubles de l'œconomie animale. Tout
de même le sang poussé par les grandes artères, trouve autant de digues,
qu'il devoit trouver d'issuës dans leurs
extrêmitez, pour continuer sa circulation, parce que tous les *sécrétoires* se
trouvant resserrez, obligent les sucs
& les esprits à retrograder vers les parties supérieures ; c'est pourquoi ne pouvant passer librement vers les inférieures & latérales, ils rebroussent chemin
vers le cerveau. Les *méninges* donc se
chargent d'autant de sang, qu'il en re-
passe moins par les capillaires ; & cependant s'échapant avec plus d'abondance par les *jugulaires*, le cœur en
envoye au *poûmon* plus que la délica-
tesse d'un viscère aussi tendre qu'il est
mou & vésiculeux, ne peut en comporter sans être gêné & pressé ; de-là
les *oppressions*, les *fluxions*, & les fontes que les fiévres occasionnent sur la

poitrine. Car s'il est vrai qu'on ne trouve point de voye du cerveau dans la poitrine pour y décharger immédiatement des sérositez, du moins est-il manifeste que des vaisseaux sanguins très-considérables , peuvent y précipiter beaucoup de sang , & c'en est assez pour faire des engagemens dans le *poûmon* , & y accumuler autant de sérositez que tant de vaisseaux sanguins peuvent y pleurer de lymphe. Pendant tous ces mêmes troubles de la circulation dévoyée çà & là , & poussée comme à l'avanture , le sang se met , ou s'amasse en *stases* ou en *congestions* dans le bas-ventre ; (d'où viennent les *maux de reins* , les *cours de ventre* , les *pertes de sang* , & les *flux d'hémorrhoïdes*) & encore dans toute l'habitude du corps , parce qu'y étant poussé , sans pouvoir , à cause de la stricture des fibres de la peau , continuer à s'exhaler en *transpiration*, il produit des apesantissemens & des lassitudes par tout le corps. Ainsi c'est au genre nerveux irrité , resserré & gênant les vaisseaux sanguins , qu'un Médecin doit s'en prendre de tous les fâcheux symptômes qui arrivent dans les maladies naissantes ou formées. Car dans cette contrainte universelle

de toute la maffe d'un fang ardent &
enflammé , il arrive qu'il s'en échape
des *efprits* , ou un air brûlant, fous le
véhicule d'une lymphe âcre ou aigrie ,
à travers la *fubftance corticale* du cerveau dans la *médullaire* ; & en même
tems la partie rouge du fang étant pouf-
fée avec effort dans les vaiffeaux fanguins des *tuniques* des nerfs , qui y font
très-nombreux , elle fait une *phlogofe*
dans tous ces endroits. En faut-il davantage pour faire comprendre la raifon des *mouvemens convulfifs* & des fou-
breffauts de *tendons* , qui furviennent
dans le progrès ou fur les fins des grandes maladies ? Comme donc tout eft
nerfs dans le corps humain , tout eft
nerveux dans les maladies ; aucuns remèdes donc n'y font fi naturellement
& fi néceffairement indiquez que les
calmants ou les *antifpafmodiques.*

Au-reste, qu'à la mention de *calmants* , l'on ne prenne point tout d'a-
bord l'idée d'*opium* , de *narcotiques* , &
d'*affoupiffans* , pas même de *fomnifères* ;
car ce n'eft point d'endormir les malades ou les maladies, que feroit l'intention de cet ouvrage , mais de procurer la douce *euphorie* d'Hippocrate.
Voici donc à quoi il faut s'en tenir ici

Vraie idée des Calmants.

sur les *calmants*. C'est un nom général qui comprend les *anodyns*, les *rafraîchissans*, les *nitreux*, les *délayants*, les *adoucissants*, les *antispasmodiques*, les *absorbants*, &c. * car une idée bien simple les renferme tous. Ce sont des sortes de *sédatifs*, dont les uns peuvent s'appeller *calmants*, réels ou positifs, parce qu'ils paroissent laisser quelque chose du leur, qui agit sur l'humeur ou sur les parties qui la contiennent. Une autre sorte de *calmants* peut s'appeller *privatifs*, parce que sans laisser rien du leur dans les endroits soufrans, il les tranquilisent & leur procurent du repos. Les premiers sont toutes les sortes de médicamens qu'on vient de nommer ; les autres renferment, outre les *topiques*, & certains secours ou remèdes extérieurs, toutes les différentes sortes de saignées, *sanguines* & *blanches*, les *locales*, les *dérivatives*, & les *révulsives*. C'est qu'en effet la Médecine n'a aucun secours, qui tranquilise aussi sûrement & si promptement les malades que les saignées, parce qu'aucun remède ne dégage si immédiatement les parties, ou ne les débande si efficacement, quelquefois même si sen-

Etiologies sur les saignées blanches, & autres.

* Vid. *Juncker*, Therap. general. p. 482.

fiblement, que la faignée ; comme
lorfque jettant le malade dans une fyn-
cope effrayante aux yeux du peuple,
elle donne la fatisfaction au malade de
fe fentir foulagé fur le champ de quelque douleur préfente, ou dans peu
d'heures d'une inflammation preffante
& dangereufe. Or ce calme par la faignée
eft d'autant plus fûr, qu'il n'en coûte rien
aux parties fouffrantes, qui n'ont feulement en fe dégageant des fucs qui les
tenoient en gêne & en contrainte, qu'à
rentrer dans leur *ton*, leur extenfion
& leur *fyftole* naturelle.

LA raifon du prompt fuccès de la
faignée pour calmer les douleurs & les
inflammations, eft fenfible pour un efprit éclairé fur la ftructure & le méchanifme des parties. Tout donc étant
en preffe dans le corps, dans l'état
même de fanté *, cette preffion devient fort augmentée dans l'état de
maladie, par la *ftricture* ou la *crifpation*
convulfive qu'ont contractée les vaiffeaux capillaires. Or dans cette difpofition, faire une ouverture à quelque
vaiffeau fanguin, fur-tout s'il eft confidérable, c'eft lever une réfiftance au
fang preffé fous cet endroit ; ce fang

* *De Moer*, Cogitat.

donc ne peut s'empêcher de fortir, même en faillant, par cette ouverture. Mais en même tems le fang reftant, mis à l'aife dans les vaiffeaux, s'y dilate & fe met au large. Quoi de plus naturel? Les parties nerveufes qui étoient gênées & contraintes, rentrent donc dans leurs *ofcillations*, & en conféquence les vaiffeaux fanguins, moins ferrez à proportion que les fibres nerveufes fe relâcheront, reprennent leur *fyftole*; & ainfi fe diffipent les *ftafes* & les ralentiffemens que les fucs avoient contractez dans ces endroits. Car qu'étoit-ce autre chofe que des *enchevêtremens de vaiffeaux fanguins, nerveux & lymphatiques*, que ces *crifpations* convulfives, par lefquelles les vaiffeaux fe ferroient les uns par les autres? Et voilà comme le foulagement & le calme fuccedent au fentiment douloureux ou à la gêne convulfive, qui tenoit comme fufpenduë ou en échec la circulation du fang. Or fi par le moyen de la piquûre d'un vaiffeau, le dégagement du fang fe fait de-près-à-près de la partie foufrante, ce fera une *dérivation*; que fi ce dégagement fe fait au loin, ce fera une *révulfion*. Mais ni l'un ni l'autre de ces dégagemens ne fe fait

par voye de précipitation dans le fang,
lequel fe porteroit à la hâte vers l'endroit piqué ; mais par une forte de roulement de parties *globuleufes*, qui s'a-
valent en roulant vers les endroits où
elles trouvent moins de réfiftance. Car
telles font les molécules de la partie
rouge du fang, qui étant *globuleufes* &
en preffe, doivent rouler vers les endroits où elles fe trouveront plus au
large. Ce n'eft donc prefque qu'à quelque ouverture d'un vaiffeau, qu'il faut
attribuer les *révulfions* & les *dérivations*;
parce qu'elles fe feront comme d'elles-
mêmes, comme par un roulement
fpontané, & à l'occafion de l'ouverture
d'une veine, mais habilement placée ;
non donc imaginée par la réflexion
d'un efprit calculateur, mais apprife
par l'expérience, qui aura inftruit un
Médecin fur les veines qu'il faut ouvrir en certaines maladies, en certain
cas, & fuivant la diverfité & l'état des
fexes.

L E s *fcarifications* & les *fangfuës*, font d'autres maniéres de faignées, qui
consiftent à ôter de preffe un fang re-
tenu & encoigné dans un endroit particulier, d'où il n'aura pû démârer par
le moyen des faignées de plufieurs for-

Par les fca-
rifications,

tes. Alors donc on ouvre les vaiſſeaux de deſſus la partie même, qui eſt préciſement la malade, afin que ce ſang ſortant ainſi immédiatement de deſſous l'endroit qui le retenoit, il procure le ſoulagement & le calme que l'on s'eſt propoſé. C'eſt que l'ouverture des veines ne dégageant point le ſang immédiatement, parce que ce ſont les *artères* * où ſe font en premier, & où s'accumulent les dépôts, il arrive que leur dégagement par l'ouverture des veines eſt fautif. En effet, il eſt d'expérience que *l'artériotomie* acheve ſouvent en enlevant le fond des engagemens, qui avoit échapé à pluſieurs ſaignées de toutes les eſpeces. Seroit-ce donc une étude téméraire ou indiſcrète à l'Anatomie, que de tâcher à découvrir bien des rameaux d'artères capillaires, qui euſſent des points d'appuis ſuffiſans, pour faciliter un bandage compreſſif, tel qu'il ſeroit néceſſaire en pareil cas ? Car qui ne ſçait les ſuccès qu'ont eu certaines ſaignées, comme celles de *l'angle de l'œil*, du *front*, de la *ſalvatelle*, uniquement parce que ces vaiſſeaux communiquent de fort près aux

* Vid. *Pitcarn*. Diſſert.

artères, & qu'ils posent sur des os, qui donnent les points d'appui que l'on cherche en fait d'artériotomie (*a*).

Ce seroit donc abréger les saignées & prévenir leur nombre & leur multiplicité, si l'on trouvoit le moyen dans les grandes & pressantes maladies de pratiquer l'artériotomie. Ce fut même la pensée d'un très-célèbre (*b*) Médecin, en parlant d'*hydropisie* : Puto *si arteriotomiam admittere ausus fuissem, è re forte futurum fuisse : sed tamen fateor aqua mihi hîc hæret, vacillatque judicium ; quare hæc non statuo asseveratione, sed Doctorum suffragia exambio, nam quid suspicer in medium affero* (*c*) ? L'observation d'un autre Auteur célèbre, confirme de combien ce seroit abréger les saignées, si l'on pratiquoit la saignée dans l'endroit le plus proche du siége immédiat de la maladie ; car un illustre Anatomiste (*d*) ayant ouvert une veine qui paroissoit visiblement sur l'endroit du côté malade, il sauva le malade. Mais l'ob-

Artériotomie.

(*a*) *Riolan.* Enchirid. Anat. L. 5. c. 6.
(*b*) *Heurnius.*
(*c*) *Idem.*
(*d*) *Spigelius.*

fervation récente du fçavant Monfieur
L A N C I S I (*a*), nous rappelle là-deffus
les obfervations pratiques des célèbres
Anciens (*b*), qui tous ont pratiqué les
ventoufes fcarifiées fur le côté malade ;
fuccès qui a été confirmé par un fameux Praticien (*c*) du fiécle paffé, qui
rapporte la guérifon d'un enfant de
cinq ans, qu'il guérit par deux *ven-*
toufes appliquées fur l'endroit douloureux, & profondément fcarifiées.
Enfin Monfieur L A N C I S I, fans parler
même de tous ces faits de pratique,
rapporte fimplement ce qu'il a pratiqué deux fois lui-même, en faifant appliquer des *ventoufes fcarifiées* fur l'endroit malade ; & cela à l'occafion de la
correfpondance immédiate qu'il trouve entre les artères intercoftales, & la
veine *azygos* : & ce qui eft ici de plus
fingulier, c'eft qu'un fçavant Auteur (*d*)
rapporte auffi, bien long-tems avant
Monfieur L A N C I S I, que des *ventou-*
fes appliquées dans la *pleuréfie*, font

(*a*) Vid. *Morgagn.* Adverfar. 5.

(*b*) *Aëtius. Trallian. Saxonia.*

(*c*) *Riverius*, Cent. 3. Obf. 39.

(*d*) *Rubeus*, Comm. in Cap. 6. Lib. 4.
Celf.

d'une très-grande utilité, par la raison,
dit-il, que plusieurs ramifications de la
veine *azygos*, communiquent avec les
vaisseaux intercostaux : *Quia surculi
complures è ramis venæ sine pari, qui ad
spatia inter costas tendunt orti*, &c. [*]
Or l'on sçait encore, que le succès des
ventouses est dû principalement à l'ouverture des artères, qui se trouvent
en bon nombre dans la partie *scarifiée*.

Mais la raison du succès si prompt
qui reviendroit de l'ouverture des artères à la place des *veines*, c'est que le
chemin par les veines capillaires, est
infiniment long, puisque la veine du
bras, par exemple, ne peut soulager
dans une *pleurésie*, qu'en dérobant le
sang qui remonte par les *axillaires* dans
le cœur; car par-là il devient évident
que l'*aorte* supérieure ayant moins de
sang à envoyer dans les *sous-clavières*,
celles-ci en auront aussi moins à four-
nir aux *intercostales*. Mais en ouvrant
immédiatement les *capillaires* de ces
intercostales, & ensemble des veines qui
y ont des rapports immédiats, c'est
comme toucher le mal du bout du
doigt, en évacuant immédiatement le

Raison de
préférence
pour l'arté-
riotomie.

[*] Vid. *Rolfinc.* Method. L. 4. c. 2.

ſang qui faiſoit l'inflammation. Au reſte,
nous en revenons à l'aveu du ſçavant
Monſieur HEVRNIVS ; c'eſt une conjecture que nous propoſons, qui ayant
des autoritez parmi les ſçavans Praticiens, & du fondement dans la bonne Anatomie , mérite du moins l'attention de ceux qui veillent au progrès de la Médecine. Elle leur devroit
la plus grande reconnoiſſance pour la
découverte du *calmant* le plus puiſſant
& le plus prompt de tous ceux dont
elle eſt en poſſeſſion. Le célèbre PARE'
leur répond même du ſuccès de l'*artériotomie : Fruſtrà* , dit-il , *haẟenus ſuſ-
peẟa fuit arteriotomia ... ſed ... hæc eſt
opinio hominum omnia tuta timentium.*
Déja même ſe trouve-t-il parmi les plus
célèbres Praticiens, des exemples de
différentes artères ouvertes avec ſuccès, & ſans inconvénient ; telles ſont
la *frontale*, l'*occipitale*, celle des *tempes*, celle de derriere les *oreilles*, celle
d'entre le *poûce* & l'*index*, la *ſaphène*
ou celle de la *malléole*, célèbrée parmi les *Egyptiens* pour guérir la *ſciati-
que* *. Enfin, le célèbre BARBETTE
donne une maniére plus commode que

* Vid. *Galen. Septal.* Animadv. *Zecu-
tus. Alpin.* de Med. Ægypt.

l'ancienne

l'ancienne de faire l'*artériotomie* ; en
faut-il davantage pour exciter les suf-
frages & l'étude des sçavans en Anatomie & en Médecine ?

LES *saignées blanches*, dont il a été
parlé ailleurs* plus en détail, sont d'autres maniéres de dégager le fond de la
cause d'une maladie. Car la *pression*, où
sont tous les *fluides* contenus dans les
vaisseaux, devenuë plus forte en tems
de maladie, que pendant celui de la
santé, il arrive que par le continuel effort de cette *pression*, ceux de ces *flui-*
des qui sont les plus capables par la
nature de leurs molécules de s'échapper, se laissent enfin expulser dans les
vaisseaux qui sont destinez par leur institution à recevoir cette sorte de fluides ; (ce sont les *lymphatiques*) & ces
vaisseaux venant à regorger de *lymphe*
sur la fin des maladies, ils gonflent
toutes les parties de l'habitude du corps,
où se forment ces sortes d'*infiltrations*
séreuses, *pituiteuses*, qui sont nom-
mées *anasarques* & *leucophlegmaties* ;
maux qui embarrassent infiniment un
Médecin sur la fin des maladies. Le

Saignées
blanches.
Etiologie
là-dessus.

* Voyez la *seconde Lettre* de celles qui
sont dans le premier volume du *Traité de la*
Digestion.

Tome II. I

remède alors , c'est d'ouvrir très-su-
perficiellement ces vaiſſeaux pour en
évacuer la *lymphe* , comme l'on pique,
mais plus profondément , les veines
pour en évacuer le ſang. Car comme
c'eſt la circulation de la *partie rouge* ,
qui étant retardée dans les parties,
oblige à la ſaignée des vaiſſeaux ſanguins ; tout de même la circulation de
la *partie blanche* , c'eſt la *lymphe* , étant
retardée dans les *lymphatiques* de l'habitude du corps , elle oblige à la ſaignée des *vaiſſeaux lymphatiques*. Il s'en
enſuit même un merveilleux ſoulagement pour les malades , par la raiſon
que les cauſes des maladies dépendant
de la *ſtricture* des capillaires ; elle y
ceſſe dès auſſi-tôt que le poids des humeurs *gravitantes* ſur les parties où elles ſont , eſt diſſipé par leur évacuation. Cette raiſon devient ici d'autant
plus ſenſible , que ces ſortes d'*infiltra-*
tions ont auſſi manifeſtement leur cauſe
dans l'extrémité des vaiſſeaux que le
ſpaſme tient en contrainte , que la *lym-*
phe eſt certainement le produit des *ca-*
pillaires arteriels-ſanguins , puiſque les
lymphatiques ont des rapports intimes
avec les *artères ſanguines* , & encore
d'autres rapports immédiats avec les

extrémitez des *nerfs* ; jufques-là qu'un
fçavant Anatomifte nomme les *lymphatiques*, les *veines des nerfs* (a). Ainfi
donc donnant iffuë au double produit
vicieux des *artères* & des *nerfs*, (dont
peut-être les férofitez font les reftes)
les capillaires fortant de leurs gênes,
rentrent dans leurs *ofcillations* propres,
les humeurs comme *remorquées* reprennent leurs routes, & les malades fe
trouvent délivrez, foulagez, & peut-
être guéris.

Les Anciens avoient une autre forte de calmants femblables dans les *bains*,
ou de tout le corps, ou de quelque partie ; car n'eft-ce pas dans Hippocrate
une efpece de bain, que l'ufage d'une
veffie de cochon remplie d'eau froide
appliquée à différentes reprifes fur la
partie douloureufe ? Un célèbre Praticien (*b*) confeilloit en certaines douleurs la vapeur de l'eau chaude, ce qui
eft un bain de vapeur ; mais c'étoit
aux bains entiers qu'Hippocrate
avoit confiance, & il alloit même jufqu'à s'en fervir dans les affections de
poitrine les plus *aiguës*, comme la *pé-*

(a) *Techmeyer*, Anthropogr.
(b) *Plater*.

I ij

ripneumonie , parce qu'ils calment, diſoit-il , les douleurs de côté, de poitrine & du dos, qu'ils meuriſſent les crachats, & diſſipent les laſſitudes (*a*).

Cures par les Bains , & ſemblables ſecours.

CE remède donc, à raiſon de l'amoliſſement qu'il procure aux parties nerveuſes, ſe trouveroit parfaitement dans le point de vûë où nous avons mis cideſſus un Médecin dans les commencemens des maladies : mais HIPPOCRATE avertit en même tems, qu'il eſt grandement important pour l'uſage du bain , d'examiner ſi le malade étant en ſanté s'en accommodoit ou s'il y étoit accoûtumé : *Magni autem refert , ſi æger dum valebat balnei cupidus fuerit , & ſit lavari aſſuetus* (*b*) ; car faute de ce préalable , il eſt à craindre qu'il ne faſſe plus de mal que de bien : *Si verò apparatûs penuria deficiat , verendum eſt ne magis noceat , quàm conferat* (*c*). Et c'eſt à quoi il faut s'en tenir, juſqu'à ce que les corps des hommes d'aujourd'hui s'étant plus accoûtumez à ſe baigner en ſanté , que

(*a*) Vid. *Hippocr.* Lib. de Vict. Acut. & *Valeſii* Comment. in hunc locum. p. 137. &c.

(*b*) *Ibidem.*

(*c*) Ibid.

par malheur on ne le fait, les Méde- Bains froids.
cins s'enhardissent à baigner leurs malades dans des maladies même *aiguës*, à
l'imitation d'HIPPOCRATE & de
l'ancienne Médecine. Déja des Médecins de nom, d'une nation illustrée par
tant de grands Maîtres qu'elle a donné à la Médecine depuis le célèbre
HARVE'E, entreprennent de rétablir l'usage même des bains froids,
dans des maladies fort graves. L'ancienne Médecine en avoit aussi fait cas
en bien des maux *; & l'on comprend
en effet, que ce doit être un remède
aussi puissamment *tonique*, ou fait pour
relever le *ton* des parties, qu'il est évidemment connu combien le froid redresse ou roidit les parties ; mais ce
sont des tentatives dont il faut laisser
confirmer les succès. En attendant il
faut s'en tenir dans les maladies à l'u-
sage de laver les corps, souvent avec
le *petit-lait* largement bû, comme le
conseille le sage Monsieur SYDEN-
HAM, qui en avoit conçû si bonne
opinion, qu'il étoit persuadé que
le seul usage abondant du *petit-lait*
étoit capable de guérir bien des maux.
A la boisson de semblables tisanes,

* Vid. *Floyer*, de Balneis.

il faut joindre l'usage fréquent des remèdes d'eau, ou seule, ou avec l'*huile d'amandes douces* pour l'intérieur ; & extérieurement celui des *douches*, des *épithémes* & des *fomentations*, sur la region du foye, par exemple, sur la *rate*, sur le bas-ventre, &c. & encore celui de laver les jambes dans de l'eau plus ou moins tiéde : toutes maniéres propres à relâcher les nerfs qui ont pris trop de ressort ; propres même à concilier le sommeil, & en conséquence à rétablir le cours des humeurs de-haut en-bas, au lieu de la détermination qu'elles avoient prises de-bas en-haut, dès la naissance de la maladie. Car les parties s'amolissant ainsi, perdent de leur *spasme* ; de-sorte que les *sécrétoires* se retrouvant dans leurs flexiblitez propres, ils recouvrent leurs diamètres, & par-là se prêtent aux évacuations que prépare la nature, ou que l'art, suivant les loix, aura à entreprendre.

DANS ce goût se trouvent encore les *jus d'herbes aqueux*, sur-tout d'*endive*, de *chicorée*, de *poirée*, d'*épinars*, d'*ozeille*, d'*alleluya*, de *cerfeüil*, de *pimprenelle*, avec le *citron*, ou avec le *nitre purifié* ; & encore les eaux de poulet, de veau, de graine de lin, ou de

racine de guimauve, *emulfionnées* avec
les femences de melon d'Italie , de
pourpier , de pavot , de laituë , où
l'on diffout , fuivant le befoin , le fyrop de *nénuphar* , ou de *diacode* ; toutes chofes qui *calment* autant le malade , que les parties nerveufes s'en trouvent flatées & adoucies. Car c'eft s'y
méprendre , que de croire que les *dé-*
layants n'agiffent que par leur mélange dans le fang ; leur *contact* fur les
membranes de l'eftomac , qu'ils affec-
tent d'abord & immédiatement , eft
autant capable de répandre l'adoucif-
fement par tout le corps , que ces membranes font celles du vifcère auffi effentiellement nerveux , qu'il en foit dans le
corps humain ; par-là donc donnant
le *ton*, & comme la *cadence* ou la *mo-*
dulation à tout le genre nerveux , comme il a été prouvé ailleurs * , il calme ou irrite à proportion que lui-même eft adouci ou irrité.

Aux *calmants* fe rapportent certains
remèdes ou fecours extérieurs, qui diffipent ou effacent les *fpafmes* ; ou qui
détournent les *efprits* de l'endroit de
l'irritation , en les rappellant ailleurs ;

* Dans le Traité de la Digeftion.

ou enfin qui interrompent les *oscilla-*
tions spasmodiques. Du premier genre
font les *frictions,* dont l'ancienne Médecine faisoit usage en bien plus d'une
maniere (*a*). Le célèbre VALESIUS y
joint le *scalptus;* & les Modernes y ajoû-
tent aujourd'hui l'usage des *brosses à*
rhûmatisme (*b*); car en effet, toutes ces
différentes manieres de frottemens
éparpillant les esprits, les font rentrer
dans leurs directions paisibles ou naturelles. Du second genre font les *ven-*
touses séches, dont HIPPOCRATE se
servoit pour arrêter les pertes de sang:
Mulieri menstrua si velis cohibere, cucur-
bitam quàm maximam ad mammas ap-
pone (*c*); par la raison que la *ventouse*
rappelle les esprits de-bas en-haut.
Enfin du troisième genre font les *liga-*
tures, appliquées pour guérir les *gout-*
tes-crampes, par exemple, parce qu'elles arrêtent les ondulations convulsives
qui les caufent; car la Médecine des
folides ou des *esprits* a aussi ses *dériva-*
tions & ses révulsions, comme celle
des *fluides* ou des humeuts a les fien-

(*a*) Voyez *Celse.*

(*b*) Voy. *Cheyne.*

(*c*) Aph. Sect. 5. Aph. 59.

nes. Dans celles-ci, c'est le *sang* qu'on éloigne plus ou moins de l'endroit malade, & dans l'autre ce sont les *esprits* que l'on déplace plus ou moins loin de l'endroit souffrant. De-là sont venuës les *frictions*, dont on vient de parler, & encore les *phœnigmes*, les *sinapismes*, les *urtications*, enfin le *moxa* des *Chinois*, employé aussi aujourd'hui dans les affections *soporeuses* * ; car comme par celui-ci on dissipe les esprits de dessus la partie même, on les écarte au loin par tous les remèdes qu'on vient de nommer.

L e s *absorbans* deviennent encore des *calmants* à plusieurs égards, & en plusieurs occasions, par la sorte d'impression que leur *contact* fait intérieurement sur les parties nerveuses, dans les maladies où on les employe, & surtout dans les *chroniques* ; car c'est dans elles que les *absorbans* trouvent le plus ordinairement place. C'est que les remèdes deviennent communs à toutes les maladies, c'est-à-dire, aux *aiguës* comme aux *chroniques*, quand la cause qui leur donne origine, leur est commune, suivant cette maxime

Remèdes, comment communs dans les différentes maladies.

* *Vid. Dol. Encyclop.*

de l'ancienne méthode en Médecine, *Omnia etenim omnium corporis partium sunt communia, quando simili fuerint affecta passione* (a). De-sorte que souvent des maladies qui passent pour *chroniques*, dépendent d'une tension convulsive, comme seroit celle d'une corde bandée ; & cela demande des remèdes qui détendent ou relâchent les parties : *Advertens quoniam strictura densata quædam corpora vi majore non aliter quàm chorda tenduntur, laxataque medicinalium virtute sæpe retenduntur* (b). Tous cas donc de maladies qui demandent des *calmants* : *Cùm generaliter hæc passio* (en parlant de la Rage) *mitigatione indigeat* (c). En effet, les maladies *chroniques* ont comme en propre pour origine, un vice secret dans le genre nerveux, ou un spasme caché qui a donné sourdement naissance à ces maux, & qui sourdement les entretient. Et cela est autant vrai, qu'il est ordinaire que le chagrin, l'ennui & la mélancolie font la plûpart des maladies *chroniques*. De-la vient donc qu'il n'y a gué-

(a) *Cal. Aurel.* Morb. Chron. L. 3. c. 4.

(b) *Idem*, ibid. p. 363.

(c) *Idem*. Acut. Morb. L. 3. c. 16.

rés de maux qui demandent autant d'être traitez par les *adouciffans*, les *fédatifs*, & les *calmants*, que ceux qui font de ce genre. Auffi eft-ce la raifon pourquoi ils guériffent fi peu dans la Médecine ordinaire, parce qu'elle y employe precifément les remèdes *métafyncritiques*, que le fçavant Auteur fur les maladies chroniques, tout *Méthodique* qu'il eft, & tenant par conféquent aux *Pneumatiques*, interdit en pareil cas aux Praticiens : *Hæc paffio* (parlant d'une maladie chronique) *non ut hic* (parlant d'un Médecin de ce tems-là) *putat, recorporationis adjutoriis eft afpergenda, quæ Græci metafyncritica vocant.* Ce font les *ftimulants* ou les *irritans*, dont les Médecins abufoient dès lors, en fe laiffant aller à l'erreur des *Pneumatiques*, qui s'étant fait une idée *fpiritualifée* des maladies, s'étoient perfuadez qu'il falloit les guérir en irritant les efprits, pour les refociller ou les reveiller ; mais eft-ce autre chofe que le genre nerveux que l'on agace alors de-tems-en-tems, & trop familiérement aujourd'hui dans le traitement des maladies *chroniques*? Car nulle part ne font employez avec plus de confiance, les *purgatifs* les plus forts,

Calmants dans les maladies chroniques.

I vj

les *emétiques* les plus puiſſans, les *mercuriels*, les *fondans*, & tout ce qu'on
appelle remèdes violens, *draſtica remedia*; comme ſont auſſi les *turbits végétaux & minéraux*, les *diagrèdes*, les
hellebores, & encore tout ce que la
Chymie en fureur de drogues, a enfanté de plus âcre & de plus brûlant.
Mais ces idées de remèdes ſont ici cor-
rigées par celles des *abſorbans*, des *nitreux*, des *martiaux*, des *cinnabres*;
tous remèdes qui ſont aujourd'hui ran-
gez dans la claſſe des *calmants*, & employez dans cette intention par les plus
celèbres Praticiens. * Or ces remèdes

Comment
ils ſoulagent.

réuſſiſſent principalement en rectifiant
les *oſcillations* & les directions des fibres nerveuſes, par les changemens
qu'ils apportent dans leurs ſituations,
ou dans leurs maniéres d'être où la
maladie les avoit miſes. Rentrant donc
ainſi dans leurs *modes* naturels, ce qui
eſt reprendre leur *ton* propre & ordinaire à la ſanté, la convaleſcence s'en
enſuit, & enfin la guériſon. Il y auroit bien d'autres choſes à dire ſur ces
maniéres d'opérer de ces ſortes de *calmants* ſur les ſolides, comme encore

* Vid. *Juncker*, Therap. general.

fur celles dont ils agiſſent en conſéquence ſur les fluides pour les corriger, quoi
qu'ils agiſſent en premier & principalement ſur les *ſolides*. Enfin, que de choſes
reſteroient à-dire ſur les *ſomnifères*, les
narcotiques, & ſur l'*opium* lui-même, ſi
ce n'eût été répéter ce qui a été parti-
culierement traité ſur tout cela dans
un autre Ouvrage *. Mais les *eaux
minerales* chaudes & froides, ſont des
remèdes fort célèbrez pour la guériſon
des *maladies chroniques*, & elles les
guériſſent en effet, mais en adouciſſant
les humeurs & calmant les nerfs. Ce
ſont donc de célèbres *calmants* que la
Nature, ou la Médecine naturelle offre d'elle-même. Or les unes étant chaudes & vaporeuſes, ſont remplies d'un
volatil aërien, & ce volatil doux & humide pénétrant ſans violence & ſans
âcreté les *ſolides* & les *fluides*, il les re-
concilie les uns avec les autres, en relâchant ceux-là ſans en affoiblir le *ton*,
& délayant ceux-ci, & les temperant
ſans les noyer, mais les détrempant
aſſez pour les remettre dans le cours
de la circulation, & les faire paſſer
juſques dans les réduits du corps les

* *Traité des Calmants.*

plus reculez. Car ce font tous les bons effets de ces eaux prifes en boiſſon, en *bains*, ou en *douche*. D'autres eaux font les *ferrugineuſes* ou *martiales*; elles agiſſent donc encore en calmant, comme il a été dit ailleurs * en expliquant les *martiaux*. Enfin, il en eſt d'une troiſiéme eſpece, ce font les *ſavonneuſes* de *Plombiéres*, tant chaudes que froides, dont aucunes entre toutes les autres, ne participent autant de la vertu *calmante*, puiſqu'aucunes ne remèdient ſi efficacement, ni ſi promptement aux *affections ſpaſmodiques*, *hyſtériques*, *mélancholiques*, aux maladies douloureuſes de l'*eſtomac*, des *reins*, de la *veſſie*, & à celles de tout le bas-ventre. Mais comme ſi l'Art vouloit réformer la Nature & la redreſſer, l'on fait tous les jours des eaux minérales, des *irritans*; en ne croyant bien ſûrs ou bien bons leurs effets, qu'autant qu'on les trouve *purgatives*, ſans faire attention à leur qualité propre & eſſentielle. Car outre qu'il eſt étonnant combien les plus chaudes donnent peu de *ſel* étant *analyſées*, de-ſorte qu'elles n'en fourniſſent que peu de grains par pinte, il s'en trouve même qui n'en donnent que des atômes ou pas du tout. Leurs vertus donc

Les ſavon-
neuſes en-
core,

* *Traité des Calmants.*

consiſtent dans la moleſſe & le velouté
de leurs parties halitueuſes, leſquelles
comme des airs habillez ou travaillez
par la nature, pénétrent ſans violence
& d'une maniére auſſi inſenſible que
la circulation ou le paſſage du ſang,
toutes les parties du corps les plus ſenſibles; tant pour renouveller le véhicule
naturel des humeurs, que pour rendre
aux parties nerveuſes la moleſſe née
avec elles & cette fléxibilité *elaſtique* qui
leur eſt propre, & qui fait l'admirable
contraƈtilité, que le ſçavant Monſieur
BELLINI a ſçû nous déveloper avec
tant de préciſion & dans un ſi grand
détail. De ſemblables remèdes, tellement façonnez par les mains de la nature, ſont-ils rien moins que des *calmants* nez; ſi l'inquiétude des Médecins, l'imagination des malades, ou
la témérité de l'art ne les gâtoit ſouvent en voulant en faire des purgatifs?
Les eaux *froides* ſont des *martiaux* li-
quides, ou des *ſolutions de mars* naturelles, dont les molécules *ferrugineuſes*
ſagement délayées dans une eau abondante, portent ſans trouble juſques dans
les endroits du corps les plus profonds
la vertu *calmante* ou *ſédative* du *mars*:
& comme les *eaux chaudes*, elles pro-

curent une liberté de ventre aisée &
abondante, en maniére de précipitation *spontanée* ou naturelle, plûtôt que
d'une *fonte* ou d'irritation, qui opé-
reroit une vraye purgation. Ainsi étant
calmantes par nature, elles deviennent
purgatives par accident, en ce que les
fluides rétablis dans leurs *crases*, & les
solides remis dans la direction naturelle de leurs *sécrétoires*, la nature se soulage en rentrant dans ses droits, & reprenant ses erremens. Bel exemple pour
la vraye maniére de purger, qui ne
consiste qu'à décharger à tems & à propos les produits vicieux des maladies,
par où, combien, & quand (comme
il étoit ordinaire aux anciens Praticiens) il convient, en suivant les maniéres & les loix de la nature, de décharger les viscères sans les irriter ; parce
que la nature veut bien être menée,
mais jamais contrainte : *Natura duci*
vult, non cogi.

L A séduction vient de ce que l'on
confond le produit vicieux de la cause
morbifique avec cette cause elle-même ; de-sorte que l'on croit évacuer
cette cause lorsqu'on n'évacuë que ce
qui s'en est produit : d'où il arrive que
souvent l'on vuide beaucoup d'humeurs

ans atteindre jusqu'à cette cause, qui ne fait que multiplier ses mauvaises productions. Cependant l'exemple des évacuations *symptomatiques* qui arrivent dès les premiers commencemens des maladies, au détriment des malades, devroit bien prévenir là-dessus des esprits médecins. Car ces évacuations vont quelquefois jusqu'au prodige par leurs énormes quantitez; & cependant le mal augmente & le malade empire. C'est qu'il y a un air *spiritueux morbifique*, ou un esprit irritant, qui fait toutes ces *fontes*, sans lui-même se précipiter avec elles, parce que c'est par la violence de la maladie, & non par l'art de la nature que se produisent ces colliquations, *vi morbi, non naturæ*; marque certaine que cette opération n'est point d'elle; quoiqu'elle ait aussi à la vérité ses sucs, comme des intermèdes, dans lesquels elle envelope ses agens spiritueux pour s'en débarrasser, & ausquels elle prête cette sorte de véhicule, tant pour les conserver eux-mêmes sans les laisser échaper, que pour les porter aux lieux de leur destination, sans blesser ni les organes, ni leurs *sécrétoires*. Comme donc les Parfumeurs sçavent enveloper

Esprit, ou air morbifique, à quoi semblable.

les esprits odoriférans dont ils ou besoin, dans des huiles convenables, pour
les usages qu'ils se proposent ; aussi la
nature envelope les esprits les plus fine-
ment travaillez, les plus *cohobez*, ou les
mieux *rectifiez*, qu'elle doit employer
pour les fonctions les plus nobles de
l'œconomie animale, dans des sucs *huileux* ou *gluans-lymphatiques*, qui les en-
gainent jusqu'au moment qu'ils doivent se déveloper, pour les différens
usages ausquels ils sont destinez. C'est
ainsi que la *salive* se montre dans la
machine du vuide remplie de tant de
particules *aëriennes-spiritueuses* ; que les
sucs *gastrique* & *pancréatique* renferment des esprits *indéfinissables* ; que la
bile est moins la quantité de fluide sous
laquelle on la voit, qu'un *esprit alka-
lin, volatil, concentré*, qui en fait l'a-
me ; tout de même encore le *suc sper-
matique* est bien moins tel par son volume, que par le *spiritueux élastique*
qu'il envelope ; enfin l'*esprit animal*
a un véhicule, qui est une *lymphe aërienne*, ou une eau spiritualisée ; &
voilà comme la nature employe les choses spiritueuses à son profit, & pour
ses usages. Mais aussi s'en défait-elle
avec les mêmes précautions ou la mê-

me adreſſe, quand ces ſpiritueux lui deviennent dangereux ou à charge. C'eſt ce qu'on appelle *coction* des humeurs ; condition ſans laquelle HIPPOCRATE défend de purger : *Concocta medicari oportet* , &c. C'eſt donc à dire qu'il faut attendre que la nature ſoit parvenuë à enveloper l'*âcre-ſpiritueux*, qui fait la cauſe des maladies, afin de perdre avec profit ce qu'elle veut bien ſacrifier de ſucs, pour ſervir d'envelope & de véhicule à ce *ſalin-ſpiritueux*, au travers de tant de *ſécrétoires* ſenſibles ou nerveux, & tant *contractiles*, qu'il à à traverſer. Ce ſont là les notions qu'il faut ſe faire ſur les *purgatifs* , & les maniéres de penſer juſte ſur leur compte, pour ne pas ſe livrer aux imaginations groſſieres que l'on a priſes ſur eux ; & principalement ſur les *hydragogues*, les *phlegmagogues* & les *fondans*, dont le prix & la valeur s'empruntent de l'abondance d'humeurs *ſéreuſes* , de *glus* , de *viſcoſitez* & de *pituites* qui s'évacuent, dont la quantité leur fait d'autant plus d'honneur, qu'elle eſt plus abondante. Mais ce ne ſont pour l'ordinaire que des ſucs vuides de la cauſe *morbiſique* ; toutes évacuations par conſéquent fautives, ſemblables à ces

œufs manquez., *ova subventanea*, qui
se trouvent sans germe, & par consé-
que inutiles. En effet ces sortes de drogues arrachant à la nature, & prématurément, les sucs qu'elle se destinoit
pour enveloper à propos & à tems l'â-
cre-spiritueux qui la trouble en maladie, ils préviennent les produits vicieux, & les enlevent avant qu'ils se
soient incorporez en se concentrant
cet âcre-spiritueux, le seul qui est l'auteur de tous les désordres. Mais c'est
ainsi qu'à pure perte on met les viscères à sec, & qu'on les laisse livrez à
toute l'*âcreté* maligne & irritante de
cet esprit turbulent ou inquiet. Au contraire, ces remèdes étant ajustez aux
degrez de *coction*, qu'il faut attendre,
même dans les maladies *chroniques*, ils
enleveroient le produit avec la cause
de la maladie qui s'y seroit envelopée,
& par-là ils deviendroient des remèdes vrayement puissans, (*drastica*)
mais en bien, & à juste titre tels, parce qu'ils contribueroient efficacement
à la guérison.

FAUTE de ces attentions, il se com-
met mille malheurs avec le *mercure*,
ce *fondant* par excellence, appellé aussi
pour cette raison *fluidificans* par les

Mercure,
comment il
fait saliyer.

Maîtres de l'art (*a*) ; & cela au point
qu'en lui-même il possede une fluidité
invincible, (*invictam fluiditatem*) étant
exposé même au grand froid ; puisque
jamais il ne laisse geler l'eau où on
l'aura mêlé (*b*) ; enfin qu'étant ajoûté
en trop grande quantité à des métaux,
il les fond en les liquéfiant eux-mêmes.
Après cela l'on doit comprendre pourquoi il est le plus puissant des *fondans*,
jusqu'à résoudre presque tout le sang
en eau ; ce qui est le comble d'une *colli-
quation* autant parfaite qu'elle est universelle. En effet, le *mercure* met ici
toute la *lymphe* en fonte, puisqu'il en
débarrasse toutes les *glandes* qui en
étoient gorgées, & qu'il la porte à l'endroit de tout le corps, (c'est le cerveau) & vers tout ce qui l'environne
prochainement ; parce que là par-tout
se trouvant le plus grand nombre d'*excrétoires lymphatiques*, le cerveau avec
ses environs devient comme l'arsenal
de mille organes ou canaux *excrétoires*
de la *lymphe*, le grand reservoir, ou le
receptacle des eaux pituiteuses, *pituitæ
metropolis*. Or la raison de cette étran-

(*a*) *Juncker*, Conspect. Chymiæ, p. 77.
(*b*) *Idem*, ibid. p. 1006.

ge vertu *colliquative* jufqu'à faire faliver, fe conçoit par la forte de parties qui compofent le *mercure*. C'eft un affemblage de plufieurs milliers de molécules *globuleufes*, que le *microfcope* y fait voir (*a*), & toutes fi prodigieufement pénétrantes, qu'elles s'infinuent auffi loin & auffi au large que l'eau & l'air (*b*). Or l'on a montré dans le corps de l'ouvrage que les *globules* du fang fervent à rouler devant eux, & à pouffer fans trouble la lymphe à l'entrée de chacun de fes *fécrétoires*; que n'arrivera-t-il donc pas d'impétuofité & de force impulfive aux globules du fang, lorfque pouffez eux-mêmes par des millions de *globules mercuriels*, maffifs comme ils font, toûjours mobiles & roulans toûjours, qui viendront à augmenter leurs impulfions & précipiter leur marche ! Ils feront donc contraints à pouffer devant eux tout ce qui fe prefentera de lymphe fur leur chemin, & vers tous les fécrétoires qui lui font deftinez ; & pour lors quel déluge, ou quelle pluye de *lymphe* ne fe fera-t-il point par toutes ces bouches

(*a*) *Juncker*, ibid. p. 1011.
(*b*) *Idem*, ibid.

ouvertes, & tous ces *diamètres* violez
ou forcez ! Si à tout ceci l'on ajoûte
jusqu'à quel point s'enflamme le *mercure* (*a*) ; & encore si l'on considére
son incompréhensible *volatilité* (*b*),
& sa vertu prodigieusement corrosi-
ve en elle-même, quoiqu'insensible (*c*)
au toucher, pourra-t-on s'étonner des
ulcérations que la bouche contracte par
la *salivation*, & des *pertes de sang* ou
d'autres *hémorrhagies* qui souvent s'en
ensuivent ? Voilà pourtant ce remède
devenu trivial, abandonné qu'il est trop
souvent entre les mains des plus igno-
rans *fraters*, qui osent le pratiquer sans
en connoître les dangers ! Mais d'ailleurs il s'en faut bien, au jugement
même d'un très-sçavant Chymiste (*d*),
que le *mercure* soit aussi merveilleux
que se l'imagine le vulgaire guérisseur.
Aussi un des plus habiles Apoticaires-
Chymistes de son tems, homme d'ailleurs aussi sincere que plein de probité
(*e*), avoit-il fait vœu (comme on l'a

Leur vola-
tilité.

(*a*) *Juncker*, Conspect. Chymiæ.

(*b*) *Idem*, ibid.

(*c*) Ibid. p. 1012.

(*d*) *Juncker*, ibid. p. 1008.

(*e*) M. *Bourdelin*, le grand-pere.

oüi de sa bouche) de ne jamais employer le *mercure* , après tous les malheurs qu'il en avoit vû arriver d'un seul grain. Sera-ce donc qu'il faudra renoncer à ce remède & à la *salivation*, dont les gens sages & expérimentez au maniment du *mercure* , voyent tant d'heureuses guérisons? Tant s'en faut certes ; mais des Médecins ne doivent pas prendre pour la cause des maux où on l'employe, les *deux*, *trois*, *quatre* livres (& peut être plus) de matiéres que rendra un malade dans le cours de la *salivation*. A quoi donc attribuer le succès de ces étonnantes fontes, qui guérissent absolument de si fâcheux maux? A l'adresse d'ouvriers habiles à sçavoir bien détendre les *solides* , en les calmant par de sages humectations, & à bien préparer les *fluides*, ou le sang, afin que l'abondance de lymphe dont on doit le dépoüiller par la salivation, ne sorte point à vuide , mais qu'elle détrempe, noye & submerge l'âcre spiritueux du *virus* que l'on veut éteindre, de maniére que les humeurs que l'on évacuë, l'entrainent avec elles, comme feroit une lavasse d'eau les ordures qui se trouveroient sur son chemin, lesqu'elles étant libres de toute attache, se

laisseroient

Incertitude du Mercure.

Le *Virus* est un âcre spiritueux.

laisseroient emporter au torrent. C'est
sur ce pied que l'on convient que les
productions vicieuses entraînent en s'é-
vacuant les causes des maladies. Au-surplus, tant fut-il heureux le *mercure*,
à évacuer l'un & l'autre, il s'en faut
bien qu'il puisse joüir de l'honneur &
du titre de *spécifique*. C'est qu'il est de
l'essence d'un vrai *spécifique* de guérir
sans évacuer, en s'attaquant précisément à la cause de la maladie, qu'il
résout ou dissipe à la maniére des *cal-*
mants. Ce fut l'idée du sage Monsieur
SYDENHAM, si bon connoisseur dans
l'œconomie animale, & en particulier
sur les *vrayes causes* des maladies, &
sur leurs *vrais remèdes*, sur la maniére,
les tems, les occasions & les circonstances pour les appliquer avec succès,
& c'est au jugement de ce célèbre Praticien que nous voulons nous en tenir.

LES

MALADIES

DANS

LEUR ORDRE NATUREL,

Pour les prendre dans leurs vrais caractères, & ne les traiter que par les Remèdes nécessaires.

LES IDE'ES des vraies causes des Maladies, & celles des vrais Remèdes, sont d'heureuses avances pour redresser en bien des occasions la Médecine. Car ces causes ne doivent pas toûjours se traiter suivant ce qu'elles présentent d'abord à l'esprit ; puisque souvent elles ne sont que les suites nécessaires d'autres causes, dont elles sont les produits ; de maniére qu'en s'attachant aux ruisseaux, l'on néglige les sources, lesquelles cependant étant omises ou oubliées dans la cure d'une

maladie , la rendent fautive ou mal-
heureuse. C'eſt qu'il eſt un enchaînement de cauſes dans les maladies, une
file d'événemens , un *ordre* d'opérations naturelles , dans lequel doit entrer un Praticien , pour s'en faire le fil
de conduite d'*Ariadne* , afin de marcher ſûrement dans les routes cachées
des maladies, qui ſont des labyrinthes
où l'on ſe perd faute de cette ſorte de
guide.

MAIS pour cela ne ſe trouveroit-
il pas dans l'*ordre* que ſuit la nature ,
dans les fonctions de la ſanté & de la
vie , celui du deſordre qui s'y met , &
qui deviendroit celui des cauſes des
maladies , de leurs natures & de leurs
progrès ? En effet , la vie de l'homme
ſe fait par une ſorte d'*évolution* , par un
dévelopement de parties & de *puiſſances* , leſquelles ſortant d'un point
de matiére , qui les concentroit dans
leur germe , s'étendent , s'épanoüiſſent
& s'accroiſſent , juſqu'au volume , à
la meſure , & au poids d'un corps adulte. Les diſtances donc des parties de ce
corps , comparées à celles des parties
du point d'où elles ſont iſſuës , ſe trouvent , non comme *d'un à des milles* ,
mais comme *d'un à des millions* , puiſ-

K ij

qu'un corps adulte contient cette infinité de *points*, au lieu qu'un seul faisoit le volume qui l'a commencé.

OR est-ce tout d'un coup, tumul-
tuairement, sans ordre, ou tout-à-la-
fois que s'est faite cette prodigieuse
croissance ? On peut au contraire y
compter autant de degrès ou de portions d'étenduë, qu'il y a de jours depuis le premier instant de la formation
du corps humain, jusqu'à l'âge de
vingt-cinq ans qu'elle s'acheve. La dif-
férence va même encore plus loin ; car
ces degrès d'extension de parties, se
font faits pendant chaque heure depuis
cette formation commencée, & ainsi
on peut compter ses progrès, par autant d'heures, qu'il y en a dans les jours
qui composent vingt-cinq ans. Une telle
opération suppose donc & fait comprendre une succession ou un *ordre* suivant lequel se sera fait cette prodigieuse *évolution*, & cela avec autant de justesse, de précision & de régularité,
qu'il y a d'adresse à faire le démêlement des fibres infiniment déliées, pe-
lotonnées cependant & roulées les unes
dans les autres, dans un volume aussi
rétréci que celui d'une molécule glo-
buleuse, qui n'est que d'un grain pesant.

dans la germe d'où fort le corps humain.

VOILA donc un *ordre* reconnu dans
les caufes de la vie, fçavoir celui d'un
dévelopement fucceffif, par lequel les
fibres originaires , qui forment dans
leurs germes l'abregé des corps des
animaux, fe prolongent, fe groffiffent
& s'étoffent, jufqu'au point de former dans le fein d'une mere , un corps
humain de deux pieds ou environ d'é-
tenduë, & de douze livres de poids.
Or cet accroiffement ne fe fait point
groffierement par *appofition* de parties
groffieres ajoûtées à d'autres ; c'eft un
affortiment de parties *organiques* ou
d'organes, qui fe montent les uns fur
les autres, avec la juftefle d'une telle
confonnance, qu'il s'en forme une machine animale, où les proportions font
gardées dans de fi juftes mefures, qu'il
en réfulte l'*équilibre* (a) le plus parfait.

MAIS quels yeux ont vû ce qui fe
paffe dans la maffe informe & impar-
faite du corps humain dans le fein de
fa mere ? *Imperfectum viderunt oculi
tui* (b). Ces yeux-là feuls lifent dans

(a) Vid. *Verdries*, de æquilib. corp. &c.
& *Thomfon*. Differt.
(b) Pfalm. 138. v. 15.

ce livre fcellé à toute fcience humaine, quoique déja tous les membres du corps y foient figurez & décrits, avec les termes de leur durée future, ou de leurs vies : *Libro tuo omnes fcribentur, dies formabuntur.* * Mais auffi indépendamment de ces connoiffances, qui demeurent enfevelies tant que l'on voudra dans leurs profondeurs, c'eft de-là même que fe manifefte l'ordre qui commence *l'évolution* des parties originaires, & des organes qui s'en forment ; puifqu'au fortir, pour ainfi dire, par la naiffance, comme de deffous la main du Souverain Ordinateur, qui feul préfide à l'œuvre de la formation, le corps d'un enfant fe trouve alors fain & vivant ; le fluide fin & délié qui a dû s'étendre & fe raréfier, l'ayant fait à proportion & à la mefure des filets, ils fe font épanoüis, dévelopez & dilatez, en parcourant fans choper les immenfes routes & les prodigieufes longueurs qu'ont acquifes ces filets, pour enfin au bout de neuf mois compofer un corps de deux pieds de long, & du poids de douze livres. Mais cet ordre de direction eft celui même qui réüffit pour la vie & la fanté dans un adulte.

* Ibid.

quand rien ne fait fourvoyer les *fluides* qui ont à achever le démêlement des *folides*, pénétrant leurs étroits diamètres, fans fortir de la ligne de leur direction naturelle. Car c'eft par un pareil accident que cet enfant fi fain & fi droit ordinairement au fortir du fein de fa mere, fe trouve défiguré par des *fignes* ou des taches difgracieufes, quand l'imagination féduite ou furprife dans cette mere, a produit ces dérangemens fur les fibres de ce tendre corps : tant il eft vrai que la fanté ou la vie ne s'altere, que parce que les *fluides* vitaux, ou nourriciers, fe dérangent dans le trajet qu'ils ont à faire, au-travers des canaux qu'ils ont à pénétrer, pour entretenir l'exercice de l'œconomie animale.

SUIVANT ce principe ou cette obfervation, l'on conçoit comment le corps d'un enfant n'eft pas plûtôt fous la conduite des hommes, qu'auffi-tôt il contracte des maladies en fortant de l'uniformité de cette direction, & ces maladies changent avec les âges. En faut-il davantage pour faire appercevoir un *ordre* ou un enchaînement naturel entre les caufes des maladies, qui affailliffent par tant d'endroits le corps humain ? C'eſt ainſi que la *bouche* d'un nouveau-né, c'eſt-à-dire, ſes gencives & ſa langue ſe bleſſent dès qu'elles ſentent une nourriture étrangere ou différente de celle du ſein de la mere ; que l'*eſtomac* ſe ſoûleve contre ces alimens, par les vomiſſemens qui lui arrivent ; que les *poûmons* s'indignent ou s'irritent à l'abord & par l'impreſſion du nouvel air qui les bleſſe, ou qui les contraint, d'où viennent ces toux importunes qui les fatiguent ſi fort ; de-là enfin arrivent encore aux enfans ces frayeurs nocturnes, qui les éveillent, & qui leur étonnant le cerveau, leur cauſent des inſomnies : *Recèns natis pueris eveniunt aphta, vomitus, tuſſes, vigilia, pavores, &c.* *

MAIS qui n'apperçoit dans ces préludes de maladies les choſes & les maniéres qui doivent dans la ſuite troubler la ſanté, à meſure que changeront ou qu'avanceront les âges ? En effet, que ſont-ce dans les premiers tems de la formation des corps, ces menus vaiſſeaux qui doivent apporter les matériaux pour la conſtruction de l'édifice animal ? & encore ces minces or-

* *Hippocr.* Aphor. 24. Sect. 3.

ganes qui doivent en faire les premiéres affifes, finon les *canevas* ou les premiers crayons des organes , qui dans
les adultes doivent entretenir la vie ?
La maniére donc qu'employe la nature
pour l'accroiffement d'un enfant dans
le fein de fa mere, eft comme le tableau
ou le portrait du méchanifme , qui en-
tretiendra la fanté dans un adulte. Mais
c'eft un mouvement *tonique* , c'eft-à-
dire , un travail ou effort continuel ,
mais infenfible , que la maniére dont
les *fluides* originaires dilatent & pénétrent les filets vafculeux qui doivent
donner leurs formes aux *folides*. C'eft
une manœuvre qui donne à concevoir
la plus étrange *évolution* de diamètres
ou de vaiffeaux qui foit concevable ;
& cependant cette évolution fe trouve effectuée & commune à tous les
corps. En effet, la pofition & le nombre de ces filets vafculeux, démontrent
l'exilité immenfe d'où ils font fortis.
Car, fuivant le calcul de l'illuftre M.
BOERHAAVE, calcul d'auffi bonne main ,
il eft prouvé que tous les vaiffeaux
contenus dans un germe , font infiniment plus petits que tous les petits vaiffeaux capillaires d'un corps adulte ,
dont l'on compte 4096000000000 ,

K v

qui ont ce nombre d'iſſuës dans l'eſpace
d'un poùce en quarré ; & par ce calcul
ce Sçavant donne à croire, qu'il y a
moins de proportion de volume entre
les vaiſſeaux du corps d'un *fœtus*, &
ceux de celui d'un corps adulte, qu'entre un grain de ſable, & le globe entier
de la terre. Ceci ſe confirme par l'obſervation du célèbre M. LEEUWENHOEK, qui
aſſûre qu'une petite artère capillaire
n'eſt pas plus groſſe qu'une partie d'un
cheveu partagé en 500. parts. Si l'on
joint à ces obſervations que les vaiſſeaux
originaires ſont *artèriels*, qui par conſéquent auront pris en croiſſant la forme de *cones*, peut-on ſe refuſer à la réflexion toute ſimple, que des vaiſſeaux
coniques, ſi prodigieuſement déliez,
n'ont pû prêter ni ſe laiſſer étendre &
dilater dans de ſi étranges longueurs,
ſans une force inconcevable, qui n'aura
pû que forcément faire l'intruſion de la
lymphe mere dans des diamètres ſi
étroits, ſi ſerrez par conſéquent, & qui
ſe terminoient à des *cones* ? Mais en
même tems l'on voit dans cette manœuvre naturelle, l'idée de ce qui fait
les maladies. Le ſage M. SYDENHAM
les définit ſous celle d'un travail de la
nature, (*natura conamen*) qui s'efforce

de se défaire de ce qui la trouble dans les fonctions ; & un autre Sage encore en Médecine, attribuë aux efforts *toniques*, (*molimina tonica, conamina hæmorrhagica*) les causes de quantité des plus fâcheux maux. Sera-ce donc s'éloigner des vûës de la vraie Médecine pour établir les causes des maladies, que d'essayer à faire comprendre, qu'autant que l'effort ordonné & régulier de la nature pour faire circuler les *fluides* dans le corps d'un *fœtus*, ou dans l'homme avant sa naissance, est la cause de l'intégrité de ses fonctions, autant cette force *tonique*, cette puissance des *solides*, cette vertu *systaltique*, une fois déréglée, deviendra cause de maladies dans l'homme né ; & cette cause se changeant, s'augmentant, & se multipliant suivant les différentes parties, où elle se trouvera suivant les différens âges, les différens sexes & les différentes conditions de ceux-ci, ce sera l'origine de mille infirmitez, qui se suivront naturellement, ou par ordre, du premier trouble arrivé à l'ordre naturel des *oscillations*, ou des mouvemens *toniques*, comme de leur principe.

C A R (& on ne sçauroit trop l'observer) il devient sensible & notoire,

que le genre nerveux dont la puiſſance
réguliére fait la ſanté , cauſe, ſuivant
ces réflexions, lorſque cette puiſſance ſe
dérange , tant de ſortes de maladies.
Ainſi donc que cette puiſſance guidée
dans le ſein des meres , & dirigée au
gré des ſeules loix du Créateur, demeure dans l'ordre, & démêle toutes
les parties de l'animal, ſans trouble &
ſans confuſion , ſans erreur & ſans mé-
priſe. La raiſon en eſt que le concours
de toutes les forces, tant des *ſolides* que
des *fluides*, eſt *ſimultané* , de maniére
que celle du cœur s'accroît en même
tems que celles de toutes les artéres,
toûjours en proportions réciproques ;
& continuellement ainſi *équipollées* les
unes aux autres , elles ne ſe démentent
ni ſe contrarient dans aucune des fonctions de l'œconomie animale naiſſante
dans ce petit corps. Toutes ces fonctions donc ſuivant l'*ordre* règlé par le
Créateur, & y demeurant conformes,
nulle maladie ne trouve place dans ces
premiers tems de la vie. En ſera-t-il de
même , quand ce petit corps tendre &
ſenſible, ſera ſorti par la naiſſance de deſſous ces régles immédiates de la nature?

C A R ici doit s'obſerver la prodigieuſe *diſtraction*, (*diſtractilitas*) que

le genre nerveux à dû souffrir, par l'é-
trange extension que ses fibres ont ac-
quises dans l'espace de neuf mois ; &
de-là se conçoit l'état *tonique* des parties, qui doit être autant aisé à blesser,
qu'il est conçû sensible, *élastique* &
contractile, suivant l'expression de M.
BELLINI, à raison de la distension où
se trouvent les fibres nerveuses. Dans
cette disposition naturelle se trouve l'i-
dée du penchant ou de la facilité avec
laquelle ces parties sont susceptibles de *spasme* ; & en cela se montre
la cause naturelle & primitive des maladies, d'où par conséquent se doit tirer la raison de l'*ordre* & de l'enchaînement de leurs différens caracteres,
& de leurs différens *symptômes* ; car ce
ne sont pas par-tout les mêmes especes
de *fluides* ou de sucs, qui se travaillent par la puissance des *solides*, ni par-
tout les mêmes manieres d'*oscillations*
pour ces opérations ; ici le *suc nerveux*,
ailleurs la *lymphe*, ailleurs la *bile*, enfin
la partie *rouge* du sang, ou la *blanche*,
se trouvent toutes les deux sous les
coups de cette puissance irritée. De-là
donc naissent différentes maladies ou
différens symptômes, mais tous déri-
vez de la cause originaire ou premiére,

c'est-à-dire, de l'*ordre* changé en de-
sordre dans le *genre nerveux*, ou dans
la *vertu syftaltique* ; car c'est ce qui fait
& entretient dans tous ces maux, les
ftafes, les *ftagnations*, & les *congeftions*,
phlegmoneufes, bilieufes, féreufes, lymphatiques, ou autres, qui impofent comme
caufes apparentes, à des efprits qui ne
font pas davantage au fait des vraies
caufes des maladies. Comme donc dans
le *fœtus* c'est un effort naturel qui fait
circuler les *fluides*, c'est dans les adultus une nature forcée à fe defaire de
fluides qui font alors ou déplacez ou
étrangers. Mais un fang ainfi travaillé,
fuivant la belle remarque de Monfieur
STALH, excite des troubles & des
angoiffes, qui font toutes tentatives
inutiles, parce qu'elles effayent à expulfer du fang, (l'*hémorrhoïdal* par exemple) *tentamina* ou *conamina hæmorrhagica.* Tout de même une humeur
dévoyée de fon cours moleftant ou
peinant le genre nerveux, excitera
d'autres efforts pour expulfer cette humeur, *bilieufe, féreufe, lymphatique*,
& ce feront *conamina lymphatica*, &c.
mais en effet fe terminant à une irritation convulfive, qui demandera bien
plus l'attention d'un Praticien, que ne

fera la préfence d'une *bile*, d'une *féro-*
fité, d'une *lymphe*.

POUR donc ne pas prendre le change en pareil cas, il faut étudier la nature des maladies dans leur *ordre* naturel, plûtôt que dans leurs fituations,
c'eft-à-dire, moins par rapport à leurs
fiéges, aux humeurs qu'elles travaillent, ou aux endroits qu'elles occupent,
qu'à ce qui leur a donné naiffance. Ce
n'eft pas qu'on voulût ici infinuer le
deffein de rappeller abfolument à fes
fécrétoires un fang, qui leur ayant échapé, comme feroit l'*hémorrhoïdal*, par
exemple, qui auroit reflué dans la *vei-*
ne-porte, & que l'on voudroit rabattre
impérieufement vers les parties baffes.
C'eft un mal-entendu dont avertit M.
STAHL. Mais il apprend à un Praticien à fe bien inftruire de la fource de
tant de maux, qui viennent par la fuppreffion de cette forte de fang ; parce
que de-là fe prennent des *indications*
particuliéres pour le traitement de ces
maladies. Comme d'ailleurs, fuivant
le confeil de ce grand Médecin, toute
l'habileté de l'Art confifte à placer à
propos la faignée & tous les remèdes
adouciffans, &c. pour règler les *efforts*
qui fe font contre quelque humeur,

lymphatique, *bilieuse* ou autre ; tout aussi confiste à porter le calme dans la circulation du fang, & dans le cours des *efprits*, pour ramener les fucs de leurs *déviations* ; au moyen de quoi la circulation s'applanit, & recouvrant fon uniformité, elle diffipe les maladies, & leurs *fymptômes*.

MAIS il eft un *ordre* de maladies, qui eft au vû de tout le monde, & c'eft de lui qu'on doit emprunter l'idée d'*ordre* & d'enchaînement qui fe trouve en toutes celles qui affligent le corps humain. Cet *ordre* eft même d'autant plus fûr pour la pratique en Médecine, qu'il eft pris dans le fond de la nature. Ce n'eft donc point un de ces arrangemens ingénieufement imaginez ou arbitraires, où la raifon a moins de part que le raifonnement ; mais c'eft une fuite néceffaire des changemens qui arrivent à la fanté ; tous événemens naturels, en ce qu'ils viennent néceffairement de l'éloignement de l'*ordre* ou des loix du Créateur. C'eft l'*ordre* apperçû d'abord par HIPPOCRATE : Eh plût-à Dieu qu'il eût été fuivi & obfervé par ceux-mêmes qui fe font le plus attachez à fon école ! Car ce n'eft qu'à la vigilance pour le progrès de la

Médecine, du sage Monsieur STALH,
que cette observation reprend aujour-
d'hui valeur ; & ce n'est qu'en donnant à cette idée autant d'étenduë
qu'elle en est susceptible, que l'on essaye ici d'y découvrir l'*ordre* général
de toutes les maladies qui arrivent au
corps humain, & c'est en suivant par
ordre avec ces sages guides en Médecine, celles qui commencent dans les
premiers âges, & en finissant par celles
qui arrivent dans la vieillesse, ou vers
les derniers tems de la vie. Pour cela
l'on doit concevoir que la vie consi-
derée par rapport à la Médecine, est
un état de contention, ou d'effort de
la nature, qui travaille continuellement, depuis la naissance de l'homme,
à un double dévelopement de sucs
pour l'achévement, ou la conservation
du corps humain. Ce dévelopement est
celui des *fluides*, ou qu'elle place dans
les endroits qui leur conviennent, ou
qui s'en décharge par les issuës qui leur
sont destinées ; & en même tems celui des *solides*, qui animent & poussent
ces *fluides*, pour les faire sortir de leurs
détroits, les étendre, s'en grossir, &
s'en étoffer, jusqu'au tems de leur parfaite évolution. Ainsi pour mieux pren-

dre le fil naturel de l'ordre qui est dans les maladies, il faut comprendre que cet état de travail, de contention ou d'effort, depuis la naissance de l'homme jusqu'à sa mort, est une suite du même travail, qui dans le corps du *fœtus* a commencé l'*évolution* des parties de ce petit corps pendant neuf mois dans le sein des meres, où ces parties *fluides* & *solides* ont acquis le volume avec lequel naît un enfant. Sur ce pied & suivant le même principe, il est naturel de concevoir que ce travail se continuera dans le corps d'un nouveau-né, sur les mêmes matiéres, par les mêmes instrumens, & par la même puissance qui a commencé ce travail. Cette puissance est celle des *solides* dans le *fœtus* ; elle sera donc la même dans le corps d'un nouveau-né. C'est sur la *lymphe*, qui est la partie blanche du sang, & sur des *solides spermatiques*, qui sont des parties blanches, que s'est exercé ce travail dans le sein de la mere; ce sera donc sur des sucs *lymphatiques*, ou sur la *partie blanche* du sang, que ce travail va se continuer dans le corps d'un jeune enfant. Est-il donc une autre raison pourquoi les maladies des premiers âges, sont pour la plûpart des

affections *féreufes*, *lymphatiques*, ou *pituiteufes* ? Aufſi la premiére que contracte quelquefois un enfant dès en ſortant du ſein de ſa mere, c'eſt une tu-
meur *féreuſe*, ſçavoir l'*hydrocéphale* ;
parce que les chairs de ce tendre corps
étant encore alors toutes de laît & de
lymphe, elles ne ſont guéres capables
de ſe gonfler que de ſéroſitez lymphatiques, quand, comme dans des cou-
ches laborieuſes, la tête de l'enfant a
été trop long-tems en preſſe. Mais indépendamment de cet accident, ce ſont
des *affections féreuſes* qui arrivent aux
enfans nouveaux-nez, comme des *aph-
tes*, ou *ulcérations* de la *bouche*, de la
langue & des *gencives*, des ſuintemens
de pareilles humeurs par les *oreilles*, &
ſemblables *excrétions* déplaiſantes, qui
font des *gales* ſur la tête & ſur tout le
viſage, conformément à l'obſervation
d'HIPPOCRATE, *recèns natis*, &c.
A quoi reſſemblent encore les *maux
d'yeux* ou ſemblables *fluxions* qui leur
arrivent ; enfin les *chaleurs*, les *efflo-
reſcences éréſipélateuſes*, & les excoria-
tions ou éroſions qui leur ſurviennent
aux aînes, & en ſemblables endroits.

MAIS la raiſon de ces productions
féreuſes eſt bien naturelle ; c'eſt une

lymphe sur laquelle s'exerce le travail de la nature dans le corps d'un enfant, durant tout le tems qu'il est dans le sein de sa mere ; c'est dès-lors l'objet du mouvement *tonique*, ou de la puissance des *solides* pour faire circuler, distribuer & assimiler ces sortes de sucs, pour la croissance du *fœtus* ; ce sont les sortes de *molimina tonica* convenables à son âge ; & ce travail contenant ces sucs dans leurs directions naturelles , l'enfant sort du sein de sa mere plein de santé. Mais les choses changent bien de face pour lui dès qu'il se trouve en plein ait ; tout lui devient nouveau , *insolite* , étranger , ou incommode : aussi les prémices de la vie sont-ils des cris & des pleurs, *statim natus vocem emisi plorans* *, disoit le plus sage des Rois , en se reconnoissant sujet à toutes les humiliations de l'homme, & confondu avec lui dans ses foiblesses. A quoi donc va désormais se terminer le travail des *solides* sur la *lymphe ?* Ce ne seront plus des puissances uniment *équipollées* les unes aux autres ; car ce n'est plus le même sage pouvoir qui les concerte ; ce n'est plus dans un air

* Proverb.

chaud & mou ; les fucs nourriciers vont même changer de nature , de qualité, de volume ; de-forte que les puiffances digeftives fe trouvant moins en proportion avec les fucs *lymphatiques* qui fe préfentent à leur travail, cel-les-ci ont à redoubler leurs efforts, & ainfi leurs *ofcillations* ne font plus com-me n'aguéres de doux-efforts ; irritées au contraire à la préfence & par la dif-ficulté d'un nouveau travavail , elles vont pouffer impétueufement , & fou-vent au-delà de leurs bornes, la *lymphe* nourriciere ; & les écarts qu'elle pren-dra , hors de fes *fécrétoires* , produifent toutes les *excrétions* féreufes dont on vient de parler. Tant de maux font ceux des premiéres années d'un enfant. Il faut pourtant y ajoûter encore les *douleurs de dents* , fi dangereufes dans ce jeune âge, qui arrivent par la diffé-rence de tiffure des chairs dont font compofées les gencives ; car ce ne font pas, comme dans le refte du corps, des parties molles , fouples & *poreufes* , mais une fubftance denfe, ferme, mem-braneufe , & d'un tiffu très-ferré , que les dents ont à entr'ouvrir ou à percer. De-là donc viennent les douleurs ex-crêmes, *inflammatoires* , *fiévreufes* , con-

vulsives, qui arrivent aux enfans à la sortie des dents: raisons pourquoi ils tombent en des *convulsions* effectives, lorsque la *lymphe* trop abondante, trop échauffée & aigrie, est poussée avec violence vers le genre nerveux. Car l'abondance ou l'excès des sucs sanguins nourriciers *lymphatiques*, est la principale cause de ces accidens qui arrivent aux jeunes âges, suivant la remarque d'HIPPOCRATE : *Ad Dentitionem accedentibus, gingivarum pruritus, febres, convulsiones, &c. iis qui inter pueros sunt crassissimi* *.

CES maladies regardent le premier *septénaire* d'années ; car c'est en trois *septénaires* qu'HIPPOCRATE partage la vie de l'homme. Ces maladies appartiennent donc au premier, que la nature employe à meurir le sang, en le dévelopant, pour en exalter la *partie rouge*, laquelle dominant dans les *septénaires* suivans, produit des maladies d'un genre différent en apparence, mais dont la cause est originairement la même. Au lieu donc que jusqu'alors les efforts, *molimina tonica*, poussoient en avant la *partie blanche* du sang, ce

* Aphor. III. 25.

sont , avec le progrès de l'âge , des efforts qui tendent à pousser la *partie rouge* , & à l'expulser même en certains tempéramens hors des vaisseaux ; & de-là naissent ces tentatives de la nature pour se décharger d'un sang qui l'incommode, *conamina hæmorrhagica.* D'ici donc en avant ce sera à une espece d'*orgasme* de la *partie rouge* du sang , qu'il faudra s'en prendre des troubles ou des maux qui arriveront dans l'œconomie animale , dans le corps d'un enfant. Les premiers tems de sa formation dans le sein de sa mere , se sont passez sans presque le concours de cette *partie rouge*, parce que la *blanche* ayant à poser comme les premiéres assises de l'édifice du corps humain , elle seule a été employée à sa croissance pendant les premiers mois. C'est un pareil art qui va présider à la nourriture & à l'accroissement d'un nouveau-né : Le lait de la mere d'abord , & semblables alimens dans la suite , suffisent les premiéres années pour la subsistance de son corps , lequel tout laiteux , pour ainsi dire , ne produit guéres que des sucs de même genre, du moins la lymphe y domine-t-elle principalement. Mais des nourritures plus

ſucculentes venant à animer le ſang,
le dévelopent, & faiſant *exalter* &
prendre le domaine à la *partie rouge*,
c'eſt elle qui dorénayant fera tout,
bien ou mal, dans l'œconomie animale.
De-là donc ſe tire la cauſe de ces efforts
du ſang, qui à meſure que l'enfant
avance en âge, ſe font ſentir par des
chaleurs, des ardeurs & des anxietez
dans les parties ſupérieures; tous préludes des *ſaignemens de nez*, qui arrivent aux jeunes gens, quand ils approchent de la puberté : *Ætate provec-
tioribus & ad pubertatem accedentibus,
ex naribus ſanguinis fluxiones.* Par la
même raiſon ils ſont encore ſujets à des
*affections inflammatoires des amygda-
les,* & à *des oppreſſions* de poitrine : *Iis
qui ætate ſunt majores, tonſillæ inflam-
matæ, aſthmata,* &c. De-là enfin s'enſuivent dans les jeunes perſonnes des
fluxions de poitrine, des *pleuréſies,* des
péripneumonies, des *rhûmatiſmes,* &
ſemblables *affections phlegmoneuſes,* ſuivant la remarque de M. STALH.

CET enchaînement de maladies qui
ſe déduiſent les unes des autres, règle
l'*ordre* de la cure pour un Médecin,
qui par-là ſçait à quoi s'en tenir ſur
la cauſe *conjointe* des maladies, pour
distinguer

diſtinguer quand elle appartient à la partie *blanche* ou à la partie *rouge* du ſang ; cauſe cependant qui dépend d'une premiére , qui eſt la preſſion du ſang par l'action des *ſolides* , c'eſt-à-dire, la *vertu ſyſtaltique,* qui pouſſe, détermine & engage les *fluides* en général , mais dans la plûpart des maladies la partie rouge du ſang : & par-là un Praticien ſuivant par-tout ſans perdre jamais de vûë l'*irritation ſpaſmodique* , qui fait ordinairement les *ſtaſes* , les *congeſtions*, les douleurs & les *dépôts* , il ſe trouve merveilleuſement éclairé , ſur les moyens qu'il doit employer pour la guériſon ſûre de bien des maladies.

L a *pléthore* qui ſe forme ſur la route du ſang , en ſe diſtribuant par la circulation dans tous les vaiſſeaux qu'il dilate ou dévelope , augmente de beaucoup les efforts qu'il eſt obligé de faire par ſon intruſion, pour achever ſon cours au travers de ces mêmes capacitez. Car ce ne ſont plus ces puiſſances uniformément *équipollées* , toûjours concertées entre-elles & proportionnées , en vertu de l'ordre ſeul du Créateur , ſouverain en ſageſſe & en conſtance, qui dans le ſein de la mere a tenu en rectitude la circulation des fluides. D'autres agens depuis la naissance viennent régir la route du sang dans le corps des enfans, & encore plus dans celui des jeunes gens plus avancez en âge. Des alimens trop succulens, & des boissons spiritueuses accordées à la sensualité & à la gourmandise, viennent augmenter le volume & la quantité des *fluides* ; les *passions* ou les soins de la vie les allument ; de-là s'éleve un *orgasme* qui gonfle les vaisseaux, les dilate & force leurs capacitez : & ce sont de nouveaux efforts de la part des nerfs, *molimina hæmorrhagica*, qui fatiguent les jeunes personnes, & altérent leur santé dès l'entrée presque de la vie. Car quels ne sont pas les tourmens de ces efforts du sang dans les *pâles-couleurs*, qui ne se soulagent que par l'évacuation particuliére au sexe ? Mais cette ressource manque aux jeunes hommes, si quelque décharge de sang n'arrive par les *hémorrhoides*, comme il en arrive dans des tempéramens avancez, quoiqu'en des âges fort jeunes. Cependant tous les maux qui annoncent des *hémorrhagies*, ou qui en ménacent sont graves, fréquens, & exposent à des méprises, parce qu'ils ne se montrent point tous sous la même

forme. Ce feront des maux d'*eſtomac*,
des *gonflemens*, des *oppreſſions*, des *coli-*
ques, des *flatuoſitez* de pluſieurs ſortes,
qui impoſent, en ſe donnant pour être
véritablement de ces maladies, tandis-
que ce ne ſont que des irritations convulſives, des impulſions tumultuaires
du ſang, enfin de purs efforts qu'il fait
pour ſe chercher une iſſuë, ou par les
hémorrhoïdes, ou par ailleurs, *cona-*
mina hæmorrhagica. Cependant ces ſor-
tés de cauſes forment bien d'autres indications de remèdes, que de ceux qui
s'employent dans ces maladies, quand
elles ſont *humorales.* C'eſt l'avantage,
la ſûreté même qui ſe retire de l'obſervation de l'*ordre* des maladies, & la
ſcience des occaſions, qui a toûjours
fait l'ame de la Médecine, pour s'ac-
coûtumer à ne jamais agir au hazard,
& ſçavoir attendre avec raiſon.

M A I S, pour ne s'y pas tromper, il
faut étudier l'*ordre* dans l'*ordre* même,
en s'inſtruiſant à fond de l'*ordre* des
fonctions naturelles du cours du ſang,
& de ſes *ſécrétions*, pour appercevoir
dans les déſordres d'une maladie par où
péchent les fonctions qui ſont léſées, &
comment, & par où elles demandent
d'être ſecouruës. Ainſi, pour bien démê-

ler les vrayes raifons des troubles du
fang, dès que les jeunes perfonnes de
l'un & de l'autre fexe fortent de la premiere jeuneffe, & avancent vers la ma-
turité de l'âge, ce fera en connoiffant
bien les fuites & les effets de la *pléthore*
qui fe forme avec le progrès de l'âge,
& qui en trouble les fonctions. C'eft
une furabondance de fucs, qui n'ayant
pû fe placer ou *s'affimiler*, pendant
que le corps a pris fa croiffance, occafionne tous les troubles qui viennent
d'être obfervez dans le bas-ventre, par
l'impulfion du fang. Mais pourquoi
ces impulfions fe terminent-elles au
bas-ventre? L'*ordre* de la circulation du
fang le fait connoître. Les fucs qui font
de trop dans les vaiffeaux, fe portent
au cœur avec le refte du fang; de-là
précipitez avec autant d'abondance que
de célérité, par la *fyftole* & la décli-
vité de l'*aorte defcendante*, ils abordent
en foule vers tous les vifcères du bas-
ventre; là les artères, après en avoir
tiré ce qu'il convient à chacun d'eux,
en repaffent les *réfidus*, qui font en
grande quantité dans leurs vaiffeaux de
décharges, qui font encore autant
nombreufes, qu'il convient pour tant
de vifcères, & fi notables dans l'œco-

nomie animale. Mais ces vaiſſeaux ſont
les veines de l'*eſtomac*, de la *rate*, de
l'*épiploon*, du *pancréas*, du *foye*, des
inteſtins, du *méſentère*, des *reins*,
& encore des parties des deux ſexes
renfermées dans l'*hypogaſtre*. Sont-ce
rien moins que des millions de vaiſſeaux, gorgez d'un ſang veinal, reſtant
de la nourriture de tant de viſcères ?
Et que peut devenir un ſi gros amas
& une telle plénitude, à laquelle d'ailleurs l'on n'apperçoit preſque nuls *excrétoires* pour s'échapper ? C'eſt pourquoi tous ces ſucs tombent ou refluent
par les *méſaraïques* dans la *veine-porte*,
qui paroît ainſi le receptacle de toutes
les ſuperfluitez qui ſe forment dans les
viſcères du bas-ventre, ſans leur ouvrir aucune voye. Car cet égoût n'offre d'iſſuë que par le *foye*, encore faut-il
que beaucoup de ces ſucs y remontent
contre leur pente & leur poids. L'a-
bondance de ces ſucs s'oppoſant donc
à la prompte remontée, dont ils auroient beſoin pour dégager diligem-
ment les vaiſſeaux du bas-ventre, ils
s'y ralentiſſent, & les gonflant outre
meſure, ce ſont autant de reſiſtances
à ſurmonter à la circulation du ſang.
Pouſſé cependant ſans ceſſe par le *cœur*,

ce sont des *rénitences* reciproques, qui
se forment entre les *fluides* & les *solides*;
car ce sont des impulsions des uns contre les autres ; & ainsi la vertu *systalti-*
que des *solides* étant continuellement
irritée , c'est la cause ordinaire de la
plûpart des maux, ne fussent que ces
gonflemens, ces chaleurs , ces batte-
mens , ces coliques , ces flatuositez par
tout le bas-ventre , dont il vient d'ê-
tre parlé.

DEUX réflexions prises dans l'ordre
de la circulation du sang , & des distributions de ses sucs, confirment tout ceci.
1°. Ces residus de sucs sont *chyleux-*
lymphatiques, bien différens par conséquent du sang qui est un suc leger &
roulant , quand par plusieurs circula-
tios réiterées , il s'est dépuré de tous
sucs indigestes ou imparfaits : C'est
pourquoi ces residus n'ayant point été
suffisamment circulez, passent dans tous
les vaisseaux du bas-ventre , impurs
encore , lourds, propres donc à s'ape-
santir ; raison pourquoi ce sang ralenti
dans les vaisseaux du bas-ventre y cause
ces pesanteurs, ces embarras , & ces
angoisses qui font des maux tels qu'il a
été dit. 2°. A mesure que le sang se de-
velopant dans les différens âges, grossit,

étend & allonge d'une part les vaiſſeaux
ſanguins qui compoſent en ſi grand
nombre la ſubſtance des *parties poreuſes* , le *ſuc nerveux* d'autre part s'affine
& ſe multiplie à meſure que les fibres
nerveuſes prennent leurs croiſſances ;
mais auſſi en s'étoffant & s'allongeant,
elles prennent plus de reſſort , & affer-
miſſent d'autant le *ton* des parties : mais
en même tems ce ſont autant de *réſi-
ſtances* , que de fibres à écarter , que
trouve le ſang ſur le chemin de ſa circulation. Le ſang donc ayant acquis
plus de maſſe , plus d'action & plus
d'impétuoſité, ſera contraint de redoubler ſes efforts & ſes impulſions , *conamina hæmorrhagica* , contre ces fibres
devenuës plus *élaſtiques*, plus ſenſibles,
& plus *contractiles* ; en faut-il davantage pour jetter les fondemens de toutes maladies déja énoncées , & en conſéquence de tant de ſortes d'affections
ſpaſmodiques , *hyſtériques* , *hypochondriaques* , enfin de tout ce que l'on appelle
vapeurs ? Auſſi ſont-ce les maux fami-
liers aux jeunes perſonnes à meſure
que s'avancent les âges , c'eſt-à-dire ,
vers les tems où toute croiſſance s'a-
vançant ou s'achevant dans le corps ,
le genre nerveux mis en force devient

L iiij

capable de contractions furieuses, comme font fur-tout celles des *convulfions* qui fe font dans les paffions *hyſtéri-ques* & *hypochondriaques* ; car ce font ces maux qui traverſent le plus de fan-tez dans les deux ſexes. Il n'en eſt donc guéres qui demandent plus de lumiéres fur leurs cauſes, & plus d'étude pour l'application des remèdes : double avan-tage qui revient à la Médecine de l'ob-ſervation de l'ordre naturel des mala-dies ou des cauſes qui les produiſent naturellement, ſans que l'imagination ou le ſyſtême emprunté d'ailleurs que de la règle ou de l'ordre de la nature dans les fonctions du corps humain, y entre pour rien.

HIPPOCRATE faiſant le détail des maladies qui ſuivent l'ordre & le pro-grès des âges, y fait obſerver *l'écou-lement de ſang par le nez* ; car c'eſt ain-ſi qu'il nomme cette ſorte d'*hémorrha-gie*, laquelle, dit-il, arrive dans les âges plus avancez que celui des enfans en approchant vers la puberté : *Ætate proveĉtioribus, maximè accedentibus ad pubertatem .... ex naribus ſanguinis fluxiones* *. Il tire cette obſervation de

* Aphor. Seĉt. 3. Aph. 2.

ſon uſage ; car il n'eſt pas concevable au-devant de combien de maux vont les ſaignemens de nez dans les jeunes gens, ou combien ils en guériſſent. Mais ſur ce modéle deux autres évacuations de ſang, l'une à raiſon du ſexe dans les femmes, l'autre dans les hommes par les *hémorrhoides*, parce qu'elles leur ſont plus familiéres, abregent les maux ci-deſſus énoncez, ou les terminent. Après donc que le ſang aura été bien foulé & refoulé par les efforts ci-deſſus mentionnez, *conamina hæmorrhagica*, l'une de ces deux évacuations eu égard au ſexe, venant à paroître, la guériſon s'en enſuit auſſi naturellement, qu'elle s'opére dangereuſement ou à faux, quand par l'impatience des Médecins ou des malades, l'on a précipité l'uſage des *apéritifs*, des *martiaux*, des *amers*, ou des *volatils* pour procurer, ce dit-on, ce ſoulagement. C'eſt même une leçon pour ceux qui n'ont point appris à guérir les maladies avec la patience ou l'art d'*attendre*, comme le remarque avec ſa ſageſſe ordinaire le célèbre Monſieur S T A L H *, car c'eſt l'attention continuelle où doit

* *Ars ſanandi cum expectatione.*

fe tenir un Praticien dans tous les différens travaux de la nature, qu'ils fe terminent à la maniére des *crifes*, quoique par beaucoup de fatigues & de pei-
nes pour les malades ; de façon que par
cette forte de Médecine les guérifons
deviennent d'autant plus fûres, qu'elles fe font dans les vûës & par les maniéres de la nature. En effet, le fang
ayant tant de peine à remonter au *foye*
par la *veine-porte*, la nature épargne
à la circulation du fang la meilleure
partie du travail, en lui ouvrant l'une
de ces deux voyes ; car le fang qui fait
la matiére de l'évacuation particuliére
au fexe, ou de celle des *hémorrhoides*
dans les hommes, étant pouffé par
l'*aorte* affez profondément dans les artères *hypogaftriques* & *hémorrhoidales*, pour
ouvrir ou des *hémorrhoides* ou les fécrétoires particuliers aux perfonnes du
fexe, ce font des iffuës vers des lieux
déclives, qui facilitent l'abondance de
ces évacuations. Mais en même tems
autant qu'il fe deborde de fang par
l'*aorte* defcendante & ces artères déclives, autant en paffe-t il moins dans
les *artères gaftriques*, *fpléniques*, &c.
& par conféquent les veines qui font
leurs canaux de décharges, en portent

moins dans la *veine-porte*. Alors donc
la vertu *systaltique* ayant moins de sucs
à travailler & à transmettre au foye, son
travail devient infiniment moins péni-
ble.

PEUT-ESTRE trouvera-t-on que
c'est avoir un peu trop avancé ici la
production des hémorrhoïdes, puisqu'HIPPOCRATE, dans la description qu'il fait des maladies d'âges, ne
les place que sur la fin de la jeunesse,
vers l'âge *viril* ou consistant, *ultra hanc*
ætatem (juvenum) progressis ... hæmor-
rhoides *. Mais l'association que l'on
a crû pouvoir faire des deux sortes d'é-
vacuations du sang, chacune pour chaque sexe, se trouve autorisée, parce
que non-seulement elles décident de
bien des cas de maladies pour l'une &
pour l'autre, mais encore parce qu'elles font mieux connoître la nature, la
puissance & les maniéres des efforts du
sang sur les nerfs, pour faire l'uniformité de sa circulation. De plus par ce
préliminaire, qui répand beaucoup de
lumiéres sur la connoissance du cours
des liqueurs & de la distribution des
sucs dans leurs *sécrétoires*, on a crû

* Apher. Sect. 3. Aph. 30.

L vj

pouvoir se le permettre. 1°. Parce qu'il est fondé sur l'observation, puisqu'on voit tous les jours bien des jeunes gens pris d'*hémorrhoides* de bonne heure, ou dès la premiére jeunesse, du moins très-long-tems avant l'*âge viril*. 2°. Par ce prélude, eu egard aux maladies qui attaquent plus particuliérement la *jeunesse*, l'*âge viril* & la *vieillesse*, l'on se trouve naturellement à portée de mieux faire comprendre les changemens de manieres, quoique non de nature, des efforts ou impulsions du sang, comme causes des maladies, non-seulement des jeunes personnes, mais des hommes mêmes & des vieillards ; tant se trouve vraye l'observation qui donne les efforts du sang sur les nerfs, (*conamina hæmorrhagica*) pour causes universelles de nos maux.

MAIS l'on demande les signes ou les raisons de ces efforts du sang dans les maladies qu'HIPPOCRATE a observées dans l'âge de la jeunesse ? Ce sont, dit-il, des *fièvres aiguës*, des *phthisies*, & semblables maladies : *Juvenibus autem tabes, febres acutæ*. Or ces maladies se terminent-elles pour guérir par des évacuations de sang, comme toutes celles dont il a été fait mention ? Auſſi H I P P O C R A T E y joint-il les crachemens de ſang , *ſan-guinis ſpuitiones* * ; & l'on ſçait que les crachemens de ſang n'en ſont pas plus mal-aiſez à guérir , quand ils ſe font avec quelque abondance , pourvû que ce ſoit ſans trop recidiver. Voilà donc encore une *hémorrhagie* utile à la guériſon ; au-lieu que de cracher du ſang long-tems & peu à la fois , & en touſ-fant habituellement , c'eſt voir le poû-mon trop long-tems expoſé à ſe flétrir. On ſçait encore combien les ſaigne-mens de nez ſoulagent dans les fiévres aiguës , juſques-là qu'il eſt dangereux de les arrêter trop tôt : *Quibus ex na-ribus fluxiones quæ ſeptimo , nono , aut decimo quarto contingunt , ut plurimùm à febribus vindicant.* (b). Mais indé-pendamment de ces réflexions favora-bles aux évacuations de ſang , que ſont autre choſe des fiévres aiguës , que d'é-normes efforts de la nature pour leur guériſon , *conamina naturæ* , comme les appelle M. S Y D E N H A M ? D'ailleurs on verra ci-après , que quoiqu'il ſe faſſe des efforts de ſang dans toutes les ma-

(*a*) Ibid.

(*b*) Coac. 152.

ladies, ce n'eſt point toûjours en vûë
de le faire ſortir lui-même ou quelque
autre ſuc par quelque endroit, & l'on
en touchera quelques raiſons.

HIPPOCRATE joint encore ici les
épilepſies (*a*); mais eſt-il maladie où il
paroiſſe plus d'effort des *fluides* contre
les *ſolides*, c'eſt-à-dire, du ſang contre le genre nerveux, que dans l'*épi-
lepſie* ? Car rien y contribuë-t-il tant que
l'impétuoſité d'un ſang trop abondant,
qui vient ſe porter trop à la fois vers
le cerveau? pour quoi les ſaignées reïte-
rées & juſtement arrangées deviennent
ſi utiles pour la guériſon de cette fâcheuſe maladie. Eſt-elle d'ailleurs ſi
fréquente que dans les perſonnes du
ſexe, quand leur manquent les évacuations qui leur ſont propres, ou
quand trop abondantes par un ſang impétueux & bouffant, elles portent contre le cerveau ? Enfin, HIPPOCRATE
lui-même confond les maladies de l'â-
ge de la jeuneſſe avec celles des autres
âges précédens, *& alii morbi, maximè ſuprà nominati* (*b*). C'eſt que ce ſage
Praticien avoit reconnu que toutes les

____

(*a*) Ibid.
(*b*) Aphor. Sect. 3. Aph. 29.

maladies ont dans leurs caufes primiti-
ves un caractere de reſſemblance qui
leur eſt commun , & que des Praticiens exacts ne doivent jamais perdre
de vûë : *Morborum omnium idem modus
eſt, locus tantùm diverſus ... Morborum
omnium eadem forma & cauſa*[*]. Ici donc
paroît cette reſſemblance dans le fond
des maladies , en ce que toutes renferment l'idée d'un effort continuel, c'eſt
le travail de la nature , par lequel elle
lutte contre la cauſe du mal , non toûjours pour l'évacuer ou la pouſſer hors
des vaiſſeaux , mais ſouvent pour la
dompter & la reconcilier avec le ſang.
Q'eſt-ce en effet que la fiévre en général , ſinon une action redoublée des
fluides contre les *ſolides* , & de ceux-ci
ſur les *fluides* ? Action de broyement
qui tend à rétablir l'uniformité dans la
circulation. Mais s'il n'eſt pas queſtion
toûjours dans les maladies d'efforts qui
ſe terminent à quelque évacuation de
ſang, du moins eſt-il toûjours certain
qu'il n'en eſt aucune où la nature ne
s'efforce pour remettre en règle des
ſucs qui ſe ſont écartez de celle de la
circulation. Rien donc ne fixe plus ſû-

[*] *Hippocr.* de Flat.

rement l'esprit d'un Médecin sur les causes des maladies, que l'idée d'un travail continuel dans les parties, qui va à les demêler, & à les ramener les unes par les autres sous le joug de la nature. C'est cette *Médecine naturelle* innée avec l'homme, ou créée en lui, sur laquelle un Médecin peut se reposer de bien des choses, avec d'autant plus de confiance, qu'elle est établie par le Créateur pour la guérison des corps. Du-moins lui permet-elle en bien des occasions d'attendre le succès de ses mouvemens, & cependant de s'épargner, & aux malades, bien des remèdes inutiles ou dangereux. Ce n'est donc point une imagination inutile que l'idée d'un effort qui se fait dans les maladies; c'est au contraire une raison générale pour les Médecins & pour les malades de se reposer, en donnant plus à l'observation qu'à l'action.

EN ceci paroît l'heureux point de vûë, où HIPPOCRATE avoit sçû mettre la Médecine, à laquelle en seroient venuës autant d'utiles observations, qu'il lui en manque pour la pratique, si l'on s'étoit moins occupé de commenter ses écrits, que d'étudier sa maniére de penser dans ses idées, &

d'obferver d'après elles. Après quoi l'on ne peut fe refufer d'entrer dans les regrets & les juftes plaintes du cé-lèbre Auteur * à qui la pratique de la Médecine doit tant de chofes ; car avec la bonté de fon jugement ordinaire il fait remarquer combien grande eft faite la playe à la Médecine , de voir né-gligée par les Auteurs qui ont fuivi HIPPOCRATE , l'étude des vrayes caufes des maladies prifes dans les dif-férences des âges ; car les âges font comme les degrez par où l'on parvient au fait de la connoiflance du corps hu-main. C'eft le tableau de la Nature , où elle laiffe appercevoir les change-mens par lefquels les parties du corps humain, *fluides & folides* , forment les temperamens des hommes. L'on y voit en détail le dévelopement des *fluides* , & tous les pas, pour ainfi dire , par lef-quels les *folides* parviennent à leur *ton* , en atteignant leur terme naturel. Que les jeunes perfonnes donc dans les deux fexes foient plus fufceptibles d'évacua-tions de fang , la raifon en eft fenfible. Tout eft mou & fouple dans ces ten-dres corps ; de-forte que pour peu que

* M. Stabl.

les *fluides* deviennent plus impétueux, ils se font jour par les *artères lymphati-ques*, dans lesquelles se terminent les artères *sanguines*; au-lieu que le tissu des *parties spongieuses* devenant plus dense & plus serré à mesure qu'on avance en âge, les évacuations de sang font moins fréquentes. C'est la raison pourquoi, dans le cours ordinaire, les hémorrhoïdes arrivent dans l'âge con-sistant, où les parties n'ont encore per-du leur souplesse, suivant l'observa-tion d'HIPPOCRATE, qui les place avant la vieillesse: *Ultra hanc ætatem (juvenum) progressis .... hæmorrhoides.* [*] L'apparition donc de ce phénomène a une cause bien naturelle. Les *artères sanguines* se duroissent dans leur tissure avec l'âge; mais il n'en est pas de mê-me des *artères lymphatiques*, celles-ci conservent plus long-tems leur sou-plesse. Mais comme dans un âge avan-cé le sang foulé & refoulé dans les *ar-tères sanguines*, par tant de travaux qui traversent la vie, venant enfin à heur-ter par la force de son impulsion les bouches des *artères lymphatiques*, il les dilate, ou les enfonce; & parce qu'el-

---

[*] Aphor. Sect. 3. Aph. 30.

les s'ouvrent dans le *rectum* par des conduits manifestes, qui y répandent dans l'état naturel la lymphe qui doit amollir ces parties, elles laissent ainsi s'échaper ou s'écouler le sang *hémorrhoïdal.* Car c'est méprise que de croire que les évacuations du sang qui arrivent dans le corps humain, se fassent par voïe d'*érosion* ou de semblable délabrement des parties. La Médecine a là-dessus sa leçon faite dans l'ordre naturel de la structure des parties. Car comme ce n'est ni déchirement, ni pareille violence faite aux vaisseaux, que la maniére dont le sang se vuide réguliément dans les personnes du sexe, mais la dilatation de ces vaisseaux lymphatiques artériels, lesquels dans l'état naturel répandant continuellement la lymphe dans ces organes, se prêtent de tems en tems à l'impulsion du sang, dont la *pléthore* naturelle qui s'accumule à point nommé dans les artères sanguines, occasionne ou détermine l'impulsion vers ses endroits, il arrive qu'au lieu de *lymphe* qui y suintoit, c'est alors du sang qui s'échappe par toutes ces issuës naturelles. C'est comme la *diapédèse* des Anciens ; car c'est la notion naturelle de ces sortes d'*excrétions,*

& cette notion leur étoit familiére dans ces occasions, sans cependant qu'ils en comprissent le *méchanisme*, parce que ce n'est que depuis l'Anatomie moderne qu'il nous est découvert.

UNE raison d'ordre préside donc dans toutes les fonctions de l'œconomie animale saine & malade; par-tout s'y trouve une suite d'événemens ou un *méchanisme* de symptômes, mais tous & toûjours soûmis à un méchanisme regulier, qui en soûtient & en conserve l'ordre ou la *teneur*. On le voit naître, cet ordre, dans les maladies des enfans, & il se maintient pendant le reste de la vie de l'homme, par l'effort naturel de ce *méchanisme*, ou de la force *tonique*. (*molimina tonica*) qui tient le cours du sang dans son uniformité, & dans l'ordre de ses *sécrétions*. C'est donc une action continuelle du sang & sur le sang, par laquelle il se conserve pur en santé, & se *dépure* en maladie, ce qui est la Médecine naturelle ; & sur son modéle les Médecins n'ont pour la cure des maladies, qu'à s'étudier à regler le cours du sang ou à le rétablir, & non à vuider des *crasses* & des *glaires*. Car il est remarquable que dans le corps des enfans qui ne sont

presque encore que *chyle*, *glaires* &
lymphe, ce n'est d'aucune sorte de ces
sucs dont la nature décharge leur sang
ni celui de ces jeunes gens, à mesure
qu'ils avancent en âge. Les superflui-
tez dont elle a à se défaire, sont du
sang lui-même, dont elles évacuë des
portions dans les deux sexes à mesure
que les corps viennent à croître, comme on l'a vû ci-devant dans les saigne-
mens & les autres *hémorrhagies*. Aussi
ne sont-ce point des égoûts, des éviers,
des gargoüilles, que la nature a établis
sur la route de sa circulation, comme il
se pratique dans les arts méchaniques, où
l'on pourvoit au débordement des eaux,
en creusant des rigoles, ou ajustant des
canaux de décharge aux côtez des ri-
viéres, dont l'on craint les déborde-
mens. Ici la nature a semé, pour ainsi
dire, comme à chaque pas sur la route
du sang, des vaisseaux de décharge,
mais homogènes, pour en recevoir l'ex-
cédent, lorsqu'il prend trop de volume
ou de masse; ce sont les *artères lymphatiques*, homogènes aux *sanguines*, lesquelles faisant des confluans avec les
capillaires de celles-ci, sur les fins du
tronc artériel-sanguin, qui leur est con-
tigu & commun, elles s'ouvrent à l'im-

pulſion qu'un ſang gonflé ou trop abondant fait contre leurs embouchures
dans ce tronc.

L'ETONNANTE leçon pour le Diſci-
ple de la Nature, l'Ecoute de ſes volon-
tez, & l'Interpréte de ſes intentions !
c'eſt le Médecin, quand dans toutes
ces opérations il n'apperçoit qu'une ſeule évacuation ; non de ſucs *aigris*, *ſa-*
lins, *ſulphureux*, ou d'humeurs groſ-
ſiéres & *tartareuſes*, mais d'un pur
ſang, loüable, naturel & bien condi-
tionné, tant elle paroît peu dans le
goût de la *cacochymie*, ou des évacuations humorales ! Car le ſang *hémor-*
rhoïdal ne fait point une maladie,
comme s'en explique M. STALH [*],
après s'en être perſuadé par l'expérience de pluſieurs années, & par la raiſon
qui eſt reſpectable en lui, & la principale ici, parce qu'elle décide en ce
cas. C'eſt que le *flux hémorrhoïdal* n'incommode pas plus ceux qui y ſont ſujets, que ne fait l'évacuation du ſexe
dans les perſonnes qui y ſont aſſujet-
ties ; de-ſorte qu'à ce double égard l'hé-
morrhagie eſt naturelle. En effet, un
célèbre Auteur (*b*) a crû appercevoir

(*a*) *De curandi ratione cum expectatione*.
(*b*) *Liſter*, de Staticâ.

une reſſemblance d'évacuation entre les deux ſexes, par l'obſervation qu'il á crû avoir faite, d'une décharge extraordinaire d'urines, qui ſe fait dans les hommes en des tems reglez. Mais tout doute là-deſſus eſt ôté par l'obſervation conſtante d'une infinité de perſonnes ſujettes aux *hémorrhoïdes*, qui n'en ont ſouffert aucun inconvénient, que ceux qu'on leur a attirez, ou en ſupprimant les *hémorrhoïdes*, ou en les arrêtant. HIPPOCRATE lui-même avoit ſenti l'utilité de ces évacuations, qu'il ne vouloit arrêter que lorſquelles dégénéroient en pertes ; auſſi ordonne-t-il de conſerver une *hémorrhoïde* quand on a à les couper : *Hæmorrhoïdas curanti diuturnas, niſi una ſervata fuerit, periculum eſt.**. Ce n'étoit donc pas en lui une mauvaiſe opinion qu'il eût du *flux hémorrhoïdal* ; il en reconnoiſſoit même une utilité naturelle, en ce qu'il ordonne d'en conſerver l'iſſuë ou la voye libre.

C'EST donc de ſang dont la nature autoriſe par ſon exemple l'évacuation : du reſte elle n'eſt occupée, pour l'accroiſſement des corps & le maintien

---

* Aphor. Sect. 6 Aph. 14.

de la santé, qu'à modérer les mouvemens du sang, à les prévenir ou à les
appaiser, suivant encore la pensée
d'HIPPOCRATE: *Reliqua omnia, quæ
ex humorum acrimonia & immoderatione
oriri assevero, sedantur, commoderata
& concocta* (a). En effet, la Nature opére ses coctions par le mélange & le
broyement des sucs qui se tempérent
les uns par les autres, *concoquitur
(fluxio) ubi mutua fuerit permixtio,
contemperatio, & cum aliis coctio* (b);
& c'est précisement à quoi elle se borne & s'employe dans les maladies des
âges; mais toûjours de la maniére &
dans l'ordre qu'elle s'est imposé, &
qu'elle a suivi depuis la premiére formation de l'homme. Car c'est une *systole* qui commence la vie du *fœtus*; en
conséquence une *vertu systaltique* régit
les fonctions des premiers âges d'un
enfant, & la même devenuë plus forte à proportion que les nerfs prennent
plus de ressort, devient la *vertu tonique* (*molimina tonica*) dans tous les
âges, pour les digestions & les distributions des sucs que la circulation doit

(a) *De Veteri Medicinâ.*
(b) Ibid.

portet

porter jusqu'aux extrémitez : mais venant à être irritée par l'abondance & le gonflement des sucs mal distribuez, elle redouble ses coups pour tâcher à écarter les embarras qui se forment ; & ce sont ces efforts du sang poussé par la *puissance systaltique* du cœur & des *solides*, qui font les efforts de la vertu tonique, (*conamina tonica*) mais par-tout c'est le travail de la Nature, attentive à varier ses actions ou ses œuvres, suivant les besoins de la santé.

De la connoissance de cet enchaînement d'actions naturelles, se comprend encore la cause des maladies des âges avancez, qu'HIPPOCRATE nous décrit ensuite : *Ultra hanc ætatem progressis, asthmata, pleuritides, peripneumoniæ*, &c. *Car ce sont là tous maux qui occupent les *artères capillaires*, dans lesquelles la *vertu systaltique* des solides, & la pression des *parties poreuses* ont poussé & engagé le sang. Là en effet tout se porte pour achever la plus considérable des *sécrétions* ; c'est la *transpiration*, qui doit se faire ou en-dehors, par l'habitude du corps, ou en-dedans, par l'habitude des vis-

---

ᵃ Aphor. Sect. 3. Aph. 36.

cères, tant que les sucs, sans s'engoüer
dans ces menuës artères, s'échapent en
vapeurs, ou dans l'air, ou dans les capacitez du corps ; & en cela paroît la
cause des *pleuréfies*, des *péripneumonies*
& des *asthmes* qui arrivent dans les âges
avancez. C'est que dans ces âges le sang
devenu plus chaud, plus âcre ou plus
salin, venant à tendre & à serrer le
tissu des membranes, celles-ci se
ferment à la *transpiration*. Toutes ces
maladies donc attaquent les membranes ; & celles-ci vers la vieillesse,
plus qu'en tout autre âge, venant à res-
serrer leurs pores, parce qu'elles dur-
cissent en approchant de la fin de la
vie, elles doivent donner plus d'occasion à ces maladies. La même réflexion
fait comprendre les causes des *phrénéfies*, des *cours de ventre*, des *cholera*,
des *dysenteries* & des *lienteries*, rangées toutes dans le même âge par H I P-
POCRATE * ; car si on le remarque
comme on le doit, l'on conviendra que
ce sont toutes membranes où se sont fi-
xées ces maladies, sçavoir du *cerveau*,
de l'*estomac* & des *intestins* ; & tout ce-
là parce que les *fluides*, ou le sang,
poussez avec trop de force dans ces dé-

* Ibid.

troits de vaiſſeaux , y ont formé aux
ſolides , c'eſt-à-dire , aux fibres des tuniques de ces artères , une réſiſtance
au-deſſus de celle qui eſt leur réſiſtance
& leur *ton* naturel.

ENFIN les *hémorrhoïdes* ſont ici rangées par HIPPOCRATE parmi de
vrayes maladies ; & il les croyoit telles , par la raiſon qu'il tenoit pour
maladies tout ce qui eſt à charge
ou incommode ; *quidquid homini mo-
leſtiam facit morbus eſt* (*a*). Cependant il fait obſerver ailleurs que c'eſt
un bien pour la ſanté que de rendre par bas du ſang noir, *ſanguis deor-
ſum , bonum , niger ſubtus ſecedens* (*b*) ;
& encore que les *hémorrhoïdes* préſer-
vent de *pleuréſie* & d'inflammation de
poûmon, *qui ſanguinem per ora venarum
quæ in ano ſunt perfundere ſolent , ii neque lateris dolore, neque pulmonis inflam-
matione corripiuntur* (*c*). Il les donne
même dans un autre endroit pour ſignes de maux ou de douleurs de reins ,
qui ſe ſoulagent par cette évacuation
de ſang, *dolorifica in lumbis mala ſangui*-

(*a*) Lib. de Flat.

(*b*) Aphor. Sect. 4. Aph. 25.

(*c*) Lib. de Humor. p. 65.

*flua, seu hæmorrhoica**, comme l'interpréte le sçavant M. D u r e t.

Q u o i q u'i l en soit, Hippocrate
met cette prétenduë maladie parmi
celles de l'âge mûr, en approchant de
la vieillesse ; observation bien remarquable dans un Médecin aussi versé que
lui dans les mouvemens de la nature.
Au-surplus cela ressemble-t-il si mal à
cette idée d'ordre dans les maladies
que l'on essaye d'établir ici ? En effet,
les *hémorrhoides* ont leur tems & leurs
périodes en plusieurs hommes ; que si
après cela elles ont aussi leur ordre dans
les âges, comme le fait observer H i p-
p o c r a t e, qui les met dans l'âge qui
approche de la vieillesse, sera-ce rien
moins qu'une évacuation de sang reconnuë périodique & réglée dans les
deux sexes ? Ainsi comme il faut qua-
torze années pour meurir l'une, tant
pour donner au sang le tems de s'accumuler pour faire la *pléthore* qui la produit en de jeunes personnes du sexe,
que pour donner le tems aux *sécrétoires* qui doivent y servir, de former leurs
diamètres, & le *ton* qui doit les tenir
méables ; tout de même il faudra qua-

<hr>

* Coac. 306.

sante & tant d'années dans les hommes, pour laisser prendre à leur sang
le poids ou la gravité qu'il lui faut,
pour se précipiter en-bas ; & de-là par
les extrémitez des *artères lymphatiques*,
s'échapper par les issuës qu'elles se font
faites dans l'intérieur de l'intestin *rec-*
tum, & telles à-peu-près que les avoit
reconnuës HIPPOCRATE lui-même :
Incalescentes venæ, (dit-il) *sanguinem*
attrahunt, eoque impletæ recti intestini
partem interiorem .... & venarum ca-
pitula conspicua attollunt, &c. (a). Un
autre célèbre Médecin de l'antiquité,
fait observer des périodes en des *hémor-*
rhoïdes qui s'évacuent en certains hommes par les urines : *Cæterùm nonnulli*
sunt qui per quosdam circuitus sanguinem
meiunt, hujusmodi affectus hæmorrhoïdum
profluvio similis est (b). Après cela est-il
étonnant que dans la suite on ait appellé ces sortes d'hommes *menstruatos*
homines ? Il trouve même, ce sçavant
Connoisseur (c) en maladies, une ressemblance telle entre ces évacuations,

(a) *Hippocr.* Lib. de Hæmorrhoïdib. p.
913.
(b) *Aretaus*, de Diutuin. Lib. 2. c. 3.
(c) *Arétée* est singuliérement habile pour
le *diagnostic* des maladies.

que celle des *hémorrhoïdes* (qui eſt celle des hommes) produit par ſes dérange-mens une ſorte de *pâles-couleurs*, ſuivant cette deſcription : *At ſi per circuitum nihil ſanguinis effluxerit, capitis dolore tentantur, oculorum acies hebet, tenebræ eis obverſantur, vertiginem patiuntur ; alii infiniti in comitialem morbum incidunt, tumidi, aquam intercutem patientibus ſimiles ; alii nervorum reſolutione tentantur, nam ex conſueti profluvii ſanguinis retentione hujuſmodi mala proveniunt* *. C'eſt donc ſi peu, ce ſemble, une maladie que les hémorrhoïdes, qu'elles aſſûrent la ſanté en l'en préſervant.

MAIS ici vient à propos une ſeconde réflexion, c'eſt ſur la maniére naturelle dont ſe fait la *dépuration* du ſang. Nous l'avons vûë ci-deſſus ſe faire, cette *dépuration*, dans le jeune ſexe, pour la conſervation de leurs perſonnes, & la propagation du genre humain ; ici nous la voyons ſe faire dans les perſonnes de l'autre ſexe plus avancées en âge, pour la conſervation de leurs ſantez & la prolongation de leurs vies. Mais l'une & l'autre opération s'exécutent par un ſimple dépoüillement

---

* *Aretæus*, ibid.

que le sang fait d'une portion de soi-
même. Ce n'est donc, ni par voye de
précipitation, ni par la *pressûre* d'un *aci-*
de sur les humeurs, ni par leurs *fontes*,
leurs *fusions* ou leurs *colliquations*, qui
feroient la séparation de certains sucs
d'avec d'autres; mais par la *systole* ou
la *pression* des *solides*, ou par leur mouvement *tonique*, qui déterminant l'ex-
cedant du sang à descendre vers des
issuës convenables, l'expulse pêle-mêle
par les endroits destinez dans les deux
sexes à l'évacuation de semblable sang.

MAIS encore, pourquoi les artères
se vuider de sang à la veille de la vieillesse? La raison en est toute naturelle:
C'est la *la pression* qui contient le sang
dans les vaisseaux; mais ces vaisseaux
continuellement pressez pendant quarante années, perdent enfin quelque
chose de leurs capacitez; ils ne sont
donc plus capables alors de contenir
autant de sang que dans les âges précédens. Cependant le sang se trouvant
continuellement pressé de-haut en-bas,
se trouve enfin amené aux endroits qui
ont des issuës pour lui: & tout cela
pour conserver au reste de la masse des
humeurs, l'aisance & la facilité pour se
conserver une circulation régulière &

M iiij

uniforme pour le reste de la vie d'un homme, lequel peut n'être à quarante ans qu'à la moitié de sa vie. Pour donc lui en assûrer le reste, la nature pourvoit à la sûreté de la circulation du sang, & à sa facilité, qui coureroit risque, ayant à se faire voye dorénavant à travers des vaisseaux rétrécis par la sécheresse, où tombent les parties du corps à mesure qu'elles vieillissent.

UNE autre cause aussi puissante & non moins naturelle de la détermination du sang vers les parties basses, c'est la chûte que le sang fait sur le déclin des âges, des parties supérieures sur les inférieures. En effet, l'on observe que ce sont les traits du visage & des parties supérieures qui s'altérent les premiers, par l'affaissement que prennent ces parties en vieillissant. Car telles sont les situations que prend la circulation du sang suivant les différens âges *. Dans les premiers, le sang se porte principalement au cerveau & à toutes les parties qui l'environnent ; dans les âges mitoyens, il tombe sur toute la région de la poitrine ; & en approchant de la vieillesse, il se trouve

* Vid. *Albert.* de Hæmorrhoïdibus, cap. de ætatum morbis.

précipité dans le bas-ventre. Or tout
ce sang ramassé est ramené du cerveau
par les jugulaires au cœur ; & du *cœur*,
où aborde celui de toute la poitrine,
il est poussé par l'*aorte descendante* par
tout le bas-ventre. Il trouve, à la vérité,
des retraites dans la *rate*, le *foye* &
tous les viscères de cette région ; mais
dardé rapidement par un canal *hori-
zontal*, élastique & le plus ample qui
soit dans tout le corps, il arrive encore
en grande abondance dans les parties
de l'*hypogastre*. A quels dépôts donc ne
seroient-elles point exposées, si la nature, en cas de besoin, n'avoit ména-
gé une issuë à ce sang par les *hémorrhoïdes* ? Ce sont elles qui en effet parent à tant de maux, ou qui en soulagent de tant de sortes dans ces endroits
& dans ces âges. Car le sang dans ces
tems du déclin de la nature, épuisé
alors de ce qu'il avoit de plus fin, devient lourd & appesanti dans les vaisseaux ; disposition bien propre pour lui
donner le tems de s'*aigrir*, de se *salir*,
de prendre même la qualité d'*atrabilaire*, si pernicieuse aux fonctions de
la vie. Ajoûtez que le *ton* des parties
déchéant encore avec l'âge, menaçoit
d'étranges *confidences*, de *stagnations*

M v

fréquentes & de dangereuses *conge-stions*, de la part de ces sucs grossiers, malins ou *salins*, si la nature ne leur renoit, en certaines constitutions, l'issuë du sang hémorrhoïdal libre & facile.

Voila donc une évacuation de sang bien désignée, tracée & annon-cée pendant quarante ans par la nature, car les vaisseaux en sont connus, leurs distributions réelles, toûjours les mê-mes, & dans tous les hommes ; enfin la route du sang & sa détermination vers les endroits de cette évacuation, avoüées. Elle ne se fait point à la vérité, cette évacuation, dans la plûpart des hommes ; mais en combien se trouve-t-elle subsistante, réguliere & sans incon-vénient pendant des années? Et en com-bien d'autres se trouve-t-elle inconnuë, parce qu'elle est étouffée, détournée, arrêtée ou supprimée, par des fautes dans le régime, ou par la témérité de remèdes mal entendus, graisseux, em-plastiques, styptiques, astringens? Mais que cette évacuation ne soit pas en cha-cun des hommes, y en a-t-il quelqu'un pour qui elle ne soit pas, ou en qui en cas de besoin, elle ne se travaille point par la nature, qui ne faisant rien en vain, n'aura point inutilement fa-

briqué des vaiſſeaux qui portent & qui
rapportent abondamment du ſang dans
des endroits qui ne ſeroient aucunement diſpoſez à lui donner iſſuë ?
Après tout ceci donc & d'après un appareil ſi naturel, ſera-t-il contre la raiſon de ſoupçonner un travail de la nature pendant quarante ans pour execu-
ter cette évacuation naturellement poſſible, & tant de fois utilement executée?
Et ce travail ſera-ce autre choſe que
ces efforts hémorrhoïdaux, *conatus hæ-*
morrhoïdales, obſervez par de grands Médecins en bien des perſonnes infirmes,
travaillées de ces *hémorrhoïdes* fauſſées
ou fautives, qui ſe paſſent tout en douleurs, en inflammations, en gonflemens, *en coliques,* en oppreſſions, en
flatuoſitez & ſemblables angoiſſes ? Sur
ce pied, la plûpart des maladies d'âges
rapportées par HIPPOCRATE d'âge
en âge, juſqu'au tems de la vieilleſſe,
ne ſeront-elles point de ces combats
de la nature, *natura conamina,* de ces
efforts hémorrhoïdaux, qui annoncent
des flux d'hémorrhoïdes en ceux qui
y ſont ſujets? Et pour lors que deviendront ces ſyſtêmes d'humeurs imagi-
nées pour cauſe de tous ces maux, tan=

M vj

dis que le fang lui feul empêtré fur fa route, ou détourné de fa direction, forme des fymptômes fautifs ou trompeurs qui induifent à de dangereux remèdes? Ces féductions provenantes d'un fang qui fe travaille une iffuë, font même connuës en pratique, pour peu qu'on ait vû de malades. Car par combien de maux, & de combien de fortes, fouvent même bifarres & hétéroclites, s'annoncent dans les jeunes perfonnes du fexe, l'évacuation qui leur eft finguliere? Et fur cet exemple, les maladies rangées d'âge en âge par HIPPOCRATE, ne pourroient-elles point être des fignaux de l'évacuation de fang qui fe prépare pour des *hé-morrhoïdes*, en ceux en qui la nature l'auroit deftinée? Car ne font-ce point des *faignemens de nez*, des *maux de tête*, des *fièvres*, des *oppreffions*, des *maux de gorge*, & de *côté*, des *maux de cœur*, & de *reins*, des *cours de ventre*, des *embarras de foye*, de *rate*, ou d'autres vifcères, qui fe font appercevoir & fentir dès-lors que le fang fe met en mouvement, quelquefois même long-tems avant l'évacuation particuliere au fexe. Il ne faut que fe repréfenter les connexions, les dépendances, les liaiſions & les rapports, qu'ont les vaiſſeaux *hémorrhoïdaux* immédiatement avec les viſcères du bas-ventre , & en conſé-quence avec ceux des autres régions. L'importance enfin , la capacité & la pente de l'*aorte deſcendante* , élaſtique d'ailleurs autant qu'elle eſt, fait con-cevoir les déſordres qui s'enſuivront du ſang impétueux & abondant qu'elle précipite , s'il vient à être mal diſtri-bué ; & cela par la réſiſtance inſur-montable qu'il trouvera à l'endroit qui devroit lui ouvrir un paſſage. Car alors obligé de refluer ſur ſoi-même , à quel-les *ſtagnations* n'expoſera-t-il point les viſcères qu'il doit arroſer ſur ſa route ? La *rate* ſur-tout s'en engorgera , le *foye* en ſera comblé , l'*eſtomac* en recevra mille contre-coups ; & ne voilà-ce pas matiére à une infinité de maux , tous ſemblables à ceux qui ſont énoncez par HIPPOCRATE *, leſquels s'excite-ront à ces occaſions ? Les *reins* ſeront-ils exempts d'inſultes, puiſque les *artè-res émulgentes* ſont chargées de beau-coup de ſang pour eux, ſang d'ailleurs qui prendra plus de volume, plus de maſſe & plus de poids ? En faut-il da-

* Aphor. III. 30.

vantage pour amasser dans ces viscères un sang croupissant, aigri ou salin, & bien-tôt graveleux ? Enfin les *artères iliaques* se remplissant de tout le sang que les *hypogastriques* devroient transmettre aux *hémorrhoïdales*, n'en sera-ce pas assez pour faire concevoir la cause des lassitudes si familiéres dans les suppressions ou manquemens d'*hémorrhoïdes*? Les désordres deviendront-ils moins grands de la part des veines *hémorrhoïdales*, lesquelles seront contraintes de transmettre, sur-tout dans la *veine-porte*, & par elle au *foye*, tout le sang qui ne se sera pas évacué par les *hémorrhoïdes* ? Que si à tous ces maux l'on joint ceux que causeront tant de *plexus* de nerfs qui tiennent au *foye*, à l'*estomac*, à la *rate*, au *mésentère*, & dont bien de sions lient des vaisseaux importans en d'importans viscères, comme le *cœur*; de plus encore les irritations qui s'entrecommuniqueront à toutes les parties ausquelles les *ganglions* des nerfs ont rapport ; on sera étonné de tant de maladies *phlegmoneuses*, *spasmodiques*, & *flatueuses*, qui s'en ensuivront. HIPPOCRATE en compte-t-il davantage ou d'autres especes parmi toutes celles qu'il compte d'âge en âge jufqu'à la vieilleffe ?

Mais l'attention qu'il infpire fur les *hémorrhoides*, n'influeroit-elle pour rien dans les maladies du dernier âge ? car il en ménace les vieillards de beaucoup. Seroit-ce donc témérité de fe permettre de foupçonner, qu'ils auroient été préfervez de beaucoup de ces maux, fi l'évacuation par les *hémorrhoides*, attachée peut-être à leurs tempéramens naturels, & détournée peut-être par des remèdes, s'éroit faite dans les âges précédens ? Ce qui donneroit quelque fondement à cette penfée, c'eft de voir la fermeté de fanté dans les femmes, lorfque l'âge qui les affujettiffoit à l'évacuation de leur fexe, eft paffé. Tout de même donc feroit-il peut-être arrivé que des vieillards affligez des maux dont HIPPOCRATE les ménace, en auroient été ou exempts, ou moins maltraitez, fi leur fang mieux dépuré dans les âges précédens, & mis plus au large par cette évacuation, (naturelle peut-être à leur tempérament) trouvoit dans les vaiffeaux de ces perfonnes âgées, plus de foupleffe & plus d'aifance ou de facilité à les traverfer, pour fe donner une circulation aifée & uniforme.

Car l'homme, à la vérité, n'est de sa nature qu'infirmitez & que maladies, *totus homo ab ipso ortu morbus est* (a); ne pouvant s'élever ni se nourrir, que dans la dépendance de secours mandiez & étrangers, *dum educatur inutilis auxilium supplex implorat*; qui ne croît en âge que pour décroître de bonté & de sagesse, *dum increscit improbus & demens*, s'il n'est soûtenu ou préservé par de sages conseils dans sa jeunesse, *institutione puerili indigens*; ne meurissant d'âge, que pour meurir de passions, *in ætatis vigore constitutus audax*; ne vieillissant, que pour dépérir & misérablement déchoir, *ætate marcescens*; méprisable enfin dans ses miséres & ses foiblesses, dont il a eu le malheur de faire ses plaisirs, *miserabilis, suos labores per imprudentiam excolens* (b) : Cependant & nonobstant cette peinture des miséres de la nature humaine & de ses foiblesses, tracée de la main d'Hippocrate, il reconnoît lui-même ailleurs, qu'il est des natures qui sont d'une vie très-longue, & d'une santé très-heureuse, *ejusmo-*

(a) *Hippocr.* Epist. ad *Damaget.*

(b) *Idem,* ibid.

di naturâ longiſſimâ ſunt vitâ, & maxi-
mâ ſanitate fruuntur (*a*). Il rapporte
au même endroit la raiſon qui fait ces
bons tempéramens ; c'eſt qu'ils deviennent tels, quand les parties ſe ſont
nourries d'un ſuc bien dépuré, bien
affiné, & d'une chaleur douce & be-
nigne : *Corpus humanum, ubi tempera-*
tionem ex tenuiſſimâ aquâ & rariſſimo
igne adeptum fuerit, ſaluberrimum ha-
bitum efficit (*b*). Rien donc n'auroit
été plus capable d'aſſûrer la vie & la
ſanté des viéillards, qu'un ſang tel
que le demande HIPPOCRATE pour
faire aux parties & aux viſcères une
bonne habitude, c'eſt-à-dire, un ſang
rendu bien leger par la dépuration,
& ainſi demeuré coulant, humide &
halitueux, & bien rectifié. Mais ce ſont
les qualitez qui lui viennent, quand ſes
ſucs ſe renouvellent, & qu'un ſang plus
frais prend la place d'un ſang viéilli
pour avoir long-tems travaillé, ou pendant trop d'années ; raiſon déja obſervée, & pour laquelle on a fait remarquer que ſe trouvent tant raſſûrées les
ſantez des femmes, après que leur ſang

(*a*) *Hippocr. Lib. de Vict. rat.* p. 314.
(*b*) Ibid.

s'est renouvellé & rafraîchi douze fois
par an pendant quarante & tant d'années. A ceci revient l'observation connuë même parmi le peuple, & avoüée
par les Médecins, que ceux qui sont
obligez de se faire saigner souvent par
précaution, deviennent plus gras qu'ils
n'étoient. Pourquoi donc les hommes
qui auroient eu besoin de s'évacuer,
n'auroient-ils rien gagné pour leur santé, si leur sang se fût dépoüillé de tems
en tems de leurs sucs usez, par un flux
hémorrhoïdal, en ceux donc que leur
nature y auroit destinez ? De toutes les
maladies donc énoncées par HIPPO-
CRATE pour l'âge des vieillards, peut-
être s'en manqueroit-il pour plusieurs
d'entre eux, si ayant été destinez en
certains tems par la nature à un flux
hémorrhoïdal, ils n'auroient point par
leur intempérance, leur sensualité, &
peut-être leurs passions, empêché cette évacuation de jamais paroître ; ou
s'ils ne l'avoient pas arrêtée, supprimée ou détournée par des remèdes in-
discrets. Car ce n'est point que l'on
voulût soûmettre indifféremment tous
les hommes à la nécessité de cette évacuation ; mais ce que l'on ne craint
pas d'assûrer, c'est que bien des maux

viennent fur la fin des âges de beaucoup d'hommes , parce que la nature a
été détournée du travail qu'elle faifoit
pendant leurs jeunes ans , pour meurir
une humeur vicieufe qui devoit en
des tems dépurer le fang, en fortant par
un fang *hémorrhoidal.*

OR voici ces maladies des vieillards ,
qui font toutes graves , importunes ou
dangereufes , & qui fe montent au nombre de près de vingt , fuivant le calcul qu'on en peut faire d'après HIPPO-
CRATE: *Senibus autem fpirandi difficulta-
tes,* &c. * Mais ici viennent deux réflexions à faire : La premiére , que la plûpart de ces maladies font des affections féreufes , *catarrhi* , comme fi la
mort voulant laiffer l'homme où la
naiffance l'a pris , le feroit finir par
l'eau , après avoir tiré & commencé
originairement fa vie d'une eau lymphatique. La feconde réflexion, c'eft
que la plûpart de ces maladies attaquent les *membranes* ou le genre nerveux, c'eft-à-dire , les folides; augure
par conféquent de la part finguliére
qu'ils ont dans les maladies de la vieilleffe. Ce font donc toutes matiéres à
fluxion que les fucs qui font les mala-

* Aphor. Sect. 3. Aphor. 31.

dies de cet âge, & toutes parties membraneufes qui font en irritation. A ceci
fe reconnoiffent les caufes des *cater-*
rhes, des *fluxions*, des *toux*, des *ftran-*
guries, des *dyfuries*, des *prurits* ou *dé-*
mangeaifons, des *maux d'yeux*, des *gout-*
tes, &c. & par tout ceci, l'on doit
juger de la fouffrance où font dans la
vieilleffe les parties membraneufes.

L A *partie blanche* du fang paroîtroit
donc feule intéreffée dans les maladies
des vieillards; & par-là fembleroient
tomber tous ces égards tant recommandez ci-devant, pour les *efforts* que faifoit le fang fur les nerfs par fa *partie*
rouge, parce qu'il fe préparoit un iffuë;
ces mouvemens tant célèbrez, & avec
tant de fageffe, dans les écrits de M.
S T A L H, fous les noms de *cōnamina*
& *molimina tonico - hæmorrhagica*; lefquels, ce femble, n'auront aucune part
à la production de tous ces maux. Que
deviennent donc ces attentions tant
exigées dans la cure des maladies, pour
les flux des *hémorrhoïdes*? Mais ceci eft
un paradoxe, puifqu'il n'eft point de
maladies qui dépendent plus univerfel-
lement, plus immédiatement, & plus
affidûment de la partie rouge du fang
contre les parties nerveufes, que les

fluxions, & toutes les *affections cater-rheuses*, vulgairement attribuées à un fond d'humeurs & à leurs *colliquations*. En effet ce sont toutes *épreintes* de parties pressées ou irritées, & toutes *excretions* ou *expressions* des sucs qui se trouvent enserrez entre les fibres de ces parties comprimées ou irritées. Mais le sang poussé, engagé & retenu dans les extrémitez des vaisseaux, est cause des extensions & des divulsions qui se font dans les fibres des membranes, dont les pores, qui sont des extrémitez d'*excrétoires*, s'entrouvrent & donnent une issuë forcée aux sucs habitans de ces parties ; & ces parties étant toutes membraneuses (parce qu'elles sont des *expansions des nerveux capillaires*) elles font les membranes les siéges de tous ces maux, & par leurs excrétions *séreuses-lymphatiques*, leurs causes apparentes.

M a i s au contraire, ainsi s'augmente le *paradoxe* touchant les maladies de la vieillesse ; car dans les autres âges, ce n'est que comme par accident, & en certains tems que se font les impulsions du sang contre les parties nerveuses, (*molimina hæmorrhagica*) c'est-à-dire, lors seulement que se prépare une évacuation de sang ; au-lieu que dans le tems & les maux de la vieillesse, c'est continuellement & nécessairement que se font des impulsions du sang contre les parties membraneuses. L'état naturel des *solides*, ou des fibres nerveuses dans les vieillards, c'est la sécheresse, ou du moins un resserrement *tonique*, qui en pressant les fibres des parties, les ferme à l'entrée des sucs qui auroient pû s'y introduire ; & c'est la raison par laquelle le célèbre M. SANTORINI* explique comment les personnes âgées s'appetissent dans leur taille, laquelle se courbe dans les uns & s'accourcit dans les autres. Ce sont donc autant de resistances, ou de barrieres que la circulation du sang trouve à surmonter, principalement dans les extrémitez des vaisseaux qui composent la substance des parties poreuses. Or c'est à travers de ces parties que doit se faire le passage de la *partie rouge* du sang des *artères* dans les veines sanguines, & de la *blanche* dans les *artères lymphatiques* ; car c'est le méchanisme naturel par lequel les jeunes corps s'accroiss-

*De Fibrâ.

ſent en s'allongeant ; parce que le ſang,
déployant tous leurs petits vaiſſeaux,
qui ſont chacun dans leur fléxibilité
naturelle, l'intruſion de ces ſucs ſe fait
ſans preſque de réſiſtance. Le contraire
arrive dans la vieilleſſe, où le ſang toûjours pouſſé avec force par le cœur
vers les extrémitez, y trouve de l'op-
poſition à ſon paſſage dans le rétréciſſement des vaiſſeaux de la *ſubſtance
poreuſe.* Moins de ſang donc & moins
de lymphe ſe tranſmettent dans l'intérieur de ces parties ; mais c'eſt d'autant
de ſucs que ſe fait continuellement le
reflux ou la retenuë dans les vaiſſeaux
ſanguins. Et voila la cauſe de l'impulſion continuelle que le ſang des perſonnes âgées eſt obligé de faire perpétuel-
lement contre les parties nerveuſes ou
membraneuſes qui réſultent des extrémitez dévelopées des capillaires nerveux. Ce ſont donc des *efforts* qu'eſt
obligé de faire ſans ceſſe le ſang contre ces membranes ; & ces *efforts* deviennent plus impétueux en maladie, à
meſure que le ſang aura pris plus de
maſſe en ſanté, par la retenuë de tous
les ſucs qui n'auront pû pénétrer dans
les capillaires rétrécis. Car les vaiſſeaux
comprimez refuſent l'entrée aux ſucs

qui se présentent ; & au contraire continuellement battus & pressez eux-mêmes par l'impulsion du sang , ils sont contraints à se dégorger par tous les *excrétoires* dont sont criblées les membranes communes & particulieres ; lesquelles, chacune suivant leur nature & leur composition, suintent à la vérité des sucs particuliers , mais tous fonciérement *lymphatiques*, seulement sous différentes couleurs, consistences, & saveurs , & tous exprimez par une contraction *spasmodique*, qui produit autant d'*excrétions* différentes , que les sucs lymphatiques qui se séparent naturellement dans ces *sécrétoires*, sont différens eux-mêmes.

Prenant dans ce plan les idées ou les notions des maladies de la vieillesse , énoncées par Hippocrate, elles se demêlent chacune d'une maniére satisfaisante à un esprit raisonnable , & utile à la pratique , parce que chacun de ces maux se trouve avec son caractere & ses différences , dans la structure propre à la partie qui est malade. Ainsi un *asthme*, une *fluxion de poitrine*, une *toux caterrheuse* , n'est autre chose dans sa cause qu'une impulsion du sang contre les membra-

nes

nes du poûmon, qui se gonflant par le *spasme*, s'enflament par la *congestion* du sang, qui se trouve intercepté dans les vaisseaux de ces membranes; ou bien qui se fronçant seulement, s'irritent, & par leur *stricture* ou leur *contraction spasmodique*, expriment dans les *vésicules* du poûmon une *sérosité* plus ou moins *lymphatique*, plus ou moins âcre, plus ou moins abondante; & celle-ci fait l'*asthme humoral*, comme l'autre fait la toux plus ou moins importune.

Q u e sera-ce encore une *strangurie* & une *dysurie* ? rien autre chose qu'une irritation convulsive des fibres de la vessie & de l'*urèthre*, causée par l'impulsion du sang, lequel trouvant ces membranes trop resserrées dans leur tissure, les tient dans une expression douloureuse, ou des épreintes cruelles, par les excrétions âcres, brûlantes ou salines qu'elles font faire forcément aux glandes de ces membranes.

Une observation que l'on a faite d'*hémorrhoïdes fluantes*, qui ont soulagé des douleurs de *strangurie* & de *dysurie* dans un âge fort avancé, justifie combien le sang travaille sur les parties, par des efforts qu'il fait contre les nerveuses, quand il se cherche une issuë. Ainsi ce

n'eſt pas ſeulement dans les âges précédens, qu'un Médecin doit s'occuper des
efforts que le ſang fait pour quelque
évacuation ſanguine qui ſe prépare; car
ces efforts (*molimina hæmorrhoica*) s'e-
xercent juſques dans la vieilleſſe ; juſques-là doit donc ſe porter l'attention
d'un Praticien. Il y en a d'autant plus
de raiſon, qu'il peut arriver dans cet
âge une double impulſion des *fluides*
contre les *ſolides*, l'une de la *partie rouge* du ſang, comme il eſt prouvé par
cette obſervation, l'autre par ſa *partie
blanche*, ou par ſa lymphe ſéreuſe &
ſurabondante.

Car tel eſt le ſang de beaucoup
de vieillards, *ſanguis ichoroſus*, un ſang
ſéreux, lequel ſans être abſolument
corrompu ou mauvais, cauſe pourtant
une maladie fâcheuſe & ordinaire aux
perſonnes âgées, ſçavoir l'inſomnie :
*De ichoroïde ſanguine ſeu aquoſo, ita
ſentiendum, quòd pervigiles facit, ſive
bonus ſive malus ſit* *. Mais cette ſorte
de ſang dans les vieillards ne ſe borne
point à cette incommodité, les prurits
ou les démangeaiſons inſuportables qui
leur tourmentent ſouvent tout le corps,

* *Hippocr. Lib. 6. Epid. Sect. 2.*

font d'une importance d'autant plus grande, que cette maladie eft comme incurable dans cet âge, puifqu'elle ne peut prefque fe guérir, qu'en paffant dans une autre qui eft mortelle ; car on la voit fe terminer même quelquefois par une maladie de veffie qui finit par la mort. Mais long-tems avant nous, Hippocrate avoit vû paffer dans une *hydropifie* le prurit de tout le corps, que foufroit un citoyen d'*Athènes*. Car après que cette cruelle démangeaifon eût refifté à tous les remèdes, elle ceda à la vérité à l'ufage des bains chauds ; mais ce fut pour attirer après elle une *hydropifie*, qui fit périr le malade : *Athenis quidam pruritu totius corporis..... detinebatur ... nullis remediis juvari potuit ... ad aquas calidas autem profectus prurigine liberatus .... hydrope periit* *. Or l'impulfion du fang & de fa *lymphe* contre les membranes dans la vieilleffe paroît-elle douteufe en pareil cas ? Car c'eft à l'habitude du corps, vers la peau, la plus confidérable des membranes du corps, qu'eft emportée alors la maffe du fang & de fa lymphe, avec une telle déter-

* Lib. 5. Epid.

mination & un tel pouvoir de cette portion séreuse devenuë dominante dans
cet âge, qu'on ne peut la déplacer d'un
endroit, qu'elle n'en assaillisse un autre. C'est ainsi qu'HIPPOCRATE l'a
vûë passer de l'habitude du corps dans
la capacité du bas-ventre ; est-ce par
une autre raison, sinon que dans les
vieillards le sang ne se porte à rien tant
qu'à répandre ses sérositez par tout le
corps ? par une autre raison encore,
& qui est sensible, eu égard à l'état
de sécheresse, d'aridité, ou de rétré-
cissement où tombent les *solides* avec
l'âge. Car ceux-ci refusant à la *partie
blanche* du sang la liberté de les pénétrer à l'ordinaire pour circuler, il en
résulte deux inconvéniens ; d'une part
que la *lymphe* passe en plus grande
abondance dans les artères *lymphatiques*, d'où elle distille ou suinte extra-
ordinairement sur toutes les parties ;
d'autre part que la *partie rouge* du sang
perdant trop de son véhicule, s'épaissit
& ralentie qu'elle devient dans les vaisseaux sanguins, elle occasionne des
hydropisies, conformément à l'observation d'HIPPOCRATE dans l'exempl
rapporté ci-dessus.

CONFORMEMENT encore à un

autre remarque du même HIPPOCRATE,
qui met au nombre des maladies de la
vieillesse, les mauvaises constitutions
du corps, *corporis mali habitus* *; car
ce sont des *cachexies*, ces annonces ordinaires de vraies *hydropisies*, si elles
n'en sont elles-mêmes les principes ou
les commencemens. Or l'on trouve la
raison de ces *cachexies* dans la vieillesse, en comparant la fin de la vie,
avec la fin des maladies qui se terminent trop souvent par des *hydropisies*.
C'est qu'en celles-ci le sang travaillé
trop long-tems par tous les accidens
d'une grosse fiévre, par exemple, &
les *solides* lassez pour avoir essuyé trop
d'*oscillations* forcées & contraires aux
loix de leurs puissances, il se fait des
considences dans les *fluides*, & des *ato-
nies*, ou des affoiblissemens dans les
solides; double raison par laquelle l'é-
quilibre étant rompu dans les parties,
il se fait des dérangemens dans les
sucs; & sur-tout la partie séreuse du
sang se départant de la *partie rouge*,
ce sont des engagemens de sucs ralen-
tis, qui deviennent les causes des *cachexies*. Sur cet exemple, le sang s'é-

* Aphor. III. 31.

tant comme excédé de travail pendant des années qu'il a vacqué aux fonctions de la santé , & les *solides* fatiguez dans la vieilleſſe d'un ſi long travail , ceux-ci ſe trouvent affoiblis , & le ſang avec ſes fluides ralenti dans les capillaires ; & de-là s'enſuivent les cachexies & ſemblables mauvaiſes conſtitutions du corps , *corporis mali habitus.* Mais cependant l'homme vit , parce que l'impulſion du cœur ſur le ſang , le tient en circulation ; mais rompuë qu'elle eſt dans ſa marche vers les extrémitez , ce ſont des coups ou des efforts inutiles vers ces endroits , qui s'inondent d'autant plus de ſéroſitez , que celles-ci ne peuvent plus ſuivre la route de la *partie rouge.* Mais par-là l'on voit combien il eſt vrai , que l'impulſion du ſang ou ſes efforts inutiles contre les parties nerveuſes , ſont cauſes d'*hydropiſies* dans les vieillards , comme ils le ſont de leurs autres maladies.

C'EST ainſi que dans cette défection de la *partie blanche* , ou par ſon *départ* de la *partie rouge* du ſang , les ſéroſitez venant à prendre des écarts , ſont pouſ-ſées vers leurs reſervoirs nez , ou vers les endroits où ſe trouveront plus d'*ex-crétoires* pour elles ; & c'eſt la raiſon

pourquoi elles diſtillent ſi volontiers
par le nez des vieillards , & par leurs
yeux, *aurium, & oculorum humiditates* *.
C'eſt que les *ſinus maxillaires*,& autres,
ces *antres* célèbres d'*Highmor*, n'étant
point à portée de recueillir & loger toutes ces ſéroſitez, elles enfilent la voye la
plus déclive, qui eſt celle des narines.
Les yeux de leur part, étant des organes
hydrauliques , pour ainſi dire , parce
qu'en eux tout eſt fait & ſe fait par
l'eau ou par des humeurs , ils reçoi-
vent à proportion de toute la lymphe
naturelle qui leur aborde pour leurs
fonctions, une certaine quantité de ces
ſéroſitez dévoyées;& de-là viennent les
yeux pleureux ou larmoïants des vieillards. L'organe de l'ouïe étant creu-
ſé dans des os , dont les cavitez ne
renferment que de l'air , l'impulſion
compreſſive qui arrive à ces parties ne
s'exerce que ſur les os & les membranes de ces organes , & de-là ſe communiquant aux nerfs , elle fait que toutes ces parties nerveuſes , ou tous ces
nerfs , comme leur *portion dure* , ſe
durciſſent en quelque maniére ; & pour
cela les vieillards ont l'ouïe dure. Hip-

* Aphor. III. 31.

POCRATE joint à ces maladies des obſcurciſſemens de vûë, *viſûs hebetudines* ; auſſi conçoit-on naturellement, que dans l'âge où les ſéroſitez gagnent toutes les parties, l'humeur *aqueuſe*, elle qui tient ſon prix & ſa valeur de ſa tranſparence ou limpidité, ſe trouve obſcurcie par les nuages, dont une lymphe ſalie ou dégénérée, la ſoüille par ſes particules impures, ſemblables à ces papillotes qui ſe font en certaines liqueurs lorſqu'elles ſe gâtent. Ainſi donc s'obſcurcit & devient loûche *l'humeur aqueuſe* dans les vieillards, & leur vûë par cette raiſon ſe perd & s'éteint. Auſſi a-t-on vû autrefois en *Angleterre*, comme le rapporte en l'approuvant le célèbre M. WOOLHOUSE, un habile Oculiſte *, qui rendoit la vûë aux vieillards en leur faiſant une ponction comme pour la *cataraĉte*, (pareille à la *paracentèſe* qu'on fait pour *l'hydropiſie*) pour faire écouler l'humeur *aqueuſe*, qui devient loûche dans la vieilleſſe. En effet, une *lymphe* redevenuë limpide par les remèdes, & par le régime, ſuccédant à *l'humeur aqueuſe* gâtée, qui s'eſt écou-

---

* Vid. *Biblioth. Chirurgic. Mangeti.*

lée par la *paracentèse* , un vieillard se
trouve l'œil rajeuni par ce renouvelle-
ment d'humeur. Par une semblable raison se forment dans les vieillards ces affections *glaucomatiques* , dont HIPPO-
CRATE parle au même endroit(*glaucedi-
nes*). En effet, l'humeur *crystalline* s'im-
preignant d'une lymphe épaissie dans
les vieillards , & comprimée dans des
vaisseaux rétrécis, comme ils le sont tous
dans la vieillesse , il s'ensuit naturellement que le *crystallin*, qui est tout vaisseaux , se durcisse. Restent ces amo-
lissemens ou relâchemens d'intestins ,
alvi humiditates , que l'on trouve ici ,
(*a*) parmi les maladies de la vieillesse,
& ce sont ces relâchemens qu'HIPPO-
CRATE a observés dans la vieillesse de
ceux qui dans leur jeunesse avoient eu
le ventre serré , *quibus dùm sunt juvenes alvi sunt siccæ, his senescentibus hu-
mectantur* (*b*); & cela arrive par la
détente des parties nerveuses , dont le
ton venant à s'affoiblir avec l'âge , elles
deviennent lâches & humides.

TELS sont tant de maux qui vien-
nent à la vieillesse de la part de la *por-*

(*a*) Aphor.III. 31.
(*b*) Aphor. II. 20.

N y

tion blanche du fang, lorſqu'elle vient à ſe départir de la rouge ; & ces maux ſont tolerables en les comparant avec ceux de la partie rouge déſunie de ſa blanche ou de ſa *lymphe*. Car devenuë par cette privation autant âcre, vive & ſaline, qu'elle étoit ſouple, tranquille & douce, lorſqu'elle étoit ſuffiſamment détrempée de *lymphe*, ſes frotemens en circulant ne ſont plus imperceptibles, parce que les tuniques des attères ſe durciſſant par l'âge, elles prêtent moins à leur *diaſtole* ; leur *ſyſtole* en devient donc plus ferme, plus forte & plus animée, ce qui fait le pouls dur, gonflé & tendu en tant de vieillards, & ce ſont ceux qui encourent les dangers des deux maladies obſervées par HIPPOCRATE dans la vieilleſſe. Ces maladies ſont les *vertiges* & les *apoplexies*, dont les cauſes ordinaires ſe trouvent dans le ſang ainſi conſtitué ; car delà naît la diſpoſition *phlegmoneuſe* qui fait ces ſortes d'embarras dans les artères, tels que les a trouvés ſi ſouvent dans les cerveaux des *apoplectiques* le ſçavant Auteur *, qui a traité ces maladies avec tant d'habileté.

* *Wepfer. De Apoplexia.*

L A raison de ces *congeſtions phlegmoneuſes* dans les vieillards , vient donc
principalement de la preſſion exceſſive
où ſe trouve leur ſang. Car tous les
vaiſſeaux perdant en eux de leurs *diamètres* & de leurs capacitez à meſure
que les *parties poreuſes* ſe deſſéchent ,
le ſang preſſé dans tous les vaiſſeaux
doit ſuivre la voye la plus courte , &
s'échaper par celle où il trouve moins
de reſiſtance à ſon cours. Les artères
carotides & les *vertébrales* ſe préſen-
tant donc au ſortir du cœur , dardent
ce ſang preſſé de toutes parts vers le
cerveau ; & là trouvant plus d'eſpace
pour s'étendre dans tant de vaiſſeaux
qui compoſent & qui tapiſſent les *méninges* , il y entre en plus grande abondance qu'il ne peut en être rapporté par
les *jugulaires* ; il s'en fait donc cette
congeſtion *phlegmoneuſe* qui ſe termi-
ne à l'apoplexie , obſervée dans cet
âge par HIPPOCRATE. Enfin la ſu-
blimation d'un ſang abondant & impétueux vers le cerveau , excite naturellement des *vertiges* , & ce ſont eux
qui préludent aux apoplexies , ou qui
les annoncent.

RESTENT les affections *néphréti-
tiques (nephritides.)* qui ſont encore, ſui-

vant HIPPOCRATE, de la claſſe des maladies des vieillards. Mais les cauſes en ſont ſenſibles dans la qualité de ce ſang & dans la diſpoſition des vaiſſeaux dans les perſonnes âgées. Car ceux-ci ſont rétrécis, & en voilà aſſez pour attirer dans les *reins* (viſcère dont la tiſſure eſt plus denſe & plus compacte qu'en aucun autre) une *congeſtion phlegmoneuſe*, cauſe très-ordinaire de *coliques néphrétiques* ; & le ſang étant épaiſſi, brûlé, ou ſalin dans cet âge, ne ſera-ce point des germes de graviers, de ſables & de pierres, leſquelles s'accumulant & ſe groſſiſſant dans les reins, ne peuvent ſans des violences extrêmes traverſer les *urétères* ? & de-là viennent les *coliques néphrétiqu s-graveleuſes* ?

C A R il eſt des *reins* & des *urétères* dans le corps humain, comme des *faîtières* & des *goutières* dans les bâtimens; celles-ci ſont ſujettes à s'engorger d'ordures qui en bouchent les paſſages; un pareil inconvénient arrive aux reins par le rétréciſſement de leurs vaiſſeaux. Car le *rein*, comme le reconnoît HIPPOCRATE, eſt ſemblable à une éponge, qui eſt la paſſoire par où s'écoule l'urine : *Ren . . . ſpongiæ ſimilis eſt . . . illic-*

que urina à sanguine percolatur & secernitur *. D'autant donc que les reins refuseront-ils le passage aux urines, que les mailles de cette éponge feront trop ferrées : mais alors s'imbibant d'une férofité fale & faline, parce qu'elle est croupiffante , il s'accumulera infensiblement des matériaux de pierre. C'est pourquoi il est institué par la nature, que les reins filtrent promptement & tranfmettent au plûtôt les urines , & pour cette raifon les reins fe trouvent d'une compofition naturellement compreffive ; tiffuë qu'elle est, ce femble, de refforts toûjours bandez , pour repouffer & expulfer fur le champ tout ce qui les toucheroit. Le méchanifme du rein a donc quelque chofe de femblable à ceci , puis qu'aucun *fécrétoire* dans le corps humain, ne fe décharge fi promptement que les reins. De-là vient la promptitude avec laquelle la boiffon paffe par les urines , parce que cet organe destiné à la tranfmettre , est d'une *élafticité* continuelle , ou d'une fenfibilité de reffort, telle qu'il ne fouffre rien. Difpofition qui découvre bien la nature de la *diabète*, dont la cure n'est

---

* *Hippocr.* De Offium naturâ.

fi malheureufe, que parce qu'on a toûjours traité cette maladie comme hu-
morale , elle qui eft finguliérement *fpafmodique*. Les *urétères* d'ailleurs étant
auffi tout *élaftiques*, & toûjours incli-
nez ou fituez de-haut en-bas, il devient
impoffible que les urines ne fe précipitent avec promptitude. Or voilà ce
qui manque aux *reins* des vieillards ;
leurs vaiffeaux fe rétréciffent à proportion que leurs corps fe defféchent , la
fécrétion des urines languit , elles-mêmes deviennent croupiffantes , & ainfi
les vieillards fe trouvent expofez à des
affections graveleufes-néphrétiques.

M a i s auffi fe montre ici à découvert le danger de l'impulfion du fang
contre les parties nerveufes , par le foin
que l'on voit apporter par la nature ,
pour préferver les reins de fa violence. Le fang tombant avec impétuofité
du cœur par un auffi ample canal que
celui de l'*aorte* , les auroit accablé
par fon affluence , & par la force
comme de *projection* ou d'élancement
de-haut en-bas , qui l'auroit violem-
ment engagé dans ces vifcères. Que fait
donc la nature ? Elle fait fortir l'*artère
émulgente* du tronc de l'*aorte* , de maniére qu'elle faffe avec celle-ci un *an-*

gle droit ; & par-là voilà que tout d'un
coup le fang perd autant de fon impétuofité, qu'il eft obligé de s'éloigner
de la ligne droite de l'aorte par une
latérale, pour entrer de biais dans les
reins. Cependant l'*artère émulgente* par
fa rectitude entre l'aorte & le *rein*, pouvant encore permettre trop de force
au fang qui lui aborde, la nature re-
vêt les trois branches par lefquelles elle
entre dans la fubftance des *reins*, & par
lefquelles elle partage cette force, d'u-
ne *capfule* ou gaine, formée par une
membrane denfe & ferme, qui accom-
pagnant les ramifications de ces artères par-tout, les affermit auffi par-tout
contre l'impulfion du fang. Ceci cependant étant encore infuffifant pour
prémunir cet organe, & le tenir en garde contre l'intrufion violente du fang,
une autre membrane tient étroitement
enferrées par les dehors toutes ces parties, lefquelles étant d'ailleurs elles-
mêmes fermement & intérieurement
preffées dans leur tiffure, il en réfulte
un corps organique à l'épreuve de toute impétuofité. Cependant le méchanifme en ce genre va ici encore plus
loin ; car après avoir envelopé de graif-
fe tout le corps du rein, il fe trouve

fermement aſſujetti par toutes les attaches qui le tiennent immobile & iné-
branlable avec les *lombes* & toutes les
parties oſſeuſes & charnuës des environs. Tant de précautions priſes pour
préſerver ou défendre contre les impulſions du ſang une ſeule fonction de
l'œconomie animale , ſont autant de
leçons pour un Médecin, chargé du
ſoin de les conſerver toutes dans l'ordre de leurs loix, ou de les y ramener ,
en les ſoûtenant contre les impulſions
ou efforts du ſang dans quelque maladie que ce ſoit.

C A R il n'en eſt aucune qui ne donne quelque ſigne de ces ſortes d'efforts;
& la raiſon en eſt auſſi vraie qu'elle eſt
ſimple , & elle eſt auſſi ſimple que la
nature, d'où elle émane. C'eſt que comme il n'eſt point de ſanté ſans *preſſion*
de ſang , reguliére & uniforme, auſſi
n'eſt-il point de maladie où il n'y ait
preſſion forcée & irréguliére. Or cette
preſſion irréguliére, ſortant des bornes
& des maniéres de la nature , c'eſt une
léſion , une violence , une impulſion
exceſſive , ce qui eſt un effort. Cependant ces deux ſortes de preſſions ſont
opérées l'une & l'autre par la nature,
parce qu'elles ſont toutes deux les effets

de la vertu *syftaltique* ; mais l'une or-
donnée & foûmife à la *force tonique*, ce
qui fait la fanté ; l'autre fortie de l'ordre naturel, ce qui fait la maladie; l'une
eft un mouvement de *compreffion* infenfible, qui mene tous les fucs chacun
à leurs places & dans leurs propres *fécrétoires*; l'autre eft un mouvement d'*ex-
preffion* , qui pouffe ou qui chaffe les
fucs hors de leurs places. Car le fang
femblable à la mer, ne foufre dans fon
fein rien d'étranger , *vena fanguine re-
ferta . . . . fi quid alieni ad eas pervenerit
malè afficiuntur* *; & c'eft dans cette *impulfion* contre nature que confiftent les
efforts que fait le fang pour fe défaire
de quelque matiére impure , ou qui
lui eft étrangere. La preuve en eft fenfible dans des événemens connus de
tout le monde. Un ancien *ulcére* cica-
trifé mal-à-propos attire de très fâcheux
accidens, comme encore la fuppreffion
d'un *cautère* , qu'on aura laiffé fe re-
boucher , dont les fuites font accom-
pagnées de tels maux , qu'on eft obligé , ou de le r'ouvrir , ou de lui fub-
ftituer quelque évacuation qui y fup-
plée. Une autre obfervation confirme

* *Hippocr.* De intern. affectib.

parfaitement celles-ci, c'eſt l'opération des *loupes* ; car ces tumeurs étant de celles qui *végètent*, puiſque non-ſeulement elles ſe nourriſſent, mais encore qu'elles prennent croiſſance, juſqu'à devenir monſtrueuſes par leur exceſſive groſſeur, on eſt obligé pour prévenir de ſi prodigieuſes croiſſances, de couper ces tumeurs avant qu'elles ſoient trop avancées. Mais l'humeur qui fournit à cette ſorte de *végétation*, ne trouvant plus à ſe dépoſer dans ces corps ſpongieux, retenuë qu'elle eſt & vacante dans le ſang, elle y fait office de corps étranger, contre lequel la nature venant à ſe ſoûlever à l'aide de la vertu *ſyſtaltique*, elle pouſſe cette humeur ſur d'autres parties, où elle fait plus d'une ſorte de maux. Voilà donc ces efforts (*conamina tonica*) qui ont tant de part à la production des maladies. C'eſt qu'il faut remarquer, que ces efforts ne ſe font pas toûjours à intention de procurer une évacuation de ſang, comme ſeroit l'*hémorrhoïdal*, mais très-ſouvent à deſſein de dégager une *ſéroſité*, plus ou moins *bilieuſe*, *ſaline*, *âcre*, ou *ſanguine*. Ainſi ce ſera ſouvent pour expulſer quelque choſe de la *partie blanche* du ſang, qu'un trou-

ble d'impulsions se fait dans les vaisseaux : & ces sortes d'impulsions étant
fréquentes dans la production des maladies, un Praticien doit être toûjours
en garde contre ces inconvéniens, ou
contre ces efforts qui lui annoncent une
expulsion, non du sang, mais d'une
échapée de la *partie blanche* ; ce qui
devient la cause conjointe de trois sortes de maux, sur lesquels on ne peut
se rendre trop attentif dès les premiers
commencemens des maladies.

Ces trois maux sont la *goutte*, les
dartres, & les *éréfipèles*, car ce sont
de ceux qui ne meurent presque qu'a-
vec les personnes qui y sont sujettes ;
de-sorte que souvent de grands troubles s'élevent dans les corps de ces personnes, lesquels ne sont que les annonces ou d'une *goutte* qui veut renaître,
ou d'une *éréfipèle* qui veut revivre, ou
enfin d'une *dartre* qui se réveille. C'est
que dans ces occasions il arrive quelque
chose de semblable à l'observation du
célèbre SYDENHAM ; il avoit remarqué que les maladies qui tomboient
dans le tems d'une *constitution épidémi-
que* regnante, tenoient quelque chose
dans leurs natures de celle de la maladie dominante ; tout de même aussi

les maux qui arrivent à des corps sujets
à quelqu'une de ces trois maladies, participent souvent des causes de ces maux,
qui font concentrées dans le sang de
ces perfonnes. Une *goutte* donc qui fera
de naiffance ou d'habitude, prendra
de tems en tems à une perfonne. En
voilà affez pour rendre fufpecte de l'action fecrete d'une humeur de *goutte* cette perfonne, fi elle vient à tomber malade. Ainfi des maux de *poitrine*, de *tête*, de *reins*, des *coliques*, furpren-
dront-ils ces fortes de perfonnes, ce
feront fouvent moins ces maladies effentiellement telles qui les furpren-
dront, que des préludes d'une *goutte*,
qui venant à fe déclarer dans peu de
jours, démafque tous ces maux, qui
fe diffipent d'eux-mêmes à l'arrivée de
la *goutte* : de-là il arrive qu'un homme
qui paroiffoit attaqué d'une oppreffion
afthmatique la plus urgente, d'une *apoplexie*, d'une *léthargie* en apparence,
ou d'une *colique*, fe trouve tout d'un
coup hors de danger à l'arrivée de la
goutte. Les *éréfipèles* habituelles, c'eft-à-
dire, qui reviennent de-tems-en-tems,
ne préfentent point d'abord de fi affreux accidens, car ce ne feront que
des *friffonnemens*, des *maux de cœur* &

des mouvemens de fiévres ; tous accidens cependant qui feront prendre le
change à un Médecin, qui ne fera pas
au fait de l'habitude où eft ce malade
d'être attaqué d'*éréfipèle*. Car la vérité
de l'*Aphorifme* touchant la *délitefcence*
d'une *éréfipèle*, doit s'appliquer au fond
de cette humeur, quand elle eft comme
en propre en certains corps : *Eryfipelas*
foris intrò verti non bonum ×. Car l'inconvénient qui arrive fubitement à l'occafion du reflux d'une humeur *éréfipè-*
lateufe, retient toute fa malignité pour
l'avenir, c'eft-à-dire, pour toutes les
fois que cette humeur fe renouvellera,
comme il arrive à ces fortes de corps.
Un Médecin doit donc roûjours fe tenir
en défiance là contre, ou s'attendre à
quelque éruption *éréfipèlateufe*, quand
il voit quelque trouble s'élever dans
le fang de ces perfonnes ; & cependant
aller bride en main fur les grands remèdes, que l'on auroit crû convenables au mal qui fe préfente. Car tout
trouble dans les maladies, ne demande point d'être abfolument réprimé
vû qu'entre les mouvemens qui s'élevent dans les humeurs, il en eft qui

× Aphor. VI. 25.

ont en point de vûë une évacuation loüable à procurer, & à laquelle ils menent l'efprit. C'eft comme l'étoile des Praticiens, qui les guide & qui régle leur manœuvre. Ce font donc de ces troubles favorables, de ces anxietez laborieufes qui amenent des crifes, *quibus crifis fit, his nox ante exacerbationem gravis eft* (a): Troubles dont il faut fçavoir tirer parti en pratique pour le bien du malade. Mais il en eft d'autres qui font en pure perte pour la nature, & qui n'étant produits ou que par la férocité de l'humeur, par fon abondance, ou par fon *élafticité*, tournent tout en travail pour le malade, fans rien promettre de bon contre la maladie. Ce font de ces travaux extrêmes par où commencent les maladies les plus aiguës, *peracutus morbus ftatim extremos habet labores* (b): & ce font ces maladies extrêmes qui demandent les plus grands remèdes, *ad extremos morbos extrema remedia exquifitè optima*: enfin ce font ces cas urgents qui demandent de prompts fecours; mais fans perdre cette idée du même H i p-

(a) Aphor. II. 13.
(b) Aphor. I. 7,

POCRATE, qui s'expliquant sur les remèdes extrêmes qui conviennent aux extrêmes maladies, entend par remède extrême une extrême ténuité dans le régime, *ubi morbus extremos habet labores, extremè tenuissimo victu uti necesse est* *. Car ce ne fut point la méthode de ce Prince de la Médecine, de se rüer sur les grands remèdes à la vûë des premiers grands accidens ; exemple donc qui insinuë en pareils cas aux Praticiens envieux de l'honneur de la profession, l'usage des *adoucissans*, des *délayans*, & des *calmants*, lesquels maniez à sa maniére, & suivant son esprit, rabattent bien du fracas en maladies.

LES *dartres*, ou affections dartreuses, paroîtroient moins criminelles par rapport à la vie, & ainsi leurs causes sembleroient pouvoir y être indifférentes, soit qu'elles se montrent ou qu'elles se cachent ; en effet, à quelques *gersures* près, quelques *pustules*, quelque *prurit*, quelque sentiment peut-être de douleur supportable, si elles viennent à s'enflammer, elles produisent peu d'accidens, ce semble, formidables. Ce-

* Aphor. I. 6.

pendant comme fi le fang ne pouvoit
pis faire, pour gâter & deshonorer une
fanté, ce font les *dartres* qui défignent
fouvent en certains cas douteux la plus
honteufe, & une des plus difficiles maladies, puifqu'elles font alors des fignes
peu fautifs de quelque ancien *virus vérolique.* Auffi HIPPOCRATE trouvoit-
il dans une humeur *dartreufe* une double malignité ; car outre qu'elle infulte
plus d'une forte de partie, il la jugeoit
d'une qualité *cauftique : Herpetibus exe-
dentibus fedi, pudendo, utero, vefica,
calidum amicum* (*a*). Après cela faut-
il s'étonner, fi une dartre venant à fe
fécher inopinément, jette une perfonne en *apoplexie*, comme on l'obferve en
pratique ? Cette humeur donc, comme
celle de l'*éréfipèle*, eft meilleure dehors
que dedans : *Foris quidem introverti,
non bonum, intùs verò foràs bonum* (*b*).
C'eft donc encore un fuc étranger, ou
une matiére *hétérogène* dont le fang effaye de fe défaire, en ceux qui feront
fujets à des *dartres*, qui feront man-
quées, & cela par des efforts qui mettent en trouble toute l'œconomie ani-

(*a*) Aphor. V. 22,
(*b*) Ibid. VI. 25,

male;

nale ; de-forte qu'elle paroît attaquée
d'un mal qui fe préfente, en même
tems qu'une caufe fecrete (comme la
délitefcence ou la retenuë d'une humeur
dartreufe, qui en eft la principale fource)
en fait penfer un autre. C'eft donc encore une raifon pour un Médecin de
s'arrêter fur la nature des fymptômes
d'une maladie naiffante dans un corps
fujet aux *dartres*, occupé uniquement
de donner le tems, par de fages ménagemens, à cette humeur de faire fon
chemin ou fon éruption, en quoi il a
fouvent bien moins à donner aux remèdes qu'au tems.

CE font donc des efforts, des effais,
des tentatives de la nature, (*conamina,
molimina, tentamina tonica*) qu'un Médecin doit toûjours avoir comme en
perfpective dans les maladies, puifque
dans toutes, la nature a fes mouvemens & fes pentes, vers lefquelles elle
fe porte ou incline, pour fe décharger,
pour faire fes *dépurations*, ou du moins
fe foulager, *quò natura vergit, eò du-
cendum*. Ainfi c'eft dans ces efforts de
la nature, & par leurs penchans, que
s'appercoivent les véritables caracteres
des maladies, leurs génies, leurs liai-
fions, leurs dépendances, leurs origi-

Tome II.　　　　　　　O

nes, enfin l'*ordre* qu'elles tiennent entr'elles. Les deux excellens Traitez, l'un (*a*) sur les successions ou les transformations des maladies, l'autre (*b*) sur les rechutes, contiennent le fond de toute cette doctrine. Mais celle des *fiévres*, comme elle est aujourd'hui traitée, prouve l'universalité de celle qu'on établit ici, & en découvre avec la solidité, le fondement aussi réel, qu'est sensible la puissance *tonique*, ou la vertu *systaltique* des parties. Car la fiévre étant la maladie universelle, en ce qu'elle influë de sa nature & de son génie dans toutes les maladies, elle découvre en chacune d'elles cette force expulsive, ou cette action d'effort ou de lute, qui va à décharger la nature, ou du moins qui y tente ou y tend. De-là viennent ces *métamorphoses* de maladies, ou ces *masques* de fiévres, qui représentent tous maux symptomatiques ou déguisez, parce qu'ils ne sont que d'emprunt & par accident ce qu'ils représentent. C'est ainsi que des apparences (*a*) d'*apoplexie*, de *colique*, de *cholera*,

(*a*) Roderic. Castrens. Quæ ex quibus Opusculum.
(*b*) Tiling. De Recidivis.
(*c*) Vid. Morton, de Proteiformi Febr. genio,

de *cours de ventre*, de *rhûmatiſme*, *d'ophthalmie*, &c. préſentent le change dans des fiévres, qui ſont eſſentiellement ou en effet, ce que tous ces maux ne ſont qu'en figure ou en reſſemblance. C'eſt que les fiévres étant eſſentiellement des mouvemens d'effort ou de combat, *conamina naturæ*, par leſquels la nature en travail tâche à ſe dégager, il eſt évident que l'action d'effort eſt de toutes les maladies, & qu'elle leur appartient en propre. C'eſt donc l'objet vers lequel la Médecine doit tourner ſes vûës, dreſſer ſes pas, & diriger ſes opérations.

Sur ceci donc doit ſe régler auſſi le travail ou l'action du Médecin, *hoc opus, hic labor eſt*; ici donc eſt le point difficile en pratique, *judicium difficile*, pour ſçavoir démêler ſans s'y méprendre, quand il faut agir, ou contempler, faire des remèdes, ou attendre les reſſources de la nature. L'aſſûrance que l'on a d'un art de guérir créé dans le corps humain, & avec lui, par toutes les puiſſances que le Créateur a établies dans les organes, par les régles, les proportions & l'ordre qu'il a inſtitué pour la conſervation de la vie, favoriſe l'idée d'un Auteur (*a*) célèbre par son nom & par son ouvrage. Il s'étoit flatté qu'un Médecin pouvoit s'en remettre pour la guérison à l'œuvre de la nature, en l'attendant uniquement, ou en la laissant faire, séduit qu'il avoit été par l'observation de tant de guérisons qu'on voit faire au tems tout seul, sans le secours d'aucuns remèdes. Mais cette douce imagination amuse plus l'esprit, qu'elle ne l'instruit, & elle le séduit bien plus, qu'elle ne le dirige. Au-lieu que la pensée du sage M. STALH (*b*) redresse les inconvéniens de cette imagination, en montrant les avantages de sçavoir guérir avec la patience dans les remèdes *cum expectatione*. Cette maniére de traiter les maladies est établie par ce grand Médecin sur des raisons aussi solides que conformes à l'observation. Mais un fait de pratique le démontre, & doit en convaincre les plus prévenus. C'est la méthode pratiquée & recommandée par les habiles Praticiens, de ne pas arracher avec violence le *placenta*, qui reste opiniâtré

(*a*) *Harvaus*, de curandi ratione cum expectatione.

(*b*) Vid. *Stalh*, de curandi ratione cum expectatione.

ment attaché au fond de la matrice
dans quelques nouvelles accouchées ;
pour, en se donnant patience pendant
peu de jours, donner le tems à la nature de se recueillir pour faire l'expulsion de ce corps étranger. Car en effet
il se détache sans inconvénient & de soi-
même en bien des occasions. Ce fait
(ou cette expérience) de pratique se
trouvant autorisé par la découverte du
muscle uterin, que le célèbre Monsieur
R u y s c h a découvert & manifesté au
public, (qui lui doit d'ailleurs de si ex-
cellenes découvertes)ce sçavant Méde-
cin-Anatomiste a sagement voulu ras-
sûrer les espérances des Sage-femmes,
quand il leur seroit échapé, de n'avoir
pû délivrer sans trop de danger leurs
femmes accouchées. En pareil cas donc
Monsieur R u y s c h les avertit, qu'une
main de la nature accoucheuse, se trouve au fond de la matrice, dans la structure d'un muscle considérable qui occupe cet endroit, lequel par ses contractions manie en quelque maniére ce
corps étranger, ruine ses attaches, & le
fait tomber sans violence. C'est cependant sur cette Médecine naturelle que
le Censeur * du muscle uterin découvert

* *Cohausen*, *Lucina Ruyschiana*, &c.

par Monsieur R u y s c h, essaye aujourd'hui de répandre un ridicule qui
deshonore le bon esprit, la science,
l'équité, & peut-être la *gratitude* (*a*)
du Censeur, autant que la censure porte peu sur la réputation de Monsieur
R u y s c h, & sur la solidité de cette doctrine. Car taxer malignement, comme
fait le Censeur, cette Médecine du titre de *cura per expectationem*, c'est ne
sçavoir pas avec Monsieur S t a l h interpréter le véritable sens de la *Médecine expectative*, que ce sçavant Praticien rappelle à sa véritable idée, en
l'appellant *cura cum expectatione* (*b*).
Et en effet Monsieur R u y s c h ne
s'opposa jamais à la sage adresse d'une
Accoucheuse, qui pourroit délivrer son
accouchée sur le champ; mais n'ayant
pû mieux faire, il la console par la ressource qu'il lui fait appercevoir dans
le muscle uterin, qui pourra, comme
il le fait si souvent, achever sa besogne.
Cependant s'il faut sçavoir attendre,
aussi faut-il sçavoir se déterminer sur un
parti en fait de remèdes. Mais encore

(*a*) *Il reconnoît pag.... que M. Ruysch
lui a fait présent de deux de ses admirables préparations anatomiques.*
(*b*) Vid. *Not. in Harv.* &c.

quels remèdes ? Faudra-t-il les prendre parmi les *évacuants* ? & ceux-ci seront-ils des *stimulants* ou des *irritants* ? des *purgatifs*, des *fondants*, des *émétiques* ? ou bien faudra-t-il les prendre parmi les *altérants* ? En ce cas sera-ce des amers, ou des digestifs qu'il faudra choisir ? & encore ceux-ci seront-ils des *végétaux*, ou des *minéraux*, des *volatils*, des *sulphureux*, ou des *cordiaux*, des *absorbants*, des *terreux*, des *salins* & des *fixes* ? Car ainsi se multiplient les difficultez, en suivant même la Médecine *expectative*, en tel sens qu'on puisse la prendre, puisque cette Médecine est la sorte d'*attente* qui est propre au génie des maladies ; attente d'ailleurs qui ne se connoît que par l'histoire naturelle de chacun de leurs *symptômes* & de l'ordre de leurs événemens ; d'où l'on tire les raisons décisives du choix de tous ces remèdes ; mais une pareille histoire naturelle des maladies coûte trop de tems, d'attention & d'étude, pour se trouver du goût & à la portée de bien des Médecins. Ainsi *angustiæ undique*, pour les malades & pour les Médecins, soit que l'on suive la Médecine *expectative*, ou la Médecine *systématique*, puisque celle-ci expose insi-

niment les malades, & que l'autre fati-
gue infiniment l'esprit, le cœur & la
conscience d'un Médecin, qui a de la réligion, de la science & de l'humanité.
Car sera-ce d'ailleurs que de la vertu
qu'on pourra se promettre tout ce qu'il
faut de patience, de phlegme ou de sang
froid, pour se contenir ferme dans les
vûës de son devoir, contre les cla-
meurs des uns, qui vous crient d'agir
ou de faire des remèdes quand il faut
s'en abstenir ; & des autres, qui vous
importunent en vous sollicitant de ne
rien faire quand le tems & l'occasion
sont venus d'agir à propos ?

IL faut donc convenir que les Médecins seroient aujourd'hui bien soula-
gez dans cet embarras, si tant d'habiles maîtres, qui sont venus depuis deux
mille ans en Médecine, avoient par
leurs observations pratiques, tenu dans
l'ordre naturel des maladies enseigné
par HIPPOCRATE, les Médecins
qu'ils ont formé à la pratique. Car ce
seroit une file de connoissances qui
apprendroient à ceux d'aujourd'hui à
quoi il faut s'attendre dans chaque maladie, c'est-à-dire, les signes & les
tems qui annonceroient ces événemens, soit pour les suivre, soit pour

les éviter, ou pour aller contre. Cependant, pour ne plus perdre de tems par de semblables omissions, est-il hors de raison de se remettre, pour ainsi dire, sur les premiers pas d'HIPPOCRATE? car sans se trop plaindre de ce que nous trouvons à achever d'après lui, n'est-il pas toûjours tems de profiter de son travail, en le reprenant dans l'état où il l'a laissé?

C'ESTOIT à sa maniére un génie de la Nature, & en Médecine le Prince & le Souverain de l'Art. Comme donc d'après un grand peintre de la nature, considérons dans ses écrits l'*esquisse* du tableau de cette nature, ou comme le premier crayon de ce tableau qu'il n'a pas fini, parce que le tems pour l'achever lui a manqué avec la vie. Ainsi nous tenons de sa main & de son pinceau, les principaux & maîtres traits de ressemblance, qu'il suffit de bien imiter pour attraper ou atteindre celle de la nature; & par cette étude ne sera-ce point par HIPPOCRATE même, que la Médecine recouvrera ce que lui ont fait perdre les siécles passez? Sur ce plan reprenons dans HIPPOCRATE son ordre naturel des maladies, qu'il nous a laissé à méditer dans celui des

O v

maladies des âges : L'obfervation eft effentielle & conftante ; & comme elle eft d'après nature, prenons dans la nature elle-même, fi bien connuë aujourd'hui dans le corps humain par les nouvelles découvertes , les raifons de cet ordre. Elles s'apperçoivent dans les changemens qui arrivent dans la vie de l'homme, à chaque fepténaire d'années, fuivant l'obfervation encore d'Hippocrate, qui partage le cours de la vie en cinq fepténaires: *Increfcit homo ad tertium annorum feptenarium , in quo adolefcens evadit , ad quartum ufque & quintum feptenarium* *. Or ajoûtant à cette obfervation , que ces changemens font ceux que reçoit l'*équilibre* des *fluides* avec les *folides*, reconnus aujourd'hui pour la caufe des fonctions de la vie , les raifons d'*ordre* connuës dans celui des régles & des loix de cet *équilibre* , deviennent par leurs altérations ou leurs changemens les raifons de l'ordre que prennent les maladies. Mais l'hiftoire de la Création nous méne encore plus loin dans les connoiffances de l'*équilibre* qui régit les fonctions du corps humain ; car la Main

* Lib. de Carnib. p. 211.

Souveraine qui pèse les esprits, *spiri-*
tuum ponderator Dominus (*a*), qui
tient en équilibre les Montagnes & les
Cieux, *qui cælos ponderat, qui appen-*
dit molem terræ, & librat in pondere mon-
tes & colles in staterâ (*b*), qui donne
des bornes à la mer & aux fleuves, pour
les contenir dans cet équilibre comme
dans une balance, *qui librat fontes aqua-*
rum . . . . legem ponit aquis ne transirent
fines suos, quando appendebat fundamen-
ta terræ (*c*); qui enfin dans le grand
monde a donné à chaque chose son
poids, sa régle, & sa mesure, *omnia*
in mensura & numero & pondere deposuit ;
cette même main du Créateur, a établi l'équilibre dans le petit monde entre les *fluides* & les *solides*, qui doivent en conserver l'œconomie. L'*ordre*
donc des fonctions du corps humain
étant émané d'un principe qui est l'ordre même, source de toute justice &
de toute justesse, il tient de lui ses régles & ses loix ; & les dérangemens
de ces loix font les causes des maladies.

O R l'ordre primitif de ces loix de

(*a*) Proverb. 16. 2.
(*b*) Isaïe, 40. 12.
(*c*) Proverb. 8. 29.

l'*équilibre*, ne s'efface point dans ces dérangemens au point qu'il s'y perde,
ou s'y méconnoisse absolument, car ce
font des troubles dans les *fluides*, que
ces dérangemens ; mais ces troubles
renferment un reste de l'*ordre* primitif
par la *tendence* qui les accompagne,
ou qui ne les quitte point, & qui est
les efforts que fait la *syftole* des *solides*,
pour se maintenir dans la direction,
ou vers les fins pour lesquelles elle a
été originairement établie & ordon-
née. Et voilà ces efforts de la vertu tonique (*molimina tonica*), ces efforts de
la nature, *conamina naturæ*, dans lesquels un Médecin reconnoîtra à quoi
il doit s'attendre dans toutes les maladies. Car l'institution de la *syftole* fut
originairement pour effectuer la circulation du fang dans le corps du *fœtus*, en
l'y applaniffant, afin que les *fluides* se
diftribuaffent également dans toutes les
parties de cette tendre machine du
corps humain. Sur cet exemple donc
on doit comprendre, que le but de ces
efforts de maladie peut se rapporter à autre chose qu'à des évacuations,
par la même raison que dans le corps
du *fœtus*, les efforts du fang pour circuler, n'ont abouti pendant les neuf

mois de la grosseſſe de la mere, qu'à
ſe diſtribuer également par tous les
vaiſſeaux. Ainſi un Praticien connoiſ-
ſeur dans l'œconomie animale, ne s'i-
maginera pas, qu'en maladie tout ſoit
humeurs ou *humoral*, de-ſorte qu'il faille s'attendre toûjours à quelque humeur qui doive s'évacuer. Car le man-
quement de *criſes* ſenſibles (*acriſia*) ne
fait pas le plus grand malheur des maladies, dont ſeulement il fait connoître la longueur : *Judicationis ceſſationes*
in febribus temporis quidem diuturnita-
tem, non tamen perniciem ſignificant *.
Le travail du ſang inſtitué dans le corps
humain pour la conſervation de la ſanté, ne conſiſtant originairement qu'à
diſtribuer les ſucs chacun à leur place,
ce ſera auſſi en bien des cas l'attente
d'un Praticien, de voir ſe replacer chacun dans leurs ſécrétoires, des ſucs qui
s'en étoient dérangez, ſans que ſouvent
il ſe faſſe d'autre évacuation que les
naturelles, qui ſe reſtituent dès que les
troubles de la fiévre diminuent ; & cela
par ce fond de *tendence*, ou d'ordre
reſté dans les humeurs, pour ſuivre les
directions qui leur ont été preſcrites par
le Créateur. C'eſt par un mouvement

* Coac. 74.

spontané, ce femble, mais l'on en trouve la raifon phyfique dans le méchanifme des parties, & dansla diftribution des vaiffeaux ; ceux-ci fe communiquant tous les uns avec les autres, & fe tranf-mettant réciproquement les fucs qui leur viennent : *Venæ omnes inter fe com-municant & mutuò confluunt (a)*. Or chacun de ces vaiffeaux, par fa vertu de *folide*, oppofe des *réfiftances* à ces fucs, lefquels étant repouffez par le reffort compreffif de ces *folides*, ils fe réfilient dans les grands vaiffeaux, & là fe broyant de nouveau, & s'affinant, ils s'ajuftent aux *diamètres* de leurs *fécrétoires* naturels. C'eft la *coction* véritable des humeurs ; & en vertu d'une telle *coction*, les fucs dérangez reprennent leurs *pentes*, leur cours, & rentrent dans leurs fécrétions : *Concoquitur (humor) ubi mutua fuerit permixtio, con-temperatio & cum aliis coctio (b)*. C'eft une digeftion *méchanique* & journaliére, par laquelle les fucs fe brifant par les frotemens des *folides* qui les meuvent, & par leurs *ofcillations* réiterées & mille fois repliées les unes fur les autres, fe

(a) *Hippocr.* de Locis in Homine, p. 401.
(b) *Hippocr.* de Veteri Medicinâ.

fondent & se dissolvent ; & ainsi se dissipant les *congestions* morbifiques, il en résulte des guérisons naturelles. Aussi de grands Praticiens n'ont-ils pas eu si mauvaise opinion de la fiévre, que le commun des hommes ; témoin le sage Monsieur S Y D E N H A M, qui la ménage dans les maladies des vieillards, & qui, bien plus, est persuadé qu'il est des sortes de fiévres qu'il faut laisser s'user un peu d'elles-mêmes, avant que de les arrêter par le *quinquina*. H I P-P O C R A T E étoit dans la même pensée, parce qu'il avoit observé que la fiévre, qui est la plus commune de toutes les maladies, sur-tout des inflammatoires, *febris maximè communis morbus omnium aliorum morborum, præcipuè inflammationis comes est* (*a*) ; que la fiévre, dis-je, survenant aux embarras du *foye*, à l'*apoplexie* & à semblables maladies, en étoit le remède (*b*). Mais, ce qui fait plus particuliérement au sujet présent, il a même observé que la fiévre est un remède dans les affections spasmodiques : *Qui à convulsione aut distensione*

(*a*) Lib. de Flat. p. 275.

(*b*) Aphor. 40. Sect. VI. 5. Sect. V. 51. Sect. V.

nervorum tenentur , superveniente febre liberantur *. Suivant donc cette maxime de pratique, ne sera-t-il point dû des égards, des ménagemens même pour la fiévre ? Car si, suivant le précepte d'HIPPOCRATE, un Praticien doit toûjours avoir présente à l'esprit la premiere cause de la maladie qu'il traite : *In morbis hoc sanè præcipuum est, quænam sit morborum causa, & ex quo principio ac veluti fonte oriantur ;* & la véritable idée des maladies consistant dans *l'affection des nerfs*, ou dans une disposition *spasmodique* des fibres nerveuses, comme il a été expliqué ailleurs, un Médecin se trouve autorisé à croire, que l'opération de la fiévre peut être une digestion méchanique, un dénoüement, pour ainsi dire, de ces fibres qu'un spasme secret tenoit liées, serrées & confonduës. Ce seroit même voir sa besogne se faire sans son ministere ; rien peut-il plus raisonnablement flatter son attente ? assûré qu'il est d'ailleurs de l'ordre originairement attaché à tous les *fluides*, de se rendre à leurs rendez-vous naturels (ce sont leurs *sécrétoires*) , dès que toutes résistances

____

* Aphor. 57. Sect. IV.

étant levées, ils n'ont qu'à se laisser aller à la *tendence* propre & spontanée qui les y porte.

MAIS il est encore un autre fondement à l'attente que doit se prescrire un sage Médecin dans la cure des maladies : si la ressource de la *digestion méchanique* vient à manquer, il en est une autre qui ne mérite pas moins la confiance & l'attention d'un Praticien, c'est celle de la *crise* ou de quelque évacuation critique ; car il n'est pas de maladie, selon l'avis encore d'HIPPO-CRATE, où l'on ne puisse attendre une évacuation ou par la *bouche*, ou par le *bas-ventre*, ou par la *vessie*, ou par quelque autre voie semblable, telle que celle de l'*hémorrhagie*, ou enfin par les sueurs, cette évacuation qui convient à toutes les maladies : *Morbi omnes solvuntur aut per os, per alvum, aut vesicam, aut alium quemdam ejusmodi articulum, sudor verò omnibus communis est* *. Est-il une raison moins indispensable de ne point se hâter à donner des remèdes ? puisque le travail de la fiévre est souvent celui de quelque évacuation que la nature médite ou prépa-

---

* Lib. de Acut. p. 392.

ré ; en quoi par conféquent il peut être
criminel à un Médecin de la traverfer.
La difficulté ou l'inconvénient de l'attente pourroit cependant fe trouver
dans le doute , comme celui où l'on
peut être fur le parti que prendra la
nature par le moyen de la fiévre , celui de la digeftion ou refolution de la
caufe du mal, ou de l'évacuation. Mais
à cela répond HIPPOCRATE, qu'un
Médecin découvrira toûjours à quoi
doit fe terminer une maladie , pourvû
qu'en en connoiffant bien l'hiftoire ,
il fache marcher d'après elle en chaque
jour , pour demêler les vrais mouvemens : *Horum (morborum) initia per-*
quàm difficile eft dignofcere , quinam lon-
go temporis intervallo judicari debeant
..... verùm à primo die advertere ani-
mum oportet .... nec latebit quònam fe
vertat morbus (a). Il eft donc une raifon d'attente fûre & bien prouvée, avec
laquelle un Médecin doit traiter les
maladies, *ars fanandi morbos cum ex-*
pectatione (b).

    QUOI donc, oifivement voir la na-

(a) Vid. Lib. Prænot. & Lib de Judicat.
p. 53, &c.
(b) Vid. *Stalh.*

ture en travail! & en Spectateur indo-
lent contempler les malheurs & les
troubles de l'œconomie animale! Ce
fut l'accufation où le danger auquel expofe la Médecine le fatyrique Auteur
de la *Médecine* purement *expectative*
(*a*); mais les fages remarques de M.
Stalh fur cette fatyre (*b*), ont no-
blement & utilement juftifié cette Médecine mieux entenduë. En tout cas ce
ne feroit que fe trouver expofé aux
foupçons calomnieux, qu'on pourroit
former contre la Médecine d'Hippocrate même. Car quoi de plus dé-
nué de remèdes, que fes livres des *épi-
demies*, où fe trouve principalement
la méthode de guérir que fuivoit ce
Prince de la Médecine? Son habileté
confifte dans cet ouvrage à bien demêler les mouvemens de la nature, pour
les mettre à profit pour la guérifon des
malades, foit en s'y abandonnant, perfuadé que c'étoit la nature qui guérif-
foit, ou bien en les aidant avec mefure
& à propos, par le peu de remèdes,
dont même il eft fait fi rarement mention dans fes ouvrages. Mais de plus

(*a*) *Gedeon Harvey.*

(*b*) *Stalh,* Not. ad Satyr. *Harv.*

nous nous en tenons à cette maxime d'un des plus habiles Médecins du siécle passé (*a*): *Addifcat Medicus generofus , non effe in materiâ valde mobili & irrequietâ defperandum , fed inftandum & pro viribus inn:tendum, fi forfan ad palindromen perniciofam , palindrome utilis confequi valeat* (*b*). Ce n'eft donc pas de négliger les troubles des maladies qu'on veuille ici infinuer aux Praticiens, mais les tenir comme au guet, pour être fans ceffe à portée d'appliquer les fecours néceffaires, dès que les occafions s'en préfenteront; ou plûtôt c'eft qu'on voudroit les rendre obfervateurs des *efforts* de la nature, qui font bien différens des troubles de la maladie, pour qu'en fe tenant au fait fur les endroits où fe porte l'impulfion du fang, ou l'impétuofité du mal, ils jugent fainement de la nature de la crife à venir, de fon efpece & du lieu d'où elle doit venir. C'eft ainfi qu'un Médecin en conformant fes vûës à celles de *l'ordre* de la Nature, ne lui préfente que les remèdes néceffaires &

(*a*) *Roderic. Caftrens.* Quæ ex quibus Opufculum.

(*b*) *Ibid.* p. 213.

convenables , parce qu'il est uniquement guidé par la *tendence* des humeurs , qui le met sûrement dans l'ordre qu'elles veulent reprendre & sur la route qu'il doit suivre avec elles.

CAR toute l'habileté d'un Médecin est de faire revivre l'ordre naturel dans les fonctions du corps humain , où il est obscurci ou dérangé par la maladie. Or cet ordre se recouvre non-seulement en suivant celui des âges , où HIPPOCRATE l'a fait observer ; mais il se retrouve encore dans les saisons. Car quoique les maladies soient de tous les tems, il en est auxquels certaines maladies sont plus appropriées : *Morbi quidem omnes in omnibus temporibus fiunt, nonnulli verò in quibusdam ipsorum magis & fiunt & exacerbantur* (*a*). Les différentes constitutions de ces tems sont donc des indices ordinaires & réguliers de ces maladies qui suivent l'ordre des saisons , comme celles-ci en sont les annonces : *Constitutiones indicabunt morbi & anni tempora.* (*b*). C'est pourquoi l'ordre se conserve aussi constant dans les maladies ,

(*a*) Aphor. III. 19.

(*b*) Ibid. Sect. I. 12.

qu'il l'est dans les saisons: *In constan-*
tibus temporibus constantes & judicatu
faciles fiunt morbi, in inconstantibus au-
tem inconstantes & difficiles judicatu (a).
Les lieux servent encore à faire entrer
un Médecin dans le génie des maladies:
Differunt pro naturâ locorum genera me-
dicinæ (b). C'est pourquoi HIPPO-
CRATE recommande d'observer non-
seulement l'ordre des âges, mais encore singuliérement la nature des lieux
qui sont habitez par les malades:
Respicere igitur oportet & regionem, &
tempestatem, & ætatem, & morbos (c).
En effet, c'est la même chose de découvrir à un Médecin les caracteres des
maladies, que de lui en montrer *l'ordre*,
c'est à-dire, d'où elles naissent & ce
qui en caractérise les symptômes, parce
qu'ils sont les signaux qui guident ou
qui réglent sa conduite. De-là viennent
tant de dérangemens dans les maladies,
& tant d'écarts de *l'ordre* que nous re-
cherchons ici, qui viennent la plûpart
de semblables circonstances, & encore
des différents états de la vie, des pro-

(a) Aphor. III. 8.
(b) *Cels.* L. I. p. 8.
(c) Aphor. Sect. I. 2.

ſeſſions, des habitudes, &c. Car H IP-
POCRATE compte ſix cens maladies
propres ou ſinguliéres aux perſonnes
du ſexe, *ſexcentarum ærumnarum mu-
lieribus autor uterus* * ; à quoi, ſi l'on
ajoûte les changemens & les fauſſes apparences qui impoſent dans toutes ces
maladies (dans la groſſeſſe, par exemple,
où des maux ordinaires changent de
caractere,) quelle étrange multiplicité
de maux, de doutes, de perplexitez !
Ainſi l'enflûre des jambes & des cuiſſes,
qu'on prendroit dans un autre tems
pour un commencement d'*hydropiſie* ;
& encore les *pertes de ſang*, qui ſont par
elles-mêmes d'un caractere différent
de celles qui arivent aux femmes qui
ne ſont pas groſſes ; n'eſt-ce pas appercevoir combien, à raiſon du ſexe ſeul,
lés mêmes maladies ſont d'un *ordre* particulier ? Joignez encore à ceci les épan-
chemens de laît dans les nouvelles accouchées, leſquels ſous l'apparence de
leucophlegmaties, ou d'*affections* eſſentiellement *ſéreuſes*, font donner des Praticiens dans l'illuſion des hydragogues.
Enfin les maux de *ſein* ou de mammel-
les dans les mêmes, & dans les *nour-*

* Epiſt. ad Democrit.

rices, lesquels sont d'un ordre ou d'un caractere bien différent de celui des affections *scrophuleuses* & *carcinomateu-ses*. Ce sont toutes observations qui laissent à conclure combien d'attention doit avoir un Médecin, pour ranger, en les traitant, chaque maladie dans son ordre propre, par le danger qu'il y a de confondre des maladies, qui sous les mêmes apparences appartiennent à des ordres différens de maux. Ce sont de ces proprietez de maux, de ces singularitez en fait de malades, qu'il faut connoître pour bien juger de l'ordre auquel elles tiennent : *Sunt quædam proprietates hominum, (morborum) sine quarum notitia non facilè quicquam in futurum præsagiri potest (a).* Tout de même l'on voit par le sçavant Traité des maladies des Artisans (b), pour combien entrent les professions dans les maladies des hommes. Mais l'on sçait trop en particulier combien sont différentes les *coliques* des *Peintres*, des *Fondeurs*, des *Potiers d'étain*, d'avec celles des autres personnes. Tant il est vrai qu'un Médecin doit se mettre au

(a) *Cels.* Lib. 2. c. 2.
(b) Vid. *Ramazzini*, de Morbis Artific.

fait

fait de tout ce qui regarde son malade,
pour ne pas prendre l'ombre de sa maladie pour sa réalité. C'est pourquoi
un grand Médecin (*a*) de l'antiquité,
ordonne qu'un Praticien s'informe de
son malade, s'il est infirme de sa
nature, sur-tout eu égard au genre nerveux ; si ses maladies sont fréquentes,
ou non; & lorsquelles sont considéra-
bles, sçavoir si elles sont longues, ou de
courte durée : *Neque ignorare Medi-*
cum oportet, quæ sit ægri natura .... validi
nervi, an infirmi, frequens adversa vale-
tudo, an rara ; eaque, cùm est, vehe-
mens esse soleat, an lenis, brevis, an
longa ; quod is vitæ genus sit secutus, la-
boriosum, an quietum, cum luxu, an
cum frugalitate (b). Ces soins paroî-
tront de menuës réflexions pour ceux
qui courant les malades, ne font que
voltiger par les ruës & les maisons ;
mais ceux-là en pensent autrement,
qui sont plus soigneux de suivre des
maladies & d'en pénétrer les causes,
que de parcourir les quartiers d'une
Ville ; par la raison que le cœur doit
partager avec l'esprit, ou l'affection

(*a*) *Cels.*

(*b*) *Idem.* Præf. Lib. 1. p. 15.

avec la confcience, l'habileté d'un Médecin: *Quum par fcientia fit , utiliorem
tamen Medicum effe (fcias) amicum ,
quàm extraneum (a)*. En effet , un Médecin affectionné à la fanté de fes malades , s'aide de tout , même des chofes
les plus communes , par la défiance qu'il
doit toûjours avoir fur les connoiffances d'une Phyfique fouvent douteufe
& incertaine : *Patet novum quoque con-
filium, non ab rebus latentibus (ifta enim
dubiæ & incerta funt) fed ab his quæ ex-
plorari poffunt ; id eft, evidentibus caufis (b)*. Il ira même avec fageffe jufqu'à fcruter les fonds des cœurs , des
inclinations & des paffions de fes malades , quand leur fanté intéreffera encore plus fon cœur & fa confcience ,
que fon honneur & fon intérêt. Il s'in-
formera donc , *an cibi , vinique abun-
dantia , an intemperantia libidinis (c)* ;
& tout ceci conformément à l'avis trop
oublié , qui eft pourtant le premier
que donne HIPPOCRATE à un Praticien , de ne fe pas contenter de fe
rendre fçavant & éclairé en Médecine ,

(a) *Celf.* L. I. p. 2ʃ.

(a) *Idem*, ibid.

(b) *Idem*, ibid,

mais encore d'avoir soin de s'aider des connoissances qu'il peut tirer de tout ce qui environne ou approche les malades : *Oportet non modò seipsum exhibere, quæ oportet facientem, sed etiam ægrum, & præsentes, & externa* *. C'est par de semblables raisons, que le même HIPPOCRATE avertit, dans un si grand détail, de ce que doit faire un Médecin qui se trouve appellé dans une Ville dont il ne connoît ni les mœurs, ni la maniére de vie des Habitans : *Si quis ad urbem sibi ignotam pervenerit .... hominum victûs ratio aspicienda, an potui & cibis dediti, an exercitationibus & laboribus gaudeant* ; car par ces examens, ajoûte-t-il, il est mal-aisé qu'un Médecin ne se mette au fait des vrayes causes des maladies *sporadiques*, ou *épidemiques*, propres, ou communes : *Qui enim hæc agnoverit, eum neque morbi regioni familiares, neque communium, quæ sit natura, latere possit.* Leçon intéressante pour des Médecins appellez dans des infirmeries publiques, ou dans des Hôpitaux, où, pour ne pas s'exposer à de criminelles méprises, il est important de s'informer pour le

* Aphor. Sect. I. Aph. 1.

bien des malades inconnus qu'on leur
amene, des mêmes chofes dont HIP-
POCRATE veut que s'informe un Médecin qui arrive dans une Ville inconnuë pour y traiter des malades qu'il ne
connoît pas.

TELLE parut dans l'ancienne Médecine l'importance de ne pas fe tromper
dans la connoiffance de l'ordre & du
caractère des maladies, de peur que le
Médecin n'ajoûtât de nouveaux maux
à ceux des malades : *Neque ab eo qui
curat malum aliquod inferri debet,
fatis enim funt quæ à morbis adfunt*
(*a*). Etoit-ce qu'ils vouluffent, ces
Médecins, interdire l'ufage des remèdes? Tant s'en faut, mais ils vouloient que quelque raifon en autorifât
l'effai: *Neque verò inficiantur (antiquio-
res viri) experimenta quoque effe neceffaria ; fed ne ad hæc quidem aditum fieri
potuiffe, nifi ab aliqua ratione, contendunt*
(*b*); de-forte que fans cette raifon, ils
ordonnoient que dans les obfcurciffe-
mens de la nature, c'eft-à-dire, lorfque
les mouvemens ne fe manifeftent pas
fuffifamment, les Praticiens s'abftinf

(*a*) *Hippocr.* Lib. de Affect. p. 53.
(*b*) *Celf.* L. 1. p. 5.

sent de remèdes : *Si obscurior morbi species nondum tibi penitus cognita perspectaque est, huic ne properes remedia adhibere (a)* ; & en ce cas, leur avis étoit d'abandonner le tout aux soins de la nature, laquelle sçauroit ou se déclarer, ou guérir elle-même, *sed rem totam naturæ committito, natura enim probâ ratione vivendi innixa, aut morbum profligabit, aut patefaciet, aut foràs proferet (b)*. Par ces principes il étoit arrêté parmi les Praticiens de l'antiquité, qu'il y avoit deux manières de traiter les maladies. L'une de nécessité, où il faut se contenter sur le champ de ce que l'on sçait de meilleur ; l'autre de choix & d'élection, dans laquelle rien ne pressant, il est permis & très-sûr d'attendre à appliquer les remèdes : *Duo genera curationum sunt ; alia in quibus eligere tempus non licet, sed utendum est eo quod incidit ; alia in quibus expectare tutissimum (c)* ; & voilà le cas, la raison & la nécessité de la Médecine *expectative*, qui se donne le tems d'attendre le dé-

(a) *Fernel.* De curâ Morbi.

(b) *Idem*, ibid.

(c) *Cels.* L. 7. c. 7.

noüement des mouvemens de la nature, pour mettre la Médecine fur les
voyes de guérifon.

CAR cette voie eft connuë, *via inventa eft* (*a*). C'eft pourquoi HIP-
POCRATE étoit perfuadé que le fond
de la Médecine étoit découvert, parce qu'en Médecine toutes chofes y
étoient arrêtées conformément aux fins
& aux intentions de la nature, & que
c'étoit à de femblables obfervations
que tout y étoit rapporté : *Sic cenfco
artem univerfam commonftratam fuiffe,
quòd fingula ex fine obfervata & ad eadem aggregata fuerint* (*b*). Après quoi
il ne craignoit point d'affûrer que la
Médecine étoit fondée fur une bafe
certaine, & que fes régles par cette
raifon étoient admirables : *Firma eft
Ars tota Medica, ejufque perceptiones
pulcherrimæ* (*c*). Mais tant d'avantages
nétoient revenus à la Médecine d'HIP-
POCRATE, que de l'*ordre* qu'il fça-
voit fuivre & trouver dans les maladies (*d*), parce que fa maxime, fuivant

(*a*) *Hippocr.* De Veteri Médicinâ.
(*b*) *Idem*, Lib. de Præcept. p. 38.
(*c*) Lib. de Loc. in Homine, p. 421.
(*d*) Epidem.

l'excellente remarque de C E L S E (*a*),
étoit de faire la Médecine en obfervant
dans chacun ce qui lui étoit en propre,
& ce qui lui étoit commun avec d'autres : *Hippocrates dixit mederi oportere,*
& communia, & propria intuentem (*b*);
& voilà l'*ordre* des maladies , auquel
un Praticien doit toûjours rapporter
fes confeils & fes œuvres, fans jamais
oublier les égards qu'il doit avoir pour
diftinguer des maladies mal developées,
c'eft-à-dire , qui ont des rapports fecrets à quelque évacuation future, ou
à quelque événement femblable , de
celles qui montrent fous fes yeux des
rapports prefens à des mouvemens fenfibles , évidens & déterminez. *Siqui-*
dem & comprefforum & fluentium morbo-
rum genera diverfa funt ; c'eft-à-dire ,
qu'il eft des maladies où les événemens
futurs font concentrez, (*comprefforum*)
dans lefquels un Praticien ne voit donc
point encore ce qui doit arriver ; comme il en eft d'autres où les humeurs font
développées, (*fluentium*) où par conféquent il voit les chofes arrivées ;
dans celles-ci il voit à quoi s'en tenir

(*a*) Præf. p. 18.
(*b*) Ibid.

pour se déterminer à agir ; dans les autres il est obligé d'attendre, en se tenant à la maxime d'HIPPOCRATE, rapportée ci-dessus, d'employer un régime très-exact *(exquisitè tenuis victus)* dans les fiévres aiguës, parce qu'en cas de doute, il n'est guéres de meilleur remède, & qui soit moins sujet à inconvénient, que le régime bien entendu, *optimum medicamentum cibus opportunè datus* (*a*) ; & tout ceci est compris dans cet autre qui revient souvent dans l'usage d'un Médecin prudent, *quies & abstinentia* (*b*) : Toutes maximes fondées sur ce sage avis d'HIPPOCRATE, de ne pas hazarder de grands remèdes quand la nature de la maladie n'est pas bien connuë : *In morbis quos quis minimè cognoscit, medicamentum minimè vehemens exhibendum* (*c*). Mais tout ceci est-ce autre chose que la Médecine *expectative ?* dont l'habileté consiste, non à ne faire aucun remède, mais à sçavoir *attendre* l'occasion d'en placer de nécessaires, de convenables & à propos ; mais aussi

(*a*) *Cels.*

(*b*) *Idem.*

(*c*) Lib. de Locis in Hom. p. 416.

est-ce tout ce que l'on apprend de la
science de l'ordre des maladies , quand
un Médecin sçait y rapporter celles
qu'il a à traiter. Car cet ordre doit s'entendre , non-seulement en général des
maladies des âges , mais il s'étend encore au sexe , & aux différentes conditions ou états de celles qui en sont.
Cette raison d'ordre se rapporte encore
à celui des symptômes ou des événemens qui arrivent naturellement dans
les maladies & dans leurs symptômes ,
quand elles sont simplement suivies sans
être traversées , comme fait HIPPO-
CRATE dans ses Epidémies. Ce sont
ces maladies réguliéres qui ont tant
occupé & si utilement le célèbre M.
SYDENHAM , par la distinction qu'il
sçavoit faire de l'ordre ou de la régularité de certaines fiévres , des *petites
véroles* , des *coliques* , des *affections hystériques* , par où il a sçû rendre sa pratique si heureuse , & sa mémoire si glo-
rieuse. Ce sont encore des raisons d'ordre , que ces liaisons & ces dépendances rapportées ci-dessus , qu'ont les
maladies avec le genre de vie des malades , leur profession , leur tempérament & leur païs : toutes distinctions
donc qu'un Praticien doit faire dans les

P v

maladies qui lui tombent à traiter; puisque de cet ordre dans les maladies &
dans leurs symptômes, doit dépendre
l'ordre ou les régles des cures qu'il en-
treprend, en se tenant reservé sur les remèdes, en suspens même sur leur application, jusqu'à ce qu'il ait bien démêlé les différens caractères que tiennent les maladies de tant de différentes circonstances.

A I N S I dès le moment que vient un
malade entre les mains d'un Médecin,
l'ordre de sa maladie doit faire son premier objet, par rapport à l'âge du malade en qui la fiévre, par exemple, ce
Protée en Médecine, prend des caractères dans une jeune personne, différens dans la même personne qui seroit
d'un âge plus avancé, ou qui seroit
arrivée à la vieillesse. Car ce sont en
chacun de ces âges des efforts différens, (*molimina tonica*) ou des impulsions qui ont différens objets dans la
nature des uns & des autres. Sera-ce
donc une jeune personne du sexe ?
pour lors ce sera très souvent un sang
qui se dévelope par des efforts furieux,
qui tendans à une évacuation future,
quelquefois même des années avant
qu'elle ait à paroître, excitent des sortes

de fiévres , qui ne guériffent guéres
bien qu'à l'arrivée de cette évacuation ,
ou par des remèdes qui lui foient ana-
logues , pour entrer dans l'ordre , le
génie où le caractère de ces fortes de
maladies. Si cette perfonne eft *groffe* ,
fi elle eft *accouchée* , fi elle eft *nourrice* ,
les efforts, (*conamina*) les *fiévres* , les
douleurs , les angoiffes qui fuivent de
cet état , venant d'impulfions de cette
évacuation fupprimée, obligent un Médecin à varier fes vûës & fes indications. Enfin cette perfonne vient-elle
hors d'âge (ou environ) d'avoir des
enfans ? ce font des révolutions dans
le fang qui font des fiévres ou des efforts
tumultueux , bizares & *hyftériques* , qui
fouvent feront prendre le change à un
Médecin , qui imaginera pour caufe de
ces maux d'autres humeurs que celle
dont la fuppreffion fait ces défordres.

C A R c'eft la remarque du célèbre
Monfieur S T A H L * , que jamais l'on
n'appercevra bien l'ordre des maladies
ou de leurs fymptômes , *caufalium ref-*
pectuum ordo , fucceffus , atque nexus col-
ligi poffit , tant que la confufion , (*per-*

* De Motu Hæmorrhoïdum ad veram
Theoriam , &c.

petua confusio) subsistera dans les recherches de la Médecine sur la nature de
l'*œconomie animale*. Car la mode, dit-il,
s'est introduite d'examiner le corps humain sous l'idée d'un composé de matiére, d'un mixte, *ut mixti, texti,
structi*; au lieu qu'on doit l'examiner
sous celle d'une machine organisée,
physiologique, *& contrà physiologica
contemplationis vivi* *. Car de-là est arrivé, que ne contemplant le corps humain que comme un tas ou un assem-
blage de matiére, l'idée a pris à la
plûpart des Médecins, qu'un semblable composé ne tendoit qu'à la cor-
ruption, qu'à la pourriture, qu'à sa
ruine; de-sorte que le système d'humeurs *pourries, aigries, sulphureuses,
âcres, tartareuses*, s'est établi par toute
la pathologie, parce qu'en effet une
telle idée ou contemplation ne représente à l'esprit rien que de mort ou de
mourant. Mais au contraire tout est
vivace, parce que tout est animé de
puissances, de ressorts & de forces dans
le corps humain; & ces *puissances* ou
ces *forces* ont entr'elles une liaison, un
enchaînement, un accord, enfin un or-

---

* Ibid.

dre ſuivant lequel les ſymptômes en
maladie ſe ſuivent avec tant de régularité & tant de juſteſſe, qu'il ne faut
que des yeux & des oreilles, dit ce ſage
Obſervateur *, pour entendre & voir
des malades ; parce que tous ſans ſe
démentir, & ſans s'être donné le mot,
rapportent ou repréſentent à tous les
Médecins , & dans tous les païs du
monde , les mêmes accidens qui ont
commencé les maladies , & qui les
accompagnent dans une ſuite par-tout
la même , ou non interrompuë ; & c'eſt
d'une telle conſtance que vient aux maladies leur *ordre* naturel. Mais dans cet
ordre on apperçoit que tout vit dans
le corps humain ; car non-ſeulement
ces ſymptômes ſont par eux-mêmes des
ſignes de *vivacité* : mais encore la régularité avec laquelle on voit dans les
maladies, ſe faire des tranſports d'humeurs , d'*eſprits* , ou d'*oſcillations* de
l'extremité à l'autre de toute cette machine, ne demontre-t-elle pas évidemment une puiſſance, qui régit toute l'œ-
conomie animale, qui la remuë & la dirige ſelon des mouvemens réguliers &
ordonnez comme à point nommé

* Ibid. Præmonit.

Eſt-ce rien moins donc qu'appercevoir
nn ordre conſtant dans les mouvemens
de cette force ?

OR c'eſt de cet *ordre* changé, per-
verti, aliené que doivent ſe tirer les
vraies cauſes des maladies. Ainſi elles
ne ſont rien moins que des amas de
matiéres, des tas d'humeurs, des *êtres
nouveaux*, ou des compoſez de nouvelles matiéres ; mais bien des dérangemens, des aliénations & des décon-
certemens de l'ordre naturel, qui ſont
de nouvelles *maniéres d'être* arrivées
aux parties, *fluides & ſolides*, par le
changement d'ordre & de direction
arrivé par des *impétuoſitez* nouvelles,
ou par des déterminations étrangeres
aux loix naturelles. Après cela que les
ſymptômes de certaines maladies deviennent étranges, ſurprenans & énormes, l'on en comprend aiſément la raiſon. Rien ne devient plus mauvais que
ce qui étoit excellemment bon, *optimi
corruptio peſſima*. Or c'étoit un *équilibre* merveilleux qui faiſoit l'intégrité
des fonctions du corps, & il ne faut
qu'un grain de ſable, *momentum*, pour
faire trébucher d'autant plus un équilibre, qu'il ſera plus juſte. L'on ne peut
donc comprendre le déchet d'un ſi par-

fait *équilibre*, qu'il ne s'en enfuive des défordres des plus fâcheux. Suivant donc ces maniéres de penfer, comme ce font les puiffances bien ordonnées qui entretiennent l'ordre des évacuations particuliéres au fexe, dont l'on a pris ci-deffus l'exemple, ce doit être du dérangement de ces puiffances qu'on prendra la caufe des dérangemens qui arrivent à ces évacuations, dans les tems peut-être ou à l'occafion d'une jeuneffe prématurée. Car alors le fang venant à groffir de volume ou de maffe, avant que les organes deftinez à fes décharges, c'eft-à-dire, avant que leurs fécrétoires foient parfaitement dévelopez. C'eft un exercice ou un travail de plus pour la puiffance *tonique* & la vertu *fyftaltique*, qui a à diftribuer ailleurs ce fuperflu ; & de-là viennent tant de gonflemens, de fuffocations, de maux de tête, &c. Tous effets d'une impulfion exceffive & furajoûtée à la *fy-ftole* naturelle, ou d'efforts *fpafmodiques* que les *folides* font contraints de faire, pour applanir la circulation du fang, & par-là prévenir de plus grandes maladies. Ce font les mêmes raifons quand ces évacuations font fupprimées, comme dans le tems des groffeffes, parce

qu'alors le volume du sang s'accroît
d'autant que ces évacuations auroient
été : Et si les Nourrices sont moins sujettes à ressentir les incommoditez de
ces sortes de retenuës, c'est parce que
l'abondance du lait qui va pour la nourriture d'un enfant, diminuë d'autant
le volume de la masse du sang. Enfin
les *diamètres* des *sécrétoires* venant avec
l'âge à se rétrécir, comme il arrive aux
parties solides qui se dessèchent en
vieillissant, c'est un retour de sang qui
se fait dans les grands vaisseaux, &
qui attire dans ces âges tant d'infirmitez aux personnes du sexe. En effet, ce
sont des répetitions nouvelles à se faire
de la part des *fluides*, par des efforts
qui gênent, fatiguent & soûlevent
les *solides*, d'où viennent tant de sortes
d'*affections spasmodiques*, *hystériques*,
hypochondriaques même ; car ce sang de
rebut & comme répudié par la nature,
se mortifie en quelque maniére, ou
s'altére en se ralentissant, & c'est ainsi
qu'il répand une noirceur dans les esprits, ou des vapeurs noires, d'où viennent tant d'imaginations bizares & hétéroclites.

LES jeunes hommes ne sont pas absolument exempts des premiers incom-

véniens ; car ce que l'accroiſſement du ſang fait dans les jeunes perſonnes du ſexe , la cruë d'un ſuc *lymphatique ſpiritueux* le fait à ſa maniére dans les jeunes hommes , à meſure qu'ils approchent de la *puberté*. Alors donc ils deviennent ſujets , comme l'a remarqué HIPPOCRATE *, à des *crachemens de ſang*, des *ſaignemens de nez*, des maladies *phlegmonenſes* , enfin à pluſieurs ſortes de *fièvres* ; toutes marques d'efforts qui ſe font ſur le ſang , lequel preſſé & gêné ſe jette où il peut, ou ſe fait iſſuë par les endroits où il trouve moins de réſiſtance. L'empire que prend à cet âge la *partie blanche du ſang* ſur la *rouge*, par l'exaltation du *ſpiritueux-ſpermatique* qui s'en *extrait*, cauſe tous ces déſordres ; car s'il n'en revient point plus de maſſe ou de volume au ſang , il en contracte plus de *rareſcence*, d'expanſion & d'impétuoſité , qui devient d'autant plus incommode & à la charge de la nature dans ces jeunes corps, que n'ayant point de lieu d'iſſuë réglée, comme il en eſt dans les corps des perſonnes du ſexe , pour s'évacuer à point nommé comme en

* Aphor. III. 27. 29.

celles-ci, c'eſt une *lymphe ſpiritueuſe ; élaſtique* & tumultueuſe qui eſt contrainte de refouler dans le ſang, pour y circuler. Dans cette conjonĉture le *ſuc nerveux* n'eſt point toûjours à l'abri d'impreſſions ou d'atteintes fâcheuſes, qu'il a à ſouffrir des halénées qui paſſent de ce *ſpiritueux* humoral dans les eſprits ou les nerfs. Auſſi HIPPOCRATE a-t-il remarqué que cet âge eſt encore celui où naiſſent les paſſions*. Ici donc revient la double obſervation qui renferme l'idée de la plus ſang Pathologie, ſçavoir que dans les maladies il ſe trouve des efforts ou des impulſions qui ſe font ſur le ſang, (*molimina, conamina*) & que les cauſes des maladies ne conſiſtent point dans la préſence, la maſſe ou la matiére de quelque humeur corrompuë, craſſe ou glaireuſe, dont on croit farcies les premieres voyes ; mais dans les dérangemens ou aliénations de l'ordre naturel, & de l'équilibre qu'il entretient entre les parties ; d'où reſultent bien moins des *êtres nouveaux*, que des ſituations nouvelles, des *oſcillations* perverties, tout au plus des humeurs déplacées,

---

* Aphor. III. 26.

& des *sécrétions* forcées ou changées.

CEPENDANT il arrive à la charge & au desavantage du sexe des hommes, (que les soins de la vie , les chagrins, peut-être les passions, usent) que leur sang se dépouillant de son *volatil spiritueux* , il tombe dans une espéce de denüement à cet égard , qui le rend lourd , grossier , du moins bien moins leger, ou du moins , moins roulant. Cet état n'appartient pas même si précisément à l'âge viril, ou de consistance, qu'il ne soit assez fréquent à des âges moins avancez, suivant la remarque encore d'HIPPOCRATE *. C'est pourquoi des hommes jeûnes se trouvent aussi sujets à des *hémorrhoides*, qui deviennent alors comme les égoûts de ce sang devenu grossier , ralenti , *mélancholique*. Aussi cette évacuation de sang, étant si peu de la compétence ordinaire du tempérament des hommes leur coûte-t-elle des maux ausquels ils ne devoient, ce semble, point s'attendre , parce que ce travail de la nature lui est de surérogation , parce qu'il s'employe alors à quelque chose qui lui est étrangere. De-là vient que souvent l'évacuation du sang *hémorrhoidal* échoüe, arri-

* Aphor. III. 30.

vant à son terme sans pouvoir se consommer. C'est le cas des *hémorrhoïdes* séches ou comme avortées, qui ne fluant point, excitent des tumeurs *phlegmoneuses*, des *abscès* même qui dégénérent en *fistules* ; inconvéniens que les hommes ont à encourir plus ordinairement que les personnes du sexe, car celles-ci sont certainement bien moins sujettes aux *hémorrhoïdes* que les hommes.

Jusques-là donc, c'est-à-dire, pendant les âges plus ou moins avancez, ou encore en-deçà de la vieillesse, ce sont des efforts sur le sang par rapport à quelque évacuation qui doit s'en faire, ausquels un Médecin doit se rendre attentif, en étudiant le génie des maladies de ces âges, qui lui tomberont à traiter. Car quoique cette sorte d'évacuation ne soit pas de l'institution de la nature pour tous les hommes, tant d'entr'eux s'y trouvent assujettis, par les hémorrhoïdes, qui en tourmentent un si grand nombre, qu'il est du devoir de l'art & de la vigilance de l'ouvrier de ne jamais s'oublier absolument là-dessus. Suivant ces réflexions, l'attention que tous les Médecins s'imposent dans les maladies des femmes par rapport à l'évacuation du fexe, les regarde auffi dans les maladies de ces hommes, ou qui auront eu des atteintes d'*hémorrhoides*, ou qui feront de famille affectée à cette infirmité. Ils fe garderont donc de fe porter dans ces cas à aucuns remèdes *ftimulants*, ou autres femblables qui pourroient traverfer cette évacuation. La vieilleffe s'approchant, ou étant arrivée, ce ne font plus peut-être des évacuations de fang, fur lefquelles il faille fe mettre tant en garde dans le traitement des maladies ; mais à la place ce font des *excrétions féreufes*, des *fontes* & des *caterrhes* de toutes les fortes, qui accueillent ces derniers âges de la vie. Ainfi ce font comme des *preffures* qui fe font du fang fur diverfes parties, par l'état de preffion où il fe trouve, à mefure que, par la vieilleffe, les capacitez des vaiffeaux fe rétréciffent, & que les diamètres des *fécrétoires* fe laiffent forcer. Mais tout cela infpire-t-il autre chofe à confidérer à un Médecin, qu'une vertu *tonique* augmentée, (ce qui devient un effort habituel & exceffif des *folides* fur les *fluides*) laquelle demande de lui qu'il aille bride en main pour appliquer des remèdes dans la maladie naiffante des vieillards ?

C'est que la nature expire à mesure qu'on vieillit, parce que les parties dégénérent de leur soupleſſe primitive, la *vertu ſyſtaltique* manquant ſans cependant abſolument finir. Car la fin principale de cette puiſſance & ſon inſtitution étant de comprimer les parties, elle ne déchoit pas ſi totalement de cette vertu dans les vieillards, qu'elle n'en laiſſe l'impreſſion ſur leurs parties, quoique ſans s'y exercer par ce jeu & cette facilité de lute & d'*oſcillation* qu'elle a pendant la jeuneſſe, ou dans les âges les moins avancez. C'eſt pourquoi la vie finit par la ſyſtole du *cœur*, laquelle, comme dans le *poûmon*, devient une expiration générale pour toutes les parties, au moment de la mort. C'eſt ainſi que la compreſſion des ſolides s'augmentant de jour en jour dans la vieilleſſe, ils tombent dans une ſorte d'inaction ; c'eſt l'impuiſſance dans les vaiſſeaux de pouvoir ſe relever par la *diaſtole* comme dans la jeuneſſe à proportion qu'ils ſont comprimez par la *ſyſtole*. Et voilà l'idée naturelle de l'*atonie*, dont la notion fauſſe & groſſiére fait illuſion à tant d'eſprits ; car ils s'imaginent ou conçoivent par *atonie* un relâchement ou une flétriſſure

des fibres, imbibées qu'elles feroient de
férofitez ; au-lieu que dans l'état de
vieilleffe les fibres fe durciffent & fe
racorniffent , au point que des artères
deviennent offeufes. Mais en eft-il d'autre raifon, finon que toutes les fibres
des vaiffeaux, tant les *circulaires*, que
les *longitudinales* & autres femblables,
fe ferrent toutes à la fois, & ainfi re-
ftent ferrées? C'eft, pour ainfi dire, comme le *punctum faturationis* en ce genre ;
car comme en Chymie un mixte, ou
une liqueur, impreigné d'autant d'un
diffolvant , que ces pores en peuvent
recevoir , fe trouve dans un point de
taffafiement ou de fatieté de ce *diffol-*
vant , parce qu'il en a autant qu'il peut
en contenir ; auffi les fibres des *folides*
dans le corps humain, après des années
d'*ofcillation* compreffive qui les a continuellement tenus en preffe , fe trouvent au comble de ce qu'elles peuvent fouffrir de preffion, & y fuccom-
bent. Car la *fyftole* , toûjours maîtreffe
de l'œconomie animale , demeurant
indomptable, furmonte la *diaftole* ; &
celle-ci vaincuë , fait que les vaiffeaux
prêtent plûtôt leurs capacitez à l'action
des *folides* , qui ont encore la force d'ofcillation pour leur envoyer les *fluides.*

C'eſt donc un état de compreſſion per-
pétuelle dans tous les vaiſſeaux des vieillards, par où le rézeau du ſang gêné &
preſſé de toutes parts, ſe vuide de ſéroſité, & l'exprimant par tous les *ex-*
crétoires, ce ſont toutes ces *excrétions*
ſéreuſes, qui comme les *preſſurages*
de toutes les parties, ſont la matiére
de toutes les fluxions qui accablent la
vieilleſſe.

CE caractère eſt celui des maladies
des vieillards, car il influë en chacune
d'elles ; & c'eſt pour manquer à les
ranger ſous cet ordre, qu'il arrive tant
de mécompte dans la cure de tous ces
maux. Car c'eſt le préjugé dominant
que tout eſt morfondu dans le corps
des vieillards, & que tous les *ſolides*
y ſont tellement ramollis par l'abondance de ſéroſitez qui les pénétrent,
qu'ils tombent dans une *atonie* de relâchement. Cependant l'on ne remarque dans les maladies des vieillards que
ſéchereſſe, que ſalure, & qu'acrimo-
nie dans tout ce qui ſort de leurs corps,
& rien qui ne laiſſe quelque impreſſion ſemblable ſur la peau, ou autre
partie malade : témoins les *galles*, les
prurits ou *démangeaiſons*, & les cuiſſons
d'urines ; toutes infirmitez affectées à
la

la vieilleſſe, & qui certainement n'inſ-
pirent rien de ce refroidiſſement du
ſang, ou de ce relâchement de parties
flétries, dont on fait cependant l'objet
de la cure de tous ces maux. Mais ce
qui ne laiſſe ici rien à douter, c'eſt
l'exemple de cette ſuppreſſion d'urine
ſi ſinguliére, parce qu'elle ne ſe fait
que par engoüement de la veſſie, laquelle comblée d'urine, demeure gon-
flée ſans pouvoir ſe vuider d'elle-même que par regorgement, c'eſt-à-dire,
de ce qui excede la capacité de la veſſie,
parce qu'elle reçoit plus d'urine qu'elle
ne peut en contenir. Des parties relâ-
chées, ſur-tout le *ſphincter* de la veſſie,
qui ſeroient tombées dans l'*atonie*, re-
tiendroient-elles ainſi les urines ? Dans
cet état donc, pour donner le tems
aux fibres de ſe ramener, & de revenir de cette tenſion *tonique* qui les tient
continuellement étenduës, il n'y a de
remède ſûr que la *ſonde*, pour ſervir
comme de canal poſtiche à l'urine qui
affluë dans la veſſie. Or d'où vient cette
affluence, cette ſurabondance, ou cette précipitation d'urine ? Ce n'eſt certainement point d'ailleurs que de la tenſion *tonique*, qui ayant gagné le tiſſu
des reins, en comprime tous les ſé-

Tome II. Q

crétoires, lesquels par conséquent dardent la matiére de l'urine dans le baſſinet du rein, & d'ici la précipitent par les urétères dans la veſſie. Mais la même *tenſion tonique* qui occupe la ſubſtance du rein, roidiſſant les fibres de la veſſie, la met hors d'état de ſe contracter, & par cette raiſon l'urine s'accumule dans la veſſie ſans pouvoir s'en expuller. Que ſi après cela l'on veut appeller *atonie* cette *tenſion tonique*, laquelle tenant les fibres longitudinales *ſpaſmodiquement* tenduës, oblige les extrémitez des vaiſſeaux, ou les *excrétoires* qui en ſont compoſez, à demeurer béantes & entr'ouvertes; il ſuffit d'avoir montré, que ce n'eſt ni par relâchement, ni par flétriſſure, que la veſſie des vieillards devient incapable de ſe contracter. C'en ſeroit même en effet aſſez pour faire comprendre que les cauſes des maladies ne ſont que de nouvelles maniéres d'être, ou de nouveaux modes de ſubſtance, arrivez aux organes, par des poſitions nouvelles, par des ſituations naturelles changées en des arrangemens contraires, qui ſe ſont faits dans les fibres nerveuſes. Au ſurplus, quelque attention avec laquelle on conſidére l'état des maladies dans leurs commencemens, elle ne fait appercevoir rien de ces amas d'humeurs, de ces tas d'ordures dans les premieres voyes, qui occupent aujourd'hui tant d'imaginations. Car ce qui arrive d'humoral dans les maladies, ne se fait qu'en conséquence des changemens arrivez dans les *sécrétions*, & du déplacement de leurs sucs, & ainsi ils ne doivent occuper les soins d'un Praticien qu'en second, ou que dans la suite des maladies, *cura posteriores*. Au contraire, il n'est pas de maladies naissantes, ou déclarées par le dévelopement de leurs symptômes, où l'on n'apperçoive constamment l'action des nerfs, c'est-à-dire, l'opération de la vertu *systalti-que*, & encore l'*impulsion* continuelle des *fluides*, qui font le sang & ses sucs, sur lesquels s'exerce cette vertu d'une maniére plus ou moins manifeste. Car dans les obscurcissemens même de son action, lorsqu'elle se cache à l'extérieur, elle opére continuellement, & ce font ces efforts (*conamina*) tant obscurs fussent-ils, qui doivent occuper sans cesse l'attention d'un Médecin, pour sçavoir attendre les tems & les momens de placer les remèdes, C'est la vraye *Médecine expectante*, non une attente oiſive, de laquelle ſeule on atتende la guériſon de la nature, mais un ſçavoir-faire pour écarter les dangers preſens, ſans ſe fermer ſur les ſecours néceſſaires, mais auſſi ſans riſquer de traverſer les mouvemens futurs & ſalutaires de la nature.

La difficulté, ce ſemble, & avec raiſon, c'eſt de connoître ce qu'il eſt à propos de faire d'avance, en attendant que la nature ſe déclare pour conſommer la guériſon. Mais cela même ſe préſente à l'eſprit, quand il s'eſt bien mis au fait de l'*œconomie animale*. Car ce ſont certainement les *fluides*, leſquels malheureuſement pouſſez, ou encoignez dans les viſcères, feroient les plus dangereux déſordres ; ce ſont donc eux qui doivent faire partie de l'objet du Médecin, pour qu'il ſe rende maître de leurs allures, c'eſt-à-dire, de la circulation du ſang, qu'il faut applanir, en faiſant qu'il ſe diſtribuë avec facilité & uniformément par tous les vaiſſeaux. Mais qu'entreprendre & qu'oſer pour obtenir ce bon effet, lorſque tout ſe cache, & par conſéquent que rien ne paroît guider la conduite d'un Médecin ? Le moyen eſt pourtant ſûr en pareil cas : c'eſt de laiſſer

aux fluides ou au fang le moins de volume ou de maffe qu'il eft poffible,
afin qu'il ait moins d'impétuofité, &
que pouffé comme il eft continuellement, il ait le tems de fe remettre fur
les voyes de la nature, ou de fe tenir
dans fes directions, pour n'aller pas
s'engager contre fes fins ou fes deftinations. HIPPOCRATE donne un
premier moyen pour y parvenir, c'eft
le régime de vie autant amoindri qu'il
fe peut, *victus exquifitè tenuis*, qu'il or-
donnoit dans les occafions urgentes,
parce qu'ainfi le fang étant tenu leger,
mobile & roulant, il échape à tous les
coups d'impulfions fiévreufes, ou aux
efforts *fpafmodiques*, qui pourroient lui
faire prendre de mauvaifes voyes &
de dangereux engagemens. C'eft pourquoi ce régime fera d'autant plus fûr
pour procurer ce bon office, qu'il fera
humectant & délayant, afin que comme un doux véhicule, il puiffe cha-
rier le fang aifément & uniment iuf-
ques dans les capillaires les plus éloi-
gnez. Monfieur STALH * confeille
un fecond moyen en attendant que la
nature fe déclare, c'eft de la foulager

* Vid. *Not. ad Satyr. Harv.*

d'une portion du sang qui est en travail, & sur lequel elle a des vûës particulieres ; car c'est, selon lui, l'effet in-
nocent & bienfaisant de la saignée,
parce qu'en dérobant une partie du
fardeau que la nature a à remuer, elle
la soulage d'autant qu'elle en diminuë
le poids. C'est à l'occasion du sang
hémorrhoïdal qui a à s'évacuer, qu'il
donne ce conseil, & rien ne fait mieux
concevoir l'avantage qu'on peut retirer
de ce remède quand il faut mettre le
sang à l'aise. La *saignée* donc promte-
ment faite au commencement des grandes maladies, peut prévenir les dépôts
qui en font les malheurs. Mais d'où
faire cette saignée ? sera-ce du bras, du
pied, ou de la gorge ? La solution de
cette difficulté est encore facile, puis-
quelle se tire de la seule connoissance
de l'*œconomie animale*. Car c'est une aisance qu'on se propose alors de porter dans les mouvemens du sang ; mais
quelle aisance plus sûre & plus convenable que celle qui s'y fait par les grands
vaisseaux ? Car sans rien déplacer, on
laisse la masse du sang dans ses *directions*, ses penchans, ou ses *vergences* naturelles, lesquelles toutes se retrouvant
donc sous la même puissance qui les

détermine , tiendront le fang dans l'ordre de fes voyes , & le conduiront vers
fes propres *fècrétoires*. Mais ces bons
effets font ceux de la faignée du bras ;
car c'eft celle qui vuidant de plus près
le fang du centre du corps , où fe trouvent les plus gros vaiffeaux , y porte le calme , & par-là y préferve ou
remet la circulation dans fon ordre ,
fon niveau ou fon uniformité. Ce font
des *révulfions* & des *dérivations* naturelles ou fpontanées ; car elles fe font
d'elles-mêmes, & elles font fans danger , parce que le plan de la circulation n'en recevant aucune atteinte ,
par aucune forte de dérangement , toutes les diftributions fuivent leur ordre
& leurs deftinations , & les fécrétions
demeurent en regle. Eft-il *révulfion* ou
dérivation mieux entenduë ?

Ces fuccès de la Saignée, ou ces maniéres d'agir de fa part, font fenfibles,
manifeftes & confirmées par l'ufage,
en ceux fur qui l'on a fait quelque *am-
putation* confidérable, foit d'une jambe, d'une cuiffe, ou d'un bras. Comme il ne refte de ces perfonnes que les
trois quarts de ce qu'elles avoient de
corps auparavant , il eft clair que ne
mangeant ni plus ni moins, elles doivent

Q iiij

faire autant de ſang qu'elles en faiſoient, & par conſéquent ce ſera un quart de ſang qu'elles feront de trop pour la meſure ou l'étenduë préſente de leur corps. Ce ſeroit donc un fond prochain de maladies, parce qu'un quart de ſang ſe trouveroit vacant, lequel iroit prendre des routes ou des engagemens contre nature, & accableroit quelque viſcère. Pour prévenir ces malheurs, on ſaigne la perſonne ainſi mutilée pluſieurs fois par an ; & par-là le ſang ſe tenant dans l'ordre de ſa circulation & dans l'uniformité de ſes diſtributions, comme auſſi de ſes *ſécrétions*, la ſanté ſe conſerve, & la perſonne ſe préſerve de maladie.

MAIS les mêmes preuves ſe trouvent auſſi dans des maladies déja formées, du moins dans un état d'infirmitez prochaines, où par le moyen de quelques ſaignées de tems en tems pratiquées, l'on guérit de fâcheuſes maladies, & l'on en prévient d'autres : ces cas ſe trouvent tous les jours dans les perſonnes du ſexe. Des pâles couleurs prennent dans un âge prematuré, les *apéritifs* les plus eſtimez échoüent pendant des années entiéres, au lieu que par le moyen de ſaignées pratiquées conſtam-

ment de mois en mois , moyennant encore un régime tempérant & délayant ,
la nature se dévelope , se met en régle
& guérit la jeune personne. Mais la
saignée doit se faire ordinairement du
bras ; car pour peu qu'on précipite celle du pied , l'on engage la maladie ,
ou l'on consomme l'état d'infirmité ,
souvent pour le reste de la vie. La raison de la préférence pour la saignée
du bras , se tire du méchanisme qui se
passe dans le corps d'une jeune personne pour lui procurer l'évacuation
de son sexe ; c'est une *pléthore* qui s'a-
masse , en pesant à plomb & perpendi-
culairement dans les artères qui poussent le sang sur les parties basses. Mais
ou les *sécrétoires* ne sont pas encore dévelopez suffisamment , ou bien il se précipite tout-à-la-fois trop de sang sur les
organes , ausquels ces sécrétoires appartiennent. Dans ce double cas , une
saignée du pied accumulant encore le
sang sur des endroits qui en sont sur-
chargez ou qui ne peuvent s'en décharger , est-ce rien moins que suivre le dérangement d'une pareille maladie ?
C'est tout le contraire en faisant la saignée du bras ; car déchargeant la *pléthore* , & la charge de sang qui pèse sur

les parties baſſes , ce n'eſt rien moins que rediſtribuer le ſang dans les parties ſupérieures pour ſe mettre dans l'ordre , prendre le fil de la circulation , & cependant donner le tems aux *ſé-crétoires* de ſe déveloper conformé-ment aux vûës & à l'ordre de la nature. C'eſt ainſi que de jeunes perſonnes du ſexe ſe rédiment par la précaution de la ſaignée du bras , d'un amas de drogues qui prennent ſouvent ſur le fond de leur ſanté ; & encore elles écartent de longues & fâcheuſes infir-mitez dont elles étoient ménacées.

L'on ſent combien cette pratique eſt contraire à l'opinion vulgaire, qui eſt de préférer en pareil cas la ſaignée du pied à celle du bras. Mais c'eſt moins une maxime de pratique qui ſe ſoit établie , qu'une routine autoriſee par le préjugé populaire, & il eſt éton-nant qu'elle ait trouvé créance parmi trop de Médecins. Ce n'eſt pas qu'on donne ici une excluſion abſoluë à la ſaignée du pied ; mais c'eſt l'habileté à la placer à propos qui en fait la ſû-reté ou le prix. Or l'obſervation en-ſeigne cette place , qui ſe tire de la diſpoſition du corps de la malade. Dans les unes les *pâles-couleurs* ſont accom-

pagnées tout d'abord de douleurs dans
les reins, dans les cuisses, dans les jambes, &c. tous signes de l'impétuosité,
de la précipitation & de l'affluence du
sang vers les parties basses; mais en pareil cas la saignée du pied augmente le
volume du sang, & ce volume fait une
opposition à son issuë : En d'autres il
se passe beaucoup de tems en accidens,
qui portent le sang ailleurs, sans qu'aucune de ces douleurs se fassent sentir;
& alors après avoir suffisamment &
pendant assez de tems désempli les vaisseaux supérieurs, il devient nécessaire
de saigner du pied, pour rappeller la
nature de son oubli.

Voici encore des succès semblables de la saignée du bras dans les personnes du sexe quand elles avancent en
âge ; car alors la saignée du bras suffit aussi pour l'ordinaire toute seule
pour faire la répartition du sang, dont
il se fait alors une retenuë ; jusques-là
que la saignée du pied y vient autant
nuisible, qu'il est dangereux de précipiter le sang sur des endroits qui lui ferment toute issuë. C'est que les *sécrétoi-*
res particuliers aux évacuations du sexe,
s'effaçant avec l'âge, c'est indiscrétion
& témérité de leur donner à faire ce

Q vj

qui n'eſt plus de leur compétence ; &
en effet les ſaignées du pied dans ces
occaſions , attirent aux femmes mille
congeſtions déplaiſantes & malignes,
qui deviennent les cauſes de tant de fâcheux maux , qui fatiguent ces perſonnes ſouvent le reſte de leur vie. Après
cela ſeroit-il déraiſonnable de donner à ſoupçonner qu'il peut y avoir plus
de préjugé ou de complaiſance dans la
pratique de la fréquente ſaignée du
pied , que de raiſon ou d'utilité ? & au
contraire qu'il n'eſt pas de ſaignée
moins néceſſaire , & peut-être plus ſu-
jette à inconvénient que la ſaignée du
pied, même dans les perſonnes du ſexe ?
C'eſt que le ſang étant porté par ſa plénitude particuliére & par ſon poids, ſon
penchant & ſon impétuoſité naturelle,
dans leurs corps, plus particuliérement
que dans ceux des hommes , de quel
danger ne devient point ſuſceptible la
ſaignée du pied dans ces perſonnes,
lors ou que les *ſécrétoires* n'étant pas
encore formez, ou qu'étant condam-
nez par l'âge, le ſang ſe trouve ſans
iſſuës !

Enfin le ſuccès ſingulier de la ſaignée du bras pour la guériſon des fiévres du printems , en releve l'utilité

par rapport à la Médecine *expectative* , & son prix même au-dessus de la saignée du pied. Car conformément à l'observation d'HIPPOCRATE , qui apprend à attendre la guérison parfaite des vraies fiévres tierces (qui sont celles du printems) que le septiéme accès soit arrivé , parce qu'alors elles se terminent d'elles-mêmes , *tertiana exquisita in septem ad summum circuitibus judicatur* * ; ainsi les fiévres, sur-tout les intermittentes, finissent aussi d'elles-mêmes après quelques accès , sans d'autres remèdes que quelques saignées du bras, jointes à la diète & aux *délayans.* Par ce moyen on se passe de *quinquina* , de purgations, &c. & l'on épargne aux malades l'ennui de longues fiévres, qui très-souvent ne deviennent opiniâtres que parce qu'on donne prématurément des remèdes & le *quinquina* lui-même. Car ce spécifique, tant estimable d'ailleurs , & si supérieur en son genre, ne laisse pas d'être soûmis à la Médecine *expectative* , laquelle lui marque ses occasions, ou de sages délais qui lui assûrent ses succès.

Ici donc paroît singuliérement la

* Aphor. IV. 59.

néceffité de bien prendre fon tems
pour placer les remèdes ; & c'eft l'a-
vantage qui fe tire de la Médecine *expectative*, qui fans jamais s'empreffer
à fourrer des drogues, fe met d'intel-
ligence avec la nature, pour indiquer
& la forte de remèdes qu'il faut employer, & l'arrangement qu'il faut leur
donner en pratique. Mais pour ne s'y
pas tromper, il faut s'affûrer, comme
on l'a dit, de la vraie hiftoire des maladies, non-feulement de leur ordre
dans leurs caufes & leurs origines, mais
encore de leurs fymptômes, de leurs
événemens, de leurs fins. Car c'eft
pour avoir manqué à bien marquer les
accidens des maladies, après lefquels
les remèdes ont réuffi, qu'on trouve
aujourd'hui tant de fameux remèdes
fans fuccès, dangereux même dans nos
mains, quoique de grands Praticiens
en atteftent l'excellence. C'eft que fouvent ce font des *fymptômes poftiches* ou
accidentels qui avoient donné une forme nouvelle à une maladie, après lefquels on aura employé ces heureux remèdes. Mais alors le danger venoit
beaucoup moins du fond même de cette maladie, que des accidens qu'on y
avoit attirés. Dans cette circonftance

donc, ce n'eſt pas la maladie en queſtion qui a été guérie par le remède, mais celle que le changement des *ſymptômes* avoit changée. Cependant c'eſt ainſi que s'eſt établie une bâtardiſe dans le *diagnoſtic* & dans la cure des maladies, qui fait une incertitude dans les remèdes. C'eſt donc ſur le modéle, non de la maladie primitive, mais de la maladie tranſformée, que l'on aura donné pour guérir la maladie primitive, le remède qui aura guéri la transformée, & ainſi la même guériſon ne ſe fait plus dans les mains de ceux qui ſe trouvent chargez de la cure de cette maladie, priſe & conſiderée dans ſon état naturel. C'eſt avec cette réſerve & cette précaution, qu'il faut lire la plûpart des Obſervateurs. Car pour l'ordinaire les cures n'y ſont données qu'à la loüange d'une conduite, ou de remèdes qui ont réüſſi dans telle ou telle maladie, conformément aux *ſymptômes* décrits dans ces maladies. Mais ces ſymptômes étoient-ils de l'appartenance de ces maladies? ou de la façon du Médecin? C'eſt ce qu'on laiſſe à deviner : Trop heureux même ſommes - nous, ſi ces ſymptômes ne ſont pas ajuſtez au théâtre ſyſtématique d'un Auteur, qui veut

ainſi gratifier ſon opinion , pout l'ac‑
créditer dans le monde. Car pour peu
qu'on ſoit verſé dans la littérature de
la Médecine , l'on ſçait que de célè‑
bres Auteurs , dont on reſpecte ici la
mémoire par le ſilence que l'on doit
aux défauts dont on les a ſoupçonnez,
ont un peu eû cette réputation. La rai‑
ſon de méfiance prend encore , depuis
que les remèdes *chymiques* ſe trouvent
en poſſeſſion de pluſieurs cures mer‑
veilleuſes dont on nous donne les ob‑
ſervations. Car deux choſes rendent
ces obſervations douteuſes. 1°. Il n'eſt
point de plus chetifs connoiſſeurs en
hiſtoires de maladies que les Chymiſtes
artiſtes, auſſi peu faits qu'ils le ſont pour
conſerver l'ordre dans les choſes , que
leurs feux doivent les déranger. Ainſi
quel fond faire ſur le *diagnoſtic* de pa‑
reils guériſſeurs ? 2°. Les fameux remè‑
des chymiques autrefois tant loüangez,
ſont aujourd'hui enſevelis dans le ſi‑
lence. D'autres drogues de même bou‑
tique ſont aujourd'hui accréditées ,
parce qu'on met ſur leur compte la vie
de ceux qui n'en ſont pas morts , tan‑
dis que pour les tenir en honneur , l'on
tait les morts de tous ceux qui en ont
été les victimes. Pour donc ne s'y pas

méprendre, il faut, à l'exemple du célèbre Monsieur FREIND, dans son
excellent Traité des Fiévres, étudier
la nature dans la nature même, prenant les maladies & les suivant dans
l'histoire naturelle de leurs symptômes.
Et ainsi, pour ne s'y pas laisser tromper,
ce sçavant Médecin a repris la Médecine pratique dans son origine, en se
faisant des modéles des malades qu'HIP-
POCRATE a traitez dans ses *Epidémies*;
parce que là, sans traverser la nature
par des remèdes hazardez, l'on voit
HIPPOCRATE toûjours attendant les
mouvemens de la nature, pour se mettre
sur ses pas. C'est encore cette maniére
de faire la Médecine qu'a revendiquée
le célèbre BAGLIVI, pour laquelle
il a si solidement écrit; & c'est celle qu'a
pratiquée le célèbre SYDENHAM, qui
non-seulement a donné l'histoire des
maladies, qu'il décrit en marquant
l'*ordre* naturel de leurs symptômes en
général, mais encore en faisant observer leur *ordre* & leur arrangement dans
ces mêmes maladies, lorsqu'elles sor-
tent de la régle générale. C'est ainsi
qu'avec un si sage guide, l'on sçait à
quoi s'en tenir pour la nature des maladies, pour les caractères de leurs symp-

tômes , pour leurs propriétez , enfin pour l'ordre & l'arrangement des remèdes , à avancer , à souftraire , ou à retarder.

MAIS en même tems qu'un Médecin donnera fes foins à pourvoir aux mouvemens des *fluides*, & à en prévenir les écarts pour tenir la circulation dans une forte d'uniformité , & par-là parvenir à la guérifon des malades , la force des *folides* n'exige pas moins d'attention de fa part. Car quelque puiffance qu'on voulût reconnoître dans les fluides pour les mouvoir , toûjours la trouvera-t-on fujette & fubordonnée à celle des *folides.* Celle-ci eft une force de reffort qui les contient dans l'état naturel ; car ce n'eft autre chofe que cette *vertu tonique* qui régit la circulation du fang, & l'ordre de *fes fecrétions* pendant la fanté. C'eft donc encore cette même puiffance qui agite ou qui gêne les fluides en maladie , qui font les deux états ordinairement & également oppofez à celui de la fanté. Car comme c'eft de cette puiffance que doit fe prendre la raifon de l'*ordre* qui regne dans la fanté , de-là même doit fe tirer la raifon de l'*ordre* qu'on cherche dans les maladies. C'eft donc de la difpofition ou de la maniére d'être des *folides,* que dépendra le défordre or-donné ou le dérangement régulier des mouvemens des *fluides,* par la tenden-ce où les tient la *vertu fyftaltique* vers l'ordre, pour les y faire rentrer. Ce ne fera donc qu'en fe rendant maître ou modérateur de cette puiffance domi-nante, qu'un Médecin peut fe promet-tre de régler les troubles des *fluides* ; & c'eft par-là qu'il préviendra les fu-neftes défordres des maladies, en ra-battant les efforts & les impulfions du fang & de fes fucs.

Les *calmans* rempliffent parfaitement cette vûë; de-forte qu'il fe préfente-roit bien des chofes à-dire, fi l'on ne s'en étoit expliqué * ailleurs fort au long. Cependant l'on ne peut fe dif-penfer d'ajoûter ici, & d'y faire pefer combien il eft néceffaire de conferver dès les commencemens des maladies, le fommeil aux malades, en les préfer-vant de ces anxietez ou tourmentes d'efprit & de corps, qui préparent à un malade de fâcheux fymptômes, & de triftes événemens, fi l'on manque à y pourvoir de bonne heure. Telle réfer-

* Voyez le *Traité des Calmans.*

ve donc que l'on apporte dans l'ufage
des remèdes, dans les commencemens
des maladies, l'on doit fe permettre
tous les fecours capables d'amollir les
nerfs, ou d'en entretenir la foupleffe,
pour les empêcher de tomber dans les
fpafmes qui troublent le cours des *efprits*, & dérangent le courant du fang.
Car c'eft la circonftance qui ne permet
pas de demeurer à attendre l'application des remèdes, c'eft-à-dire, le tems
où la douleur en fait avancer l'ufage,
fuivant cet avis de CELSE * : *Genus
curationum in quo eligere tempus non licet … (ubi) expectare (non) tutiffimum,
ficut in iis qua dolore cruciant.* Ces fecours permis dès-lors, font les *nitreux* ;
les *antifpafmodiques* tempérez, comme
les poudres de *fuccin*, & encore certains fucs d'herbes, comme d'*endives*,
de *laîtuës*, de *pourpier*, d'*oxytriphyl-
lum* ; les amolliffans, comme les fucs de
poirée, d'*épinars*, dont l'on donne des
verrées avec le fyrop de *nénuphar* ; encore les eaux d'orge perlé, les émul-
fions légéres avec les femences de ci-
troüille & de pavot ; ajoûtez à tout ceci
des *épithêmes* fur les tempes, faits de

* Lib. 7. c. 7.

sucs, ou d'emplâtre de *populeum* sur les mêmes endroits ; & dans la saison, les pulpes de *concombre* arrosées de vinaigre rosat : tous remèdes qui ne gâteront jamais rien, parce qu'ils ne sont ni *stimulans*, ni impétueux, ni incendiaires, & qui cependant deviennent des contre-gardes pour parer à bien de fâcheux accidens ; mais sans se permettre les *narcotiques* ou l'*opium* ; car outre que jamais ce remède n'est ni plus incertain, ni plus dangereux, que quand on l'employe pour faire dormir les malades, tant sont désastreux les inconvéniens qui en arrivent ! il porteroit dans ces commencemens de maladies bien plus de troubles dans les esprits & dans le sang, qu'il ne préviendroit les *spasmes* contre lesquels l'on a à précautionner les malades au commencement des maladies. Car c'est, à la vérité, un excellent calmant que l'*opium* pour prévenir les *crispations convulsives* ; mais c'est principalement dans les *affections* essentiellement *spasmodiques*, dont les accès de *spasmes* sont marquez par les retours habituels, qu'on leur connoît. Il n'en est pourtant pas de même lorsque les nerfs encore *vierges*, pour ainsi dire, à cet égard, n'ont point encore pris le penchant habituel de tomber en contractions : C'est au contraire pourquoi on tarde si peu à donner des *narcotiques* dans les *petites véroles malignes* ; parce que comme elles se montrent telles dès les premiers tems de leur éruption , où on les voit d'abord porter sur le genre nerveux , non-seulement les narcotiques s'accordent sans danger ; mais encore on est obligé à les donner de bonne heure sur le soir , parce qu'il est d'observation certaine , que c'est le tems où il va s'élever quelque orage dans le sang , & quelque trouble dans les esprits. Et c'est ainsi qu'on entre dans l'*ordre* des maladies,& dans le caractère de leurs symptômes , pour les traiter d'une maniére autant sûre qu'il est possible ; aussi est-ce celle qui est la moins incertaine, pour la cure heureuse des petites-véroles , quand on sçait manier à propos, & réitérer ces *calmants narcotiques* , autant encore de tems qu'ils conviennent, & en doses suffisantes ; jusques-là qu'un sçavant Auteur* dans le traitement des petites - véroles , prononce qu'on peut les augmenter autant que les accidens augmentent.

* *Morton.*

Il est même une maladie connuë
parmi les Praticiens, où l'*opium* lui-
même se donne de bonne heure, nécessairement & avec succès. C'est la
Colique néphrétique graveleuse, qu'il
faut par conséquent bien distinguer
des *Coliques néphrétiques phlegmoneu-*
ses; car la sûreté des *narcotiques* n'est
pas à beaucoup près égale dans les
unes & dans les autres. Dès - lors
donc qu'on s'est bien mis au fait du
caractère ou de l'ordre dont est cette
maladie, l'on doit après avoir brus-
qué les saignées du bras, donner inces-
samment les potions *huileuses*, *narcoti-*
ques, *diurétiques* ; car à mesure que
l'atrocité des douleurs diminuë, le cours
des urines se rétablit, & elles entraînent avec elles les graviers, qui sont des
semences de pierres, & même des concrétions pierreuses. C'est que cette maladie prise de ce côté-là est autant *spas-*
modique, que le rein est *membraneux-*
nerveux. Or sa tissure étant toute de
canaux, de vaisseaux & d'excrétoires,
tous serrez par des membranes dans l'é-
tat naturel, & toûjours dans une compression *tonique*, l'on conçoit dans
qu'elle irritation convulsive doit tomber ce viscere, quand il est irrité dans ses

membranes par le volume, le poids &
les efforts de matiéres autant anguleu-
fes que le font des graviers ; car alors
il eft contraint de fe mettre tout en contraction , la plus exceſſive fource d'é-
normes douleurs , qui paſſent du rein
dans le *baſſinet* & de celui-ci dans les
urétères. Ainſi donc fe manifeſte la raifon néceſſaire de bien connoître de quel
ordre , ou de quel caractère font les
maladies, pour les traiter à propos. L'importance de cette néceſſité eſt d'autant
plus grande, qu'elle eſt univerſelle pour
toutes les maladies *aiguës* & *chroniques*.
Peut-être même celles-ci ne font elles
opiniâtres dans leur cure , & fouvent
incurables, que parce qu'on ne les prend
pas du bon côté pour les traiter , en
les concevant fous des genres de maladies ou d'un ordre de maux , dont
elles ne font point , ou dans lefquels
elles ne font entrées que par la maniére
dont on les a attaquées. Ne feroit-ce
donc pas une reſſource certaine pour la
guérifon de tant de maux fatiguants par
leurs longueurs , cruels par leurs douleurs , fouvent même déclarez incurables , ſi à la faveur d'un peu plus d'ordre qu'on mettroit dans leur *diagno-*
ſtic , ou dans l'application des remèdes ,

des, on parvenoit ou à les abréger, ou à les rendre guériſſables ? Le *ſcorbut* ren-ferme ſeul ces deux inconvéniens en pratique ; car il eſt infiniment rebelle aux remèdes, & il n'eſt pas rare qu'il les ſurmonte ou qu'il ne faſſe périr les malades. Auſſi un célèbre Méde-cin (*a*) d'Allemagne accuſe-t-il la non-guériſon du *ſcorbut*, à ce qu'il y a bien de l'abus dans les remèdes qu'on y em-ploye, parce qu'ordinairement ils ſont âcres & brûlants ; au-lieu que cette ma-ladie en demande ſouvent de doux & de temperez. C'eſt donc qu'ordinaire-ment l'on n'entre point comme il faut dans l'ordre de cette maladie ; & c'eſt l'avis d'un des plus habiles Praticiens (*b*) du ſiécle paſſé, qui après s'être plaint que le ſcorbut étoit ſouvent con-fondu avec d'autres maladies, qui n'é-toient pas encore dévelopées, ou avec des reliquats de maladies avortées, ou mal jugées, conclud qu'un Méde-cin pour bien démêler ce qui eſt vrai-ment *ſcorbutique*, doit bien s'éclaircir ſur la nature de ſymptômes irréguliers appartenants à d'autres maladies & qui font illuſion : moyennant quoi l'on voit ſe découvrir le genre de la véritable

(*a*) *Lamzuverde, de Abuſu Thermarum.*
(*b*) *Sydenham.*

Tome II. R

maladie que l'on a à traiter ; & en même tems se manifester l'espéce ou l'ordre auquel cette maladie appartient : *Sedulò agamus , ut abdita cujusque morbi penetralia scrutemur , eumque post irregularium symptomatum vela latentem eruamus , suâ se mox specie sit proditurus, & ad illam ad quam attinet familiam sit relegandus , &c.* (a). C'est donc, suivant la pensée de ce sage Médecin, la vraie notion d'une maladie que la connoissance précise de l'ordre auquel elle appartient, puisqu'il faut, selon lui, se garder des fausses ressemblances, qui font employer des remèdes fautifs, en ce qu'ils ne conviennent point au caractère ou au fond de la vraie maladie : *Quin & methodus quâ hujusmodi morbi sunt abigendi, non adulterinis illis symptomatis, sed ipsi morbo, qualisnam is fuerit.* (b). Mais encore une méprise très-ordinaire sur la cure du *scorbut*, c'est qu'on n'y est occupé qu'à corriger les *fluides*, sans un égard bien marqué pour les *solides*, qui ont cependant tant de part dans la nature de ce mal ; aussi les anodins sont-ils recommandez par le sçavant M. DRELINCOURT (c), dans la description qu'il fait de cette

(a) Idem, de Acutis. (b) Id. ibid.
(c) De Lienosis, c. 9.

ſorte de maladie. Et encore l'on s'at-
taque ici à la *partie blanche* du ſang,
comme à une ſéroſité ou une lymphe
pourrie, ſans faire attention que la
partie rouge en eſt la cauſe, parce qu'elle
ſe trouve toute en *ſtaſes*; en ce que
différentes portions de cette partie rouge ſe trouvent interceptées, ou enche-
vêtrées dans les différens réſeaux des
fibres de la peau, parce que par la tenſion *tonique* de leurs fibres, ils tiennent
comme étranglées ou étouſées ces portions de la partie rouge, c'eſt-à-dire,
dans les étroites bornes de quelques
mailles de ces réſeaux. Enfin c'eſt encore aujourd'hui une queſtion à déci-
der, ſçavoir ſi le *ſcorbut* ne ſeroit pas
a même choſe que les *affections hypochondriaques* (a). Ce qu'HIPPOCRATE
nous a laiſſé ſur la maladie qu'il nomme *magni lienes*, (ce ſont les *groſſes
rates*) laiſſe à penſer que le *ſcorbut* pour-
oit bien être cette même maladie. De
plus, le ſçavant détail des ſymptômes
les maladies des *rateleux*, appellez
lienoſi par l'Auteur (b) de cet exact dé-
ail, prouve la parfaite reſſemblance de
a maladie *rateleuſe* avec le *ſcorbut*. Ain-
donc paroît manifeſtement, com-

(a) *Juncker*, Conſp. Med. tab. de ſcorbuto.
(b) *Drelincurtius*, de Lienoſis, c. 9.

bien est encore obscure l'espèce de *scorbut*, dont cependant les Modernes font tant de bruit, dont souvent ils font l'objet de leurs cures, & dont un de leurs Auteurs * auroit voulu faire un chef d'ordre en maladie. Car cet Auteur va jusqu'à ranger sous l'ordre du *scorbut*, comme étant une de ses quatre maladies *cardinales*, le quart des maladies qui attaquent le corps humain. Cependant c'est encore une chose très-obscure, comme on vient de le voir, que l'histoire propre & au naturel des accidens du *scorbut*. Rien donc prouve-t-il plus clairement combien les Praticiens se trouvent souvent hors de l'ordre des maladies *chroniques* ? Et de-là combien est-il aisé de comprendre la raison d'incurabilité, ou du moins de la longueur de ces maladies, dont l'histoire est encore si mal démêlée ? A quels étranges inconvéniens donc se trouveroit exposée une Médecine, qui se livreroit aveuglément à des notions aussi incertaines ! Mais la méthode de la Médecine *expectative* remédie à ces inconvéniens, en se donnant le tems de trouver l'ordre naturel & historique de la maladie, avant que de passer à l'usage de ses remèdes *specifi*

* *Gladbac*, Febrium idea novissima.

gues, pour ne les point appliquer à une maladie, qui peut-être n'e ft pas celle qui fe préfente à traiter. Les anciens Praticiens qui avoient fenti les dangers d'irriter ou d'enflammer l'humeur *atrabilaire*, qu'ils reconnoiffoient pour caufes des *affections hypochondriaques*, qui fe trouvent tant en reffemblance avec le fcorbut (*a*), fe faifoient une loi de n'y employer que des remèdes fort temperez, recommandant fur-tout de ne purger dans ces maux que très-mollement & très-doucement ; ce qu'ils appelloient *per epicrafin* (*b*).

MAIS ce n'eft pas feulement fur les affections *fcorbutiques* que fe trouvent répandués tant d'obfcuritez dans leurs *diagnoftics*. La *goutte* eft un *Protée* auffi féducteur que le *fcorbut*, par toutes les différentes faces fous lefquelles elle fe montre chez les malades. Perfonne ne lui a découvert tant de féduction, ou de ces fauffes apparences qui font journellement illufion aux Médecins, que le fçavant Auteur de la *goutte vague* (*c*). Car là fe voient toutes les différentes *fcènes* que la goutte

(*a*) *Stahl*, de Scorbuto. Dans *Juncker*, Confpect. Medicinæ.
(*b*) Vid. Pharos Medicorum, ex *Ballonio*.
(*c*) *Mufgrave*, de Arthritide vagâ.

masquée ou transformée représente
aux yeux & à l'esprit. Si donc un Médecin ne sçait en cette occasion se mettre sur les voies de la maladie originaire, en entrant dans l'ordre propre
& naturel à la goutte, source de toutes ces maladies bâtardes ou dégénérées, à combien de malheurs n'expo-
sera-t-il point la Médecine & les malades ? & cela conformément à l'observation du célèbre MORTON, qui
apprend à guérir par le *quinquina* bien
des maux, pour lesquels ce remède ne
paroit point naturellement fait. Ici
donc encore revient à propos la Médecine *expectative*, pour n'appliquer
ce remède qu'après avoir bien connu
l'ordre de la maladie, & suffisamment
démêlé le caractère des symptômes qui
tiennent de la fiévre intermittente. Mais
le même art qui apprend à différer les
remèdes, en attendant que la maladie
se dévelope davantage, apprend à en
hâter l'usage, quand la maladie connuë en cache une plus dangereuse,
comme lors qu'une fiévre intermittente ménace d'un prompt & funeste
danger. C'est la sage observation du
sçavant Monsieur TORTI, dans son
Traité des Fiévres malignes intermittentes.

PLUS encore se manifeste la néces-

fité de la Médecine *expectative*, pour
la guérifon des maladies *chroniques*,
en ce que peu d'entr'elles font affez
exactement ou fuffifamment décrites,
pour que fur l'hiftoire qu'on donne de
leurs *fymptômes*, un Médecin puiffe
avec affûrance régler fes *indications*.
Car plufieurs maladies graves font données par les Auteurs fous des notions
trompeufes, en ce qu'ils ne les montrent, dans les defcriptions qu'en font
ces Auteurs, que par leurs fins, fans
en faire connoître les commencemens,
dont cependant les accidens ont fait
les fymptômes qui ont commencé l'ordre ou l'hiftoire de la maladie. Ainfi
donc donnant à traiter le mal qu'ils
propofent, mais qui n'eft que le terme
de la vraie maladie, ils dérobent à un
Praticien l'idée de celle-ci, qui a été
le principe de celle qui fe donne à traiter. Un exemple funefte de cette obfervation, qui eft une des plus impor-
tantes en cette matiére, c'eft celui de
la *phthifie pulmonaire*. Car c'eft, dit-on
communément, un *ulcère* du poûmon
que la phthifie, & en conféquence ce
ne font que *vulneraires-fulphureux*, que
balfamiques, aufquels fe livre un Médecin qui fe laiffe emporter au courant
des préjugez. Ainfi dès le commencement d'une phthifie, il employera

R iiij

des remèdes incendiaires, des *béchiques*, des purgatifs, qui ne conviendroient tout-au-plus que sur ses fins; & de-là tant d'incurabilité de cette maladie. Le célèbre MORTON, dans son excellent Traité sur cette maladie, a prévenu bien de ces méprises, en donnant aux différentes sortes de phthisie leurs origines propres, pour mieux faire sentir tant de différences d'*ordre* ou de caractères, qui se trouvent dans cette seule maladie: & par cette méthode elle reçoit d'autant plus de sûreté dans sa cure, qu'elle se trouve sous les yeux du Médecin dans son ordre naturel, & par conséquent dans l'ordre des remèdes qui conviennent à son caractère. Ce n'est donc qu'autant que l'on aura levé tous les nuages qui obscurcissent le diagnostic des maladies chroniques, en les rappellant à l'histoire naturelle de leurs symptômes, que l'on parviendra à les guérir avec quelque sûreté. Mais en attendant qu'on se soit bien mis au fait de cet ordre naturel, la méthode de la Médecine *expectative* servira de préservatif contre tous les malheurs qu'attireroit une Médecine prématurée. Au-surplus rien ne servira tant à prendre les symptômes d'une maladie dans leur ordre naturel, que de se faire une pathologie

fur le vivant. Car comme la peinture
ne perfectionne fes élèves, qu'en leur
faifant copier des modéles vivants, tout
de même le célèbre M. S т а н і avertit (*a*), que la pathologie ne fe perfectionnera qu'étant étudiée fur des corps
en vie. Car, dit-il, c'eft le malheur de
n'étudier la pathologie ou les caufes
des maladies, que fur des cadavres,
où l'on ne voit rien que de mort, quoiqu'il ne faille à un Médecin, pour connoître les mouvemens de la nature,
que des yeux pour fuivre les *phénoménes* qui arrivent en fanté ou à la veille
des maladies; le tact pour fentir le chaud,
le froid & le refte des qualitez femblables; des oreilles pour entendre ce
que le malade lui dira de ce qu'il fent,
de ce qu'il aura obfervé fur foi-même,
& encore pour apprendre des affiftans
(fuffent-ils du petit peuple) ce qu'ils
auront remarqué auprès de lui : *Neque pigeat ex plebeis fi quid ad medendi
oportunitatem conferre videatur, fcifci-
tari* (*b*). Car par ce moyen le Médecin
étudie une nature vivante, pour en fuivre ou imiter les actions. Eft-ce là le
portrait d'un art oifif, tel qu'on crain-
droit de fe le faire de la Médecine

(*a*) Praemonit. Mot. Hæmorrhoïd.
(*b*) *Hippocr.* de Præcept.

R v

expectative ? Au contraire fans cette forte d'étude, fur-tout dans les maladies *chroniques*, il n'eft point d'écüeil où l'on ne s'expofe de heurter. Car rien en Médecine n'eft fouvent fi caché que leurs commencemens ou leurs origines, fi l'on fait réflexion que ces maladies arrivant fur-tout dans les âges avancez, font très-fouvent les fuites & les produits de maux cachez ou fecrets de la jeuneffe, (*lubricum ætatis*, dit PLINE le jeune) qui ont été mal jugez ou étoufez dans leurs cures, par gens qui ne connoiffent pas la Médecine expectative. Mais, conformément à cette maxime d'HIPPOCRATE, *Quæ in morbis relinquuntur, recidivas facere folent* (*a*). Car ces récidives deviennent ici des maladies dégénérées. C'eft qu'avec l'âge le fang ralentiffant fon cours, fait ou dépofe des réfidences dans les vifcères ; ce qui n'arrive point dans la jeuneffe, où le courant du fang abforbe & concentre des germes de maladies qui éclofent avec l'âge. De-là paroît encore le mal-entendu des *obftructions* (*b*). Car ce ne font auffi que des ralentiffemens de fucs ; cependant toute maladie rangée dans la claffe des *obftructions*, induit un Médecin dans l'ufage de bien des remèdes contraires à

(*a*) Aphor. II. 12. (*b*) *Stahl*, locô citatô.

l'ordre ou à la nature des maladies qui se préſentent. Enfin à ces reliquats ambigus déja acculez ci-deſſus , triſtes témoins de maintes avantures arrivées dans la jeuneſſe, ajoûtez les impreſſions reſtées d'autres déréglemens arrivez dans le genre de vie, ſoit par les boiſſons , les fatigues de corps ou d'eſprit , cachées donc ou inconnuës à un Médecin , qui jugera mal de la maladie qu'il traitera , parce qu'on ne l'aura pas mis dans l'ordre hiſtorique du fond de la maladie. Ajoûtez encore à tout ceci les paſſions du corps & de l'eſprit, dont on fait des ſecrets dans la vieilleſſe , après ſouvent en avoir fait parade dans la jeuneſſe , leſquelles ayant eu le tems d'imprégner le ſang & les viſcères de fâcheuſes indiſpoſitions , ont ſouvent jetté les fondemens de longues & difficiles maladies. L'on a même ſur ce ſujet deux hiſtoires ; l'une du fils d'un Roi malade , dont ERASISTRATE démêla la maladie que lui cauſoit une paſſion ſecréte (*a*); l'autre d'une femme qui cachoit une paſſion ſemblable (*b*);

(*a*) Voyez en l'hiſtoire très-agréablement écrite dans l'hiſtoire des Juifs par Monſieur *Prideaux* , Tom. 4. p. 14.

(*b*) *Galen.* c. 1. in Prognoſt. *Idem* , de iis qui Morbum ſimulant.

histoire renouvellée de nos jours, par
celle d'une jeune personne, en qui
la sagesse concentroit une trop forte in-
clination ; car le sçavant Monsieur
FALCONET le pere, ayant sçû démêler la passion de la maladie, procura
la guérison de la jeune personne en lui
ménageant l'établissement qui la pas-
sionnoit (*a*). Jusques-là donc s'étend
la nécessité d'entrer dans le caractère
ou l'ordre des maladies ; mais par-là
un Médecin ne se convaincra-t-il pas
qu'il peut arriver que pour la guérison
de bien des maladies, il seroit plus besoin de remèdes qui regardent l'esprit,
que de ceux qui regardent le corps,
quelquefois même de remèdes moraux,
plûtôt que de drogues ou de secours
physiques ? Tant il est vrai que ce qui
regarde les soins du corps a quelque utilité, mais que l'attention aux choses qui
regardent la religion est bonne à tout :
*Corporalis exercitatio ad modicum qui-
dem, Pietas autem ad omnia utilis est* (*b*).

(*a*) *Voyez le commerce dangereux entre les
deux sexes*, T. 2. de la Femme foible, p. 151.
(*b*) Epist. ad *Timoth.* c. 4. v. 8.

FIN.

QUÆSTIONES

MEDICÆ.

AVIS.

L'ON ajoûte ici les Thèses suivan-
tes, qui ont été soûtenuës aux
Ecoles de la Faculté de Médecine de
Paris ; parce qu'elles sont aussi de
l'Auteur de la Médecine Théologique, & qu'elles sont fondées sur
les mêmes principes.

QUÆSTIO
MEDICA.

An Functiones à Fermentis?

I.

MEDICUS senſualis Phyſicus, totus naturæ ſervit. Naturam ducit ipſius *Dei digitus*, ſumma creatoris lex atque voluntas. His famulando Medicus, Numen ipſum æmulatur, qua ratione ἰσόθεος audit. Hinc quàm malignè invehuntur in artem noſtram, qui Medicos tanquam Numinis oſores calumniantur. Si cætera Deum ſilerent, fidem cogeret Medicina, Creatoremque palàm profiteretur. Ea eſt quæ *inviſibilia Dei per ea quæ facta ſunt intellecta conſpicit.* Hæc tractat, hæc meditatur. Sic ergo inſultant qui tale Dei donum minùs novêre, *Medicinam enim creavit*

*Altissimus , & solus imprudens abhorret
ab illâ.* Ipsæ Medendi leges ab eodem
profectæ videntur. Sensus homini dedit
ad ipsius tutelam ; iidem in medelam
homini veniunt. *Ignem & aquam huic
apposuit , ut ad quodcunque vellet porri-
geret manum ;* itâ contraria per quæ medetur , intellexit. Sic hominem Deus
condidit , ut vel sensibus pateat , unde
vivat , & unde moriatur. Causas vivendi sentit homo? Nec est unde quis ca-
villando suggillet quod , calido , frigi-
do , humido , sicco , juvat aut nocet :
nihil enim fortè magis compertum habet , aut exploratum. Sed & sic sensibus est obvia partium symmetria , sic
aperta sunt humorum commercia , ut
vel oculi mederentur ; hâc scilicet *Divini Senis* * lege, quâ *aptus est ad me-
dendum , qui aptus est ad cognoscendum.*
Hisce rebus ac legibus vita continetur ,
his sanitas resarcitur. Non ergo primas
& abstrusiores rerum causas scrutetur
Medicus : his indagandis incumbat Phi-
losophorum garrula gens , quibus oriari
libet : sed hæc nihil ad nos , abscondit
enim natura. Densis ejusmodi tenebris
immorari quid juvat ? Cur hîc incassum
superbit homo ? Quin potiùs quæ ante

----

* *Hippocr.* de Arte, p. 11. art. 19. & 20.

pedes jacent inspiciat Medicus, ex his
suam instituat artem. Si functionum (quæ
secretionibus maximè constant) rationes inquirat , num quot olim Ethnicis
Numina, tot sibi finget fermenta ? num
hâc fermentorum turbâ, Gentilium more , quasi januis ac postibus assistrices
intelligentias præficiet ? Mutatoria non
amat natura. Hæc sumptui parcens, ut
compendio semper , sic simplicitati studet. Una & eadem lex est , quæ Functiones regit , quæque sensus afficit , partium nempe concinnitas miraque structura. Corporis partes continent , aut
continentur. Illæ infinitorum vasculorum
congeries sunt. Hæ variis & variæ con-
figurationis constant moleculis. Hinc
succorum quibus vivimus varietas ; hinc
diversi scaturiunt humores. Nihil hîc
quod non vasis contineatur , nihil nisi
per vasa elabitur. Corpus est undique
permeabile , hoc ex æquo pervadunt humores. Quid inde ? Corpus humanum
non secùs ac incerniculum quoddam qua-
libet sui parte pervium est. Hoc infinitas & varias sanguinis particulas assiduè
motat ac decutit. Sanguis parte rubrâ
& albâ constans , non simplex est &
unus latex : tot condit portiones , quot
habet partes aut fovendas aut alendas.
Crassiores habet & subtiliores , gravio-

res & leviores. An ineptiret qui bilio-
fas, melancholicas, fanguineas, pituï-
tofas diceret ? (res enim non verba ve-
namur) nihil moror ; modò dulces, pingues, & benignas eas ftatuat. Quàm
enim fanguini fit amica mollities & dul-
citudo ; fidem extorquet rerum parens,
quæ & in utero corpus humanum ex
fucco lacteo fingit, idem & in lucem
editum uno alit, augetque lacte. Apage
ergo tot inutilia falium connubia, otio-
farum fæpe mentium fœtus ; ejufmodi
forte principiis non conftat, quo vivimus humor. Hic quidem habet diver-
fitatem, non feritatem. Imo, an variæ
illius particulæ falium, fulphurum, &c.
nominibus venire debeant, quid ad nos ?
ifthæc forte fuavia funt blandientis fibi
phantafiæ commenta, aut certè talia fa-
bricavit Chymicorum ignis, non ipfa
inftituit natura. Rerum autem difcrimi-
na inquirimus, non facimus. Partium
ergo fanguinis varietas à motu, confi-
guratione & certâ quadam cum partibus
cognatione pendeat. Et revera hæc commendat oculorum fides. Hi microfco-
piis armati partes deprehendunt in fanguine plan-ovales, globulofas, majores, minores, volubiles, huc illuc variè
tendentes, folutas, laxas, fero cuidam
innatantes ; tandem non tam unitas feu

confufas , quàm contiguas. Quid cribro, quid incerniculo accommodatius ?
quid aptius ?

I I.

EODEM pertinet continentium partium apparatus. Totum quod habent, aut excretioni vacat, aut eam invitat. Ipfa epidermis infanti coætanea ,
quamque vel à matre rubens fecum in
lucem affert , tota ofcillis eft pertufa.
Ut enim fuo fanguis calore fovetur , fic
& fuos patitur ignes. His natura ne periret vivens , talia paravit effugia : iifdem
quotidie , vel ad libras aliquot , fanguinis rofcidus humor & halituofus
continenter elabitur. Quin etiam caden-
te morbo , quidquid in fanguine fuper-
eft vitii , ejufmodi fpiraculis foràs aman-
daretur : at morborum reliquias tempori , Medicorum Coryphæo , maturan-
das tradere, non multi norunt Medici ;
imò infanâ fæpe medicandi intemperie,
naturam à fcopo dejiciunt. Adeo paucis datum eft à remediis oportunè feriari ! Sed ne extra oleas. Membranas
quaflibet glandulis effe confertas , vel
oculis notum eft. Vifcera fimilibus glandulis aut veficulis funt conflata. Tandem omnes partes , tubulorum compages funt & coagmentatio. Porrò, fi va-

rias glandularum configurationes tibi
fingas, si cogites quanta sit vasculorum,
quantaque foraminum diversitas, quid
cribro propiùs accedit? an ovum ovo
similius? Sed & huc suum cor confert
symbolum. Insigni quo valet musculi
robore, antliæ vices gerit; vi qua pol-
let emboli, sanguinem urget, premit,
& in partium ostiola cogit; manum diceres quæ materiem quassat, & incerniculum. Huc collimant & vasa. Arteriis à corde recedentibus, aliquid accedit capacitatis; contrà verò aliquid
decedit venis, ad cor properantibus.
Sic, sanguis è corde tanquam è specu
strictiori prosiliens, in spatia ampliora
blandiùs & pacatiùs erumpit. Subit venas, tunc præ locorum angustiâ coactus, motum accelerat. Sic factum est,
ne sanguis statim à corde, cum impetu
partes divellendo, laceraret. Sanguis
ergo non tàm partes rapidè prætereun-
do, movetur, quàm easdem lamben-
do serpit: unde illius moleculæ separa-
tioni addictæ, hoc habent otii, quo
suis singulæ cellulis committantur. Hic
ille motus ignis est HIPPOCRATI *
mollis & lentus quo conflatur homo;
hoc igne, hisque legibus quidquid in-

---

* De Diætâ, L. 1. art. 15. v. 341.

cernendum est in corpore separatur,
transcolatur. Hos functionum seu secretionum modos vel oculi vident, saltem
suadet mechanica ratio, aut mens asse-
quitur; tandem his omnibus respondet
experientia. Si liquor ex tubulo angustio-
ri in capaciorem transeat, tunc aliquid de
illius impetu perit. Quantum sit cordis
robur, evincit quam superat millium
aliquot librarum resistentia. Quæ &
quanta sit continentium partium mechanica necessitas, hinc patet *Lotium*.
& *menses* retinentur, si *spasmodica* quædam diathesis renes aut uterum occu-
pârit: quid quòd, & hoc in casu ipsum
laudanum, cautè exhibitum, *diureticum*
evadat & *emmenagogum?* hoc norunt,
saltem experiuntur *hysterica* & *hypochondriaci.* In secretionibus quid possint con-
tentæ partes, indicium est nimia sanguinis *plethora.* Hæc sæpe eidem urinæ
moram facit, quam venæ-sectio revocat. Hac eadem ratione, *menses* movet
in plethoricis vena è brachio tusa. Bilis
flammata nimis & *evecta*, à præstitu-
to sibi tramite sæpe delirat; dumque
nimio fertur impetu, à jecore in habitum corporis dejecta, icterum facit,
venæ-sectione & refrigerantibus curandum. Urinas ne quidem pelleret in hydropicis Hercules, si malè moratæ, &

quasi distortæ Sanguinis particulæ ref-
titerint, si partes à muriâ, qua madent,
lacessitæ nimis, quasi fores occlusæ diureticis obsurdescant. Hic ergo quantùm
sæpe peccatur ! Incandescente febre urina & sudores retardantur, alvus silet,
aut solâ vi morbi fluit; febre labente,
omnia patent & reserantur. *Variolæ*, aut
nimiùm *confluentes*, aut quas protrusit
febris vehementioris, aut remediorum
ignea vis, in ipso limine hærent. Hinc
quot funera ! si malè exiturientis vene-
ni scrupulus Medico veniat. Statim currit ad *cardiaca*, dicam an igniculos ?
quorum quasi obstetritio nascenti morbo suppetias ferat. Sed talium eruptio-
nem non extorqueret tota officinarum
plebs, non Orientalium *bezoardica*, non
pulvis viperinus. Confertam tamen, be-
nignam & facilem obtinent, venæ-sectio, *paregorica*, potus enormis. Adeo
verum est, nihil in corpore fieri, nihil secerni, nisi à molli & lento humorum motu, aptâque & mechanicâ partium structurâ.

III.

NEc quisquam hîc causetur fermentorum necessitatem, quasi his con-
staret tota corporis œconomia. Jam enim
azymorum non sunt, quibus vivimus
dies : imo satis est hodie fermentorum,

quibus vel totus ebulliret orbis. Fermentum hujus sæculi idolum est, cui omnes litant. Spirituum animalium fons aresceret in cerebro, nisi nascenti obstetricaret spiritus quidam armoniacus. Bilis intra sanguinem æternùm lateret, nisi præcipitatorium sufficeret jecur; aut tale quiddam à liene tanquam appendice mutuaretur. Langueret concoctio, si suo acido·esurino fraudaretur. In novi diluvii discrimen veniret microcosmus, nisi serum quo vehitur sanguis, arte simili renes emulgerent. Ad metam citò festinaret humana proles, nisi perfectivum daretur seminis fermentum. Cor fermento pulsat, eodem arteriæ micant, tandem, si verbis adhibenda fides, fermentum est quo vivimus. Medicus totus in fermento: eoque mirè tumet. Si quamdam in cadavere subolfecerit fracedinem, statim fermentum conclamat. At fermentum in corpore sano, rara prorsus avis. Nec citiùs ad finem vita properabit, si ad pistores, cupedinarios, crustularias tandem officinas ejusmodi farricula relegentur. His cupedias & scriblitas apparent, tali suppellectili, tali merce non indiget corpus humanum. Hæc obtrusêre nobis Chymici, qui Medicinam ad metalla damnârunt, Iis quia fusionis, præcipitationis

& fermentationis vocabula nota funt,
hæc omnibus affingunt , idem calopo-
dium omnibus aptantes ; fed quanto
malo , norunt , quos non latet quàm fæpe infelices fint artis noftræ fimii ! Ecquis enim ignorat , quàm parum conveniant cum Medicina Artis Chymicæ
mores ? hæc officinam , non naturam
fapit : fictilia quibus utitur vafa , quâ
lata, quâ fpatiofa, fermentationi & præ-
cipitationi fervire poffunt ; quid enim
fi diffiliant? parum , fi tantùm hac parte multaretur artifex : at in tubulis an-
guftis & exilioribus quibus conftat corpus humanum , ebullitiones, (inviolata
functionum integritate) quis vidit unquam , quifve fibi finget ? hîc vortici
bullienti locus ferè denegatur ; parietes
vaforum , quia molliores quafi recedendo fermentationis tenorem frangerent;
fed , quod totam rem conficit , guttulæ
aquæ, vini rubri , hydrargyri , cum particulis aëreis , fiftulis vitreis committantur, hæc nullâ concuffione , nullâ in-
flatione ad contrarios feu vorticofos motus provocaveris. Illud vel mulierculis
notum eft , fi liquor bulliens decapule-
tur, ftatim defervefcit. At verò millies
in die fanguis ex arteriis in venas deple-
tur , & viciffim. Tandem vafa omnino
plena fermentationem coërcent ; fimili

arte

arte vina quædam mustaceam dulcedi-
nem conservant. Œnopolæ , ne vinum
fermentescat , curant ut dolia semper re-
pleta sint. At vasa Corporis plena semper
esse demonstratur. Hinc quàm precariò
viveremus , si à tam labili fermentatione vita penderet. Ipsa fermenti ratio
non magis sanguini congruit. Fermentum corpus est salinum , mole minimum , virtute maximum , quo massa,
cui inditur , variè exaltatur aut insigni-
ter immutatur ; inde fit ut crudi tantùm
liquores & immaturi , tali egeant sub-
sidio : sic mustum , non vinum , fermentatur. At verò sanguis , statim ab
ovo , percoctus , maturus & defæcatus
est ; hoc tenellus infans & adultus ex
æquo vivunt : vita ætatum progressu
extenditur , non intenditur. Sed rem ipsam inspiciamus. Coaluit sanguis ex dua-
bus partibus , albâ & rubrâ. Illa in serum quoddam , seu merum laticem , &
albuginosas , seu gelascentes partes abit.
Hæc lubricâ quadam & pingui substan-
tiâ , succoque altero purpureo distin-
guitur. Hæc quatuor ostendit sanguinis
compages, quam non vitiavit ignis. Contrà , durioribus , angulosis , rigidis constant particulis , fermentescentes succi ;
posthàc vitam quis in fermentatione constituat ? Vitæ causas hinc colligito. San-

guinis molecularum texturæ , infinitas
propemodum ab aëre suggestas particulas
puta. Easdem , ceu spirales & compres-
siles machinulas animo finge ; has si cor
& arteriæ , tot veluti elateres , suâ systole deprimant , diastole relevent ; vi-
vacem succum , *oscillatorium* sanguinis
motum, vitam tandem ipsam intelliges.
Sed *præcipitatoria,* seu *fundentia* fermenta magis fortè comperta sunt ? Acidum
suspicaris in renibus , quia acida urinas
movent ; at easdem pellunt quæ sunt
alcalicæ indolis. Num auram alcalicam ,
hîc auguraris ? Sed sive fixa sint , sive
lixiviosa , volatilia , sive urinosa alcalia ,
nihil ejusmodi habet rerum natura , nisi forte conflaverit ignis aut putredo.
Spiritum armoniacum conjicis in cerebro ? at nonne verè sunt animales in em-
bryone spiritus , in quo vix comparent
prima cerebri rudimenta ? Non nobis
jactites lienis acidum ; is enim lacti in-
coctus lac minimè cogit. Nec ventriculo digestivum exoraveris fermentum ;
limpida quidem aqua ex ejus glandulis
continuò stillat , hâc perpetuò madet ,
eâdem , stomachi fundum mergitur :
Verùm ea, quidquid succi habent alimenta , solvendo *extrahit.* Hinc *tinctura* fit ; elixationem dicebant Veteres.
Quàm verò diversæ sint *extractiones* &

tinctura à fermentationibus, novit rebus chymicis imbutus. Crimen ergo physicum non incurrat, qui talem è corpore sano fermentorum luxuriem exherbare sataget.

I V.

SEd an explodenda Chymicorum Principia, an ejuranda Fermentorum doctrina? His indulgendum, non serviendum. Utamur, non abutamur. Chymicis laboribus multum debet ars Medica. Licet enim Chymia Medicum non faciat, aptiorem tamen Medicinæ reddit, juvatque exercendo artificis ingenium. Hac parte interim lubrica, quòd non infrequenter istius artis experimenta parùm naturam referant. Sed saltem ea est, quæ doceat, quantùm nocet in corpore ignea vis, qua ratione, quo analogismo sanguinem deterit. Hinc discet Medicus humorum incendia præcavere, eadem restinguere. Quorsùm enim, omnino labente Veterum disciplinâ, caloris memoria prorsus obliteraretur? hoc forté vivimus, hoc saltem sæpe morimur. Nec est quod quis rideat. An quæ de calore Majores nostri prodiderunt, minùs hujus temporis culturæ respondent, an omnino dissonant? Calidum Veterum, in acidum, volatile, sulphureum facessat, quid in-

de ? ebullitionem dicas, Veterum ardo-
rem. Esto, aptiora sint verba, palato
magis sapiant, quid ad artem; si tutiùs
medebantur indoctiora quidem, sed sa-
pientiora Priscorum sæcula? Calori quivis insultet, hunc rideat quilibet, modò ebullitionum impetus, acidorum col-
lisiones, volatilium iras atque furores
reformidet. Calorem non compescat,
modò volatilia reprimere, ebullitiones
sedare, salia studeat mergendo diluere. Sic
lis componitur. Sic Veterum elucidan-
tur, non mutantur dogmata. His autem
repudium qui diceret, obnoxii prorsus
animi & infelicis ingenii arguerétur, in-
decorum enim diffiteri per quos profe-
ceris. Medicina & Religio, artes impe-
riosissimæ, hac parte conveniunt, quòd
utraque mutuetur à traditione cum dignitate authoritatem. Imo in Medicina
usus & experientia dominantur. Ergo
ut Veteribus reservatur honos, sic &
sua Chymiam maneat dignitas. Sic mi-
remur Antiquos, ut tamen temporum
nostrorum ingenia non despiciamus:
non enim ità lassa est & effœta Natura, ut nihil jam laudabile pariat. Non
ergo abdicanda Fermentorum doctrina,
saltem in morbis locum inveniunt. Morbi causa, venenata quædam est pernicies. Venena quàm parvâ mole lædant,

res eft confeffa. Tantillum eft quo vi-
pera necat: rei vix eft umbra, id quo
ferit apis: ne punctum diceres quo fcor-
pius offendit : tandem vel odore folo
quædam venenare ferunt. Sed hæc fi-
lentium commendet. Ita quantillum fit,
quo ægrotamus, quàm exigua fint magnorum morborum initia, attendenti patet. Vix hilum eft, quo quis in rabiem
agitur ; contagio, imaginatione, animi
pathematis, vifu, odore, morbos con-
cipimus. Abortûs caufa fit odor à lucer-
narum extinctu, tanti quivis perire potuit! Hæc mole minima, virtute maxima, fermentis accenferi poffunt. Odor
acutiffimos morbos parit. Hinc à febribus liberant aphthæ, ulcufcula, exilio-
res labiorum puftulæ. Aura fubtilis chronicos inceptat, hinc illos conficit abf-
que purgatione *cortex peruvianus*, eofdem revocat cautè etiam inftituta *ca-*
tharfis. Hæc, fæculi delicium, raræ ne-
ceffitatis eft in acutis præfidium. Sæpe
plus nocet quàm prodeft ; infidiofè juvat. Tantulum enim fermentum, vim
eludit medicamenti, hoc crabrones irri-
tat, crucemque figit Medico. Si quif-
quam prætexat alterum hujus fæculi idolum, ferofam colluviem, is morbi, forfan & remedii, productum laceffit. Umbram ergo pro corpore, nubem pro Ju-

none fumit & amplexatur. Sed hæc parerga ne quis dicat, hinc enim faltem
conftiterit folis morbis fermenta com-
petere. At de fpiritu fi quis rogaverit,
quafi *menftrui* cujufdam *alcaheftini*, feu
fermenti cujufdam publici nomine veniret ; hæc audiat. Spiritûs quidem ea
eft neceffitas, ut eo fatifcente omnes
corruanr functiones. Sed quàm parum
illi conveniat fermenti ratio hinc liquet ;
in eo ftat fermenti natura, ut alteri obvium cum eo luctetur. Fermentum habet quid heterogenei, quid peregrini,
quid agreftis ; hinc rixari amat, feditio-
nes colit : ideoque iftius indolis acidum
& alcali finxit ferior ætas. At verò fpirituum quanta fit cum fanguine cogna-
tio, is novit quem non latent parentis
& nati amicities & neceffitudo. Spiritus à fanguine natales habent, res ergo
fic confanguineas, luctari feu fermen-
tefcere qui dixerit, is profectò jurgia
nectit. Spiritus in corpore aëri compa-
ratur. Ille aër eft internus, hic fpiritus
externus. Aëris miracula nemo nefcit.
Hoc folo fæpe plantæ vegetantur ; fic
fempervivum, fquilla & fimiles bulbi,
à terra, licèt tanquam ab ubere depul-
fa, tamen infigniter crefcunt. *Terra mor-*
tua, quas vocant, aëri commiffæ novos
ab eo fugunt fapores. Aëre folo per hye-

mem vivunt araneæ. Sæpe hoc uno epu-
lantur serpentes. Cùm cuncta gelu rigent, suis in aquis perirent pisces, nisi
arte quadam iis aëris sorbendi copia daretur. Quid quòd animalia fere defuncta,
aëre per ductum thoracicum inspirato,
statim revalescere videntur. Itaque plurima sunt etiam apprimè necessaria,
quibus valedicerent viventia, aëri nunquam. Is vel ipsas vitæ causas sufficit;
attamen aërem fermentum quis dixerit?
Vim aëris à nitro profectam non pauci
suspicantur, nemo probavit. Aërem fermentationi servire, palam est. Illum verò fermentum esse quis demonstratione
firmavit?

V.

NON magis spiritus, seu aër internus, hoc nomine salutandus venit. Spirituum quidem ope, vivit viget-
que corpus; sed fermentorum tumultu
non gaudet. Spiritus sanguinis portio
subtilior est, volubilior & maximè ac-
tuosa, omnis saporis & odoris expers.
Hic, non tam motu quàm undulatione
fertur. Roralem diceres succum, insipi-
dum, non tàm impetu motum, quàm
tremulum & molliter *oscillantem*. Talem crasin plùs minùs referunt spiritus,

S iiij

Hos autem animales, vitales, naturales
dixeris; fed quantùm à fermenti ratione alieni fint, illinc difcito. Nec cum
his conferat fuos Chymia fpiritus; *alco-
lizatos* maximè & penetrantiffimos *clyffos*
fibi teneat, hos mobilitate vincit, virtute fuperat quo vivimus fpiritus. Illo-
fum vim habet, non feritatem. Vini
quidem, fuccini, falis armoniaci, &c.
fpiritus volatiles, noftros recreant; fed
cave ne hinc illis alterutrius faporem
affingas. An fpiritus noftros fulphureos
pronuntiabis, quia à talibus reficiuntur?
fed eofdem non minùs delectant urino-
fa; nec inde ftatuas urinofos; fulphureis enim ex æquo gaudent. Sed acidu-
los fortè fpiritus noftros quis concludet,
fubftantia enim cerebri cui affricantur
maffam farinaceam fermentat. Cur illos
ergo falia volatilia non necant, imò juvant? tricis ejufmodi fe expediat, fi poteft, fermentorum affertor; hinc enim
fortè ne Dædalus ipfe emergeret. Sed
quod circulum complet, fubftantia cerebri fermenti quidem induit naturam,
Sed tùm, cùm in puttilaginem abit.
Quamobrem fimili vitio acorem incur-
rant fpiritus, à *crafi* nativâ degeneres
fermenti rationem fumant concedimus.
Inde laboret *caufarium* corpus; & hoc

dónamus : fed non hinc incolume vivit.
Itaque genuinum fpirituum ufum hinc
colligito. Si animalia in machinâ pneu-
maticâ includas , ad unam aut alteram
aëris exantlationem, mox mirè inflan-
tur , oculos prominentes oftendunt , immaniter vomunt, convulfionibus diften-
duntur ; eadem , readmiffo aëre , priftinæ
redduntur fanitati, Urinatores , licèt per
tubulum aërem infpirent , nihilominùs
inteftinæ cujufdam compreffionis molef-
tias fentiunt. Laconico vel balneo infi-
dentes , quafi pondere gravarentur , infigniter anhelant. Qui montium celfio-
rum cacumina confcendunt, dyfpnœas,
naufeam , convulfiones ventriculi , vomitus enormes , choleram & hæmorrhagias experiuntur. Tandem vefica
aëre ferè vacua , & arčtiùs conftrichta
vafi recipienti mandetur, tùm elutrietur
aër , illicò vefica enormiter diftenta dif-
filiet. Itaque fpirituum ope omnia in
corpore fano in æquilibrio pofita funt.
Sanitas quafi ex *ofcillo* pendet feu libra-
tur. Sunt fpiritus quos nervi vehunt,
funt & quos fanguis finu fuo fovet. Ii
omnes elafticâ vi pollent. Inde nativus
partium continentium *tonus* , amica contentarum *crafis*. Quæ fanguini fuggerit
aër , tot funt elateres alternatim com-

preffiles. Hî intra vaforum anguftias perpetuò coacti, in motum nituntur. Aëris verò externi, & partium *antipraxiâ* coërcentur; hinc alterutrinquè æquipondium, fic quafi ofcillatione ludunt. Hac de caufâ fi altroverfùm prævaleat æquilibrium, quot ftrages! Sic fi aër externus cum interno minùs alternando reciprocaverit, *ataxias* patiuntur fpiritus, tumens quafi rumpitur fanguis, partes fubito folutæ refiliunt, vita periclitatur. Periit enim æquilibritas. Itaque aëris in corpus noftrum fummum jus, fummaque poteftas. Aëris particulæ, veluti tot difcernicula, fanguinis moleculas à confufione præfervant. Illæ affiduâ, quâ ad motum nituntur tendentiâ, has agitando motant. Sic tandem partium *laxitas* excretioni tam neceffaria paratur. Eædem aëris particulæ fanguinis circuitibus, veluti tot *cohobationibus*, defæcatiores fiunt, ad tenuë elimantur, demùm in corticali fubftantia tranfcolantur. Quòd ergo fpiritus, materia quædam fint ætherea, non inficiamur. Quin etiam iis, qui fucco nervofo annuunt, non inviti accederemus. Sed procul hinc fermentativa ratio. Itaque quomodo fecretiones (quibus functiones maximè conftant) perficiantur, paucis accipe.

Omnes particulas fecretioni damnatas,
continet fanguis. Has aptè fitas (*laxas
dicunt*) fero innatantes in partes cor adi-
git. At verò non per quodlibet vas, omnis liquor elabitur. Ideoque propriâ
glandularum, aut vaforum ftructurâ fit,
ut fingulis partibus, fingulæ portiones
attribuantur. Qua arte à fanguine fece-
dat urina, fcrutaris ? Renibus analogas
in ipfo fanguine particulas puta, hian-
tes cogita & velut expectatione penden-
tes glandulas, imbricatas renum partes
concipito, veſcam quafi fubjectum im-
pluvium tibi pingito, tandem peculia-
ris vaforum conniventia, appellentem
difcindat fanguinem, quid magis urinam invitat ? Ætas in puellis, uteri vaforum mæandros explicet, accedat cer-
tis temporum periodis exfuperans &
otiofa fanguinis moles, huic fugere ge-
ftienti, exitum velut ex condicto vafa
concedunt. Si verò fœtus chyli meliorem partem antequàm in fanguinem lu-
xuriet fuffuretur, ceffat fecretio. Adolevit puer, vafa tefticulorum prorfus
evoluta funt, ftatim quem faturæ corporis partes refpuunt, percoctum fuccum
(femen dicitur) fanguini fubducunt.
Vides ut referatis viis, parata femel materies, loci impatiens, fugam affectat.

Quantùm igitur hîc otiarentur fermenta! profectò non sic senescendo repueraſcit Medicina, ut tales ludos, talia amet crepundia. Saltem hac ex parte magis est ostentata, quàm elaborata; elaborata magis, quàm amplificata.

Ergo Functiones non à Fermentis.

QUÆSTIO MEDICA.

An Chronicorum Morborum medicina,
in Alimento?

I.

MORBUS eſt Chronicus, qui non dierum, ſed menſium, aut annorum circuitu movetur. Sunt enim ex morbis, qui ſolâ annorum ſerie exoleſcant. Ex Chronicis alii ſunt primitivi, ſuique ipſorum parentes; alii velut inſitivi, ſeu ex acutis decidui. Prioris ſunt ordinis Epilepſia, herculeum vixque domabile malum. Scorbutus, infelix nautarum ſtipendium. Turpis proſtibuli merces, Venerea luës. Poſterioris infinitus propemodum numerus; Apoplexiam excipiunt Paralyſis & Hemiplegia, pectoris morbos tabes, aſthma pulmonum hydrops, chloroſin menſium ſuppreſſio, icterum aſcites; horum fere ſingulos melancholia inſignis. Illi non ſecus ac peſſimum olus ultrò proveniunt. Hi quaſi ſiniſtræ ſunt præteritorum malorum

appendices: Sic enim non infrequenter
morbi vincuntur, peſſimâ victoriâ. An
Chronicis contribuantur febres intermittentes non conſentitur; at verò quòd
intermittentes præpoſterè curatas, ſe-
quantur chronici affectus, norunt *in hoc
piſtrino verſati.* Hinc antiquata jacet
quartanis medendi methodus, qua pti-
ſanas & decocta purgantia ad nauſeam
obtrudendo, hydropes milleque malorum lernam accerſebant. Hinc ex irrito
Peruviani Corticis uſu, ſurgit inſolens
& abortiva febris, nullo febrifugo do-
manda. Sed undevis aut deſciverint, aut
nati ſint Chronici affectus, horum omnino arcanæ ſunt cauſæ, ad quas pau-
corum potuit pervenire curioſitas. Hîc
ut in rebus humanis, omnia dubia, incerta, ſuſpenſa; imo nec requirentibus
obvia ſit hæc veritas. Adeo nobis ad
intellectum pectus anguſtum eſt! Itaque
ut ineſt & in incredibili verum, & in ve-
riſimili mendacium, primas artis con-
ſecutus videtur, qui (quod ſummum eſt)
veri confinium attigerit. Igitur Medico
propoſitum ſit *Naturas rerum manifeſtas
indicare, non cauſas judicare dubias.*
Optima ſit cauſarum morbi theoria;
*exquiſita naturæ morbi deſcriptio. Mor-
bus naturæ conamen eſt, materiæ morbiſi-
cæ exterminationem in ægri ſalutem omni*

ope molientis. Caufas ergo morborum intelliget, qui naturæ conatibus, fymptomata vocant, intentus, ejufdem preſſerit veſtigia. Sic faltem caufarum vim & indolem fentiet Medicus, & hoc ipſi fatis. *Sic genuinas expifcari poterit indicationes, in quibus præcipuè ſtat Medicina practica.* Ad puriores rerum eſſentias pervenire in votis eſt, ſed huc non pertingit humana mediocritas; de hifque in æternum Philofophia deliberabit. Jam verò genuina quifpiam Chronicorum diſtinguat phænomena, his intellectis fpecificas quaſi fuccorum exaltationes aſſequetur. Sed cave ne ſpuria tibi fuggeſſerit fymptomata notha quævis medendi ratio: abſit enim ut concipias morbos tanquam producta *confufa, inconditaque, naturæ malè ſe tuentis & de ſtatu ſuo dejecta*; ſuus cuique morbo fcopus attributus eſt, propria cuique intentio: ſic peripneumonia ſputis, pleuritis fudoribus, hydrops urinis, ptyalifmo fyphilis, folvi amant. Cuique fingularis fymptomatum & auxiliorum proprietas; hinc lateris dolor V. S. è brachio, phrenitis è faphæna, angina è jugulari poſtulant. Itaque in hoc ſtat artis Medicæ fagacitas, ut comperias quid natura meditetur, *Quomodo fiant incipiantve morbi, quomodo deſinant, quibus occasionibus augescant, ac deficiant:* quæ ex symptomatis, velut olim ex numinibus, ut prosint celebranda ; quæ ne obsint placanda : his qui studuerit, Medicus tibi sit ; hanc verò qui neglexerit curam, quàm graviter hominum vitæ nocuerit! Hac ratione tuis oculis quasi se subjiciet non adulterata morbi natura. At verò si Medicum urat impatiens agendi libido, dextra lævis transmutat, sua nativis miscet symptomata, novum & degenerem committit morbum, denique non tam naturæ opera, quàm quæ fecit prodigia consectatur. Propria ergo contemplare Chronicorum symptomata, germanam eorum historiam prosequere, perspecta tibi sint morborum tempora, cujusque phænomeni genium perpende ; hâc ratione causas optimè noveris, quâ poteris & easdem demoliri. Si Chronicos affectus in hac trutina suspendas, insignem in sanguine dyscrasiam conjicies. Pravis & iniquis inquinata succis tota sanguinis moles, mirum quantùm à rectâ sanitatis orbitâ deflexerit. In vasis lutulentum magis & cruentum liquamen ingeneratur quàm verus cruor, igneus magis & adurens liquor, quàm benignus & amicabilis humor. Ex tali penu frustrà benignum partibus alendis viaticum speraveris; sanguis assiduè in

succos hostiles eliquatur ; sic infecto
fonte insinceri spiritus scaturiunt ; tandem sanguis, quia vitæ simul & mortis
causas complectitur, mille movet tragæ-
dias, longoque & vario symptomatum
syrmate, morbum aggravat, medicum
ludit, ægrum conficit.

I I.

AN tales morbos, frigidiores &
ignavi foveant humores? an ab acido vel alcali manârint ? suos an singuli
fomites habeant ? an ab humorum sa-
burra, aut viscerum *emphraxi* pendeant ?
Diversus titulus, error idem. Figmenta
sunt malè sanæ opinionis, & inepta mentis humanæ solatia : hæc saltem non suadet symptomatum facies. Et revera num
tussis acrior, febris assidua, urinæ rubentes, obstinatæ vigiliæ, sitis importuna, calor hecticus, tabes enormis, num
hæc in phthisi humorum arguunt segni-
tiem ? Pallidarum virginum lustret aliquis horrendos capitis, lumborum &
mensium dolores, narium hæmorrhagias,
insignia V. S. beneficia, quàm ultrò, &
quanto impetu in hoc morbo è venâ tusâ
sanguis prorumpat, hisque producen-
dis, si tanto sit ausu, torpentes assignet
humores: apoplexiam, rheumatismum,
peripneumoniam facit διάθεσις φλεγμονώδης,

hos tamen affectus excipit paralysis; num talia fert frigus? hydropem stipatur aquosus humor, sed hunc expressit salina materies; in rheumatismo nihil membrorum est quod sero non madeat; sed hoc eructavit vasorum καυσιωσις; Scorbutici in serum eliquescunt, melancholici in pituitam, unde sputatores audiunt, sed hæc fecit adustus humor. Quid? quòd corpora morbis chronicis denata mille ostendunt inflammationum argumenta. De emphraxi non magis convenit. Vasa sub his affectibus, pessimis ebria succis, si affatim non ventilentur, mirè redundant; fermenta quibus scatent exæstuant; cæco igne feruntur; tandem cuneantur humores, sic obstipantur viscera, ἔμφραξις & ϛάσις fiunt: sed hæc omnia morbos à tergo sequuntur, non invehunt. Morborum fomites qui extra vasa quæsierit, hic naturæ & arti injurius videatur, ad quid enim perditio tam laboriosi apparatus? uno sanguine vivimus; ejusdem solius culpâ perimus. Qui saburram humorum in primis viis suspicatur, is oportet pinguioris sit judicii. Colici dolores, diarrhœæ, dysenteriæ, intestinorum præcipui affectus, nihil nidulantis humoris in cadaveribus post se relinquunt: imo ex diarrhœa dysenteriam, ex dysenteria sphacelum, ex colicis do-

loribus paralyfim inducit intempeſtiva
alvi purgatio. Tandem, quod vel fidem
penè ſuperat, multi ſunt etiam chronici
affeƈtus, quos terminat omiſſa aut ſuſpenſa *catharſis.* Sed *non omnes capiunt
verbum iſtud.* Cyſtici canales & pancreatici *menſtrua* quæ vocant diſſolvendis,
defæcandiſque alimentis ſufficiunt, inteſtina non ſecus ac lacunæ, ciborum
reliquias purgant, abdomen talium eſt
colluviarium, denique his quaſi emiſſa-
riis à ſordibus præſervatur ſanguis; at in-
ſenſili tranſpiratione à purgamentis propriè vindicatur. Per poros ad libras aliquot, per inteſtina ad uncias tantùm,
diurnum fit corporis diſpendium. Per alvum ergo multa extorquet *catharſis* aut
morbus, ſanguis verò cui reƈtè eſt, ut
per eandem ab inutili aut ſuperfluo li-
beretur, hoc non habet moris. Alcali
& acidum in morbis invenit phantaſia
ludens. At certè ſolos artis & naturæ
rudes capit, talis decipula. Quòd re-
coƈtus ſanguis alcalia proferat, conceditur; quòd vappeſcens aut detritus aceſ-
cat, ad verum accedit; ſed quinam certi
ſint acidorum, alcaliumve charaƈteres,
quæ vera ſint eorum ſignacula, quæ gen-
tilitia ſint ſymbola, tacitum arcanum eſt.
His ergo ſuas Medicum aptare indicationes, intutum prorſus eſt, & periculi

plenum. Et reverà *acida* tot funt & *alcalia*
quot fapores , horum tot genera quot
hominum facies. Omphacium , acetum ,
acetofa , de acidorum funt progenie ,
fed quàm diverfa fint vel culinis notum
eft. Acida ergo quis definiendo recenfe-
ret ? Acidorum nomina communia funt ,
fed individuæ naturæ. Alumen , olea
fulphuris & vitrioli fanguinem denfando cogunt ; nitrum , fal commune , fal
gemmæ , eundem à coagulo præfervant.
Illa fanguinem atrum & nigricantem ,
hæc eundem coccineum & purpurafcen-
tem reddunt. Quantùm igitur hîc he-
befcit omnis chymicorum folertia ! Non
minores incurrunt errores fi vel falia falibus jugare , aut acida alcalibus accommodare tentaverint : quoties hîc eorun-
dem cæfpitant pedes ? quot fcopulis illi-
dunt ? fed non fic de corio luditur humano ; fi Medicum deficiat *diorifmus* ,
alcalicam morbi caufam quam malè di-
gnoverit , acido impari confodiet : no-
vam fic fanguis induet texturam , fic nova furget intemperies. Inde tot videas
morbos dubio genitore natos , hinc tandem nimis frequens pullulat fpuria morbi foboles. In hac densâ rerum caligine ,
hæc optima fit caufarum notitia , quæ
quidem preffa minus eft , fed fecura magis. Effentias caufarum fi non noveris ,

energiam faltem tenueris & indolem.
Acriores fuccos, ferum uftulatum, humores ignem paflos ex fymptomatis con-
cluferis, annuimus. Sales arthriticos fub
arthritide, fub fcorbuto fcorbuticos dixeris, &c. res adhuc in tuto videtur; humores falfos, muriaticos, falinos ac-
cufaveris, etiamnum res in vado eft,
hæc enim infinuant genuina chronicorum fymptomata. Quodnam autem vel
acidum vel alcali talia commiferit errata,
quæ prima fit caufarum effentia, hæc
myfteria non capit lingua mortalis.

I I I.

J A M verò, talem fanguinis labem
quid feliciùs emendat, quàm cauta
vitæ lex, medicaque menfa? *ut nulla res*
magis laborantem adjuvat, quàm tempef-
tiva abftinentia, fic & optimum medica-
mentum eft cibus opportunè datus. Sed
ex omnibus morbis, Chronici maximè
alimentis curari amant. Arthritis lacte,
Cochleis & Cancris tabes, Nafturtio
Scorbutus, Viperis Elephantiafis curan-
tur. Bugloffum Melancholiæ, Chærefo-
lium Hydropi, Dyfenteriis Oryza medetur. Neque ejufmodi vulgaria tibi vi-
lefcant; ars eft penè divina, ipfique vel
creationi refpondens, quæ velut ex nihilo

sanitatem conservat simul & restituit.
Causæ morborum aut contrariis imme-
diatè delentur, quò tendunt specifica,
vana sæpè artis ostentacula; vel sensim
flectuntur. Illam phœnicem artis venantur omnes, assequuntur pauci : hanc artis solertiam dudum prisca novit ætas.
Hîc igitur & adhuc melior vetustas. Non
quidem magni refert quo tramite curras,
modò ad sanitatem properes ; sed tutiùs
chronicos curaveris, quorum causas alimentis immutando castigaveris. Chronicorum alii totam labefactant corporis
œconomiam ; sic rheumatismus, anasarca, chlorosis, hysterica passio, nullam non corporis partem afflictant. Alii
quasdam tantùm obsident partes ; sic Renum & Vesicæ morbi, has tantùm sedes
obtinuêre : sed omnes à sanguine descendunt. Peruviani corticis abusus Rheumatismum accersit, qui non infrequens
est ex tam nobili remedio scopulus : tunc
enim sanguis à febrifugo simul & à febre, quasi ab igne candens, causticam
induit *diathesin* ; hinc eliquatus acerri-
mus ichor pessimum hunc profert affectum. Sub febribus continuis sanguis nimiùm effervescens anasarcam mentitur ;
in similem affectum ultimò desinit tabes
quam ipse sanguis commiserat. Sangui-
neas, succiplenas & athleticas virgines

ut plurimùm corripit hysterica passio;
chlorosis nascitur deficientibus menstruï
cruoris officiis; denique stranguria, dy-
suria, calculus infaustæ sunt inclinati
sanguinis fœturæ. Sanguis ergo communis est Chronicorum fons & origo. Sed
quid sanguinem magis ad nativam re-
format temperiem, quàm alimentum?
Unde partibus suppetat pabulum, an à
succo nervoso, an à sanguine nobis perinde est. Nutritio sit à succo pingui &
benigno; ab hac dulcitudine si descive-
rit sanguis, mille surgunt ægritudines,
illam quidquid restituerit, genuina sit
medicina. Alimentum ergo ut omnia
membra vegetat, sic omnium commune sit remedium. Alimenta sunt cibus
& potus. Cibi sunt de numero vegetantium & animantium (nisi fortè lapides
in panificium depsere noverit chymicorum industria, aut ex metallis elixires
vitæ potuerit emoliri.) Aquam in potum
primitùs obtulerat rerum parens, eidem
huc usque primas tribuêre sanitatis &
vitæ curiosi. *Hæc vulgo parata, inventu
facilia, & ex quibus vivimus, antiqui-
tùs erant quæ naturæ placuerant remedia.*
Animantibus vegetantia præstare, ex ipso creatoris instituto patet. Hinc tamen
abdicanda non sunt animalia. Hæc terram, aërem, vel aquas incolunt; sed hinc

inde præsentissima morbis proveniunt
auxilia. Pisces insalubres esse , popula-
ris sit opinionis ; *Pisce enim quid sanius ?*
& reverà causarios mirè reficiunt : quàm
igitur perperàm abstinentiæ legibus in-
discriminatim solvi amant ! Ad provec-
tam senectutem multos sustentavit pis-
ciculorum esus ; inde quadragesimali
tempore non pauci longè firmiori utun-
tur sanitate. Hîc igitur ars & Religio
concordant. A morbo revalescentes ,
piscibus recreantur. Tandem multis sanitatem prænuntiavit piscium esuries ;
non incongrua igitur ex piscibus medicina. Sed à condimentis abstine , in nullâ enim vitæ parte majores sunt quàm
in his insidiæ. Hîc butyrum *cane pejus
& angue* , merum est ignis suscitabulum ,
quodque ardoris inextincti semina fundit. Pisces quidem in remedia veniunt ,
sed ex aquâ , sale & herbulis aliquot
elixi ; piscem in serpentem mutat alia
conditura. His proximi sunt assi , quos
insalubris non vitiaverit intinctus. At
exulent oleo aut butyro frixi : ejusmodi
nidorem stomacho afferunt , & iniquis
succis sanguinem pessundant. Quantùm
piscibus noceat vini potio norunt cura-
tiores Medici ; pisces enim aquâ gaudent , vino pereunt. Ideo tot videas piscibus vitam tolerantes morbis maximè
obnoxios ,

obnoxios, quòd hæc impari jungant con-
nubio. Ex piſcibus fluviatiles aut marini,
hi ex optimo littore, illi ſaxatiles ; omnes verò recentes friabiles ut plurimùm,
ſeligantur. Ex his non inconcinnè paratis , inſignia morbis Chronicis afferes
ſolamina. Hîc enim mihi conjecta acriores ſuccos, retorridos humores, exuſtum
ſanguinem ; hæc omnia reparat piſcium
eſus : ſalia, qua valent mollitie cicurant,
ignes non minùs quàm aqua reſtinguunt,
ſanguinem retexunt. Quantùm in chronicis ad orgaſmum proclivis ſit ſanguis,
teſtantur ſcorbuticorum & phthiſicorum
phlogoſes, hyſtericarum æſtus, *ataxiæ*,
dolores, vigiliæ ; pallidarum virginum
fervores, hæmorrhagiæ; in omnibus catharſis aut difficilis aut periculoſa, utilis
aut neceſſarius paregoricorum uſus. Sed
quod rem evincit, plures ex cauſariis
læduntveris aut æſtatis ardores ; inde
ſub illis temporibus familiares ſunt apo-
plexiæ, quas excipiunt paralyſes ; hinc
cadens fluxave fervens æſtas autumno
phthiſicos perimit : at verò quid aptius
ſpirituum impetus, humorum efferveſ-
centias, ſanguinis incendia compeſcere
poteſt, quàm ex piſcibus alimentum ?

I V.

EX carnibus edulium primitùs piaculum erat. Quòd ergo in hominum
cibaria veniant , indultum naturæ munus est , non institutum. Animantium
esus voluptatis opus est , non necessita-
tis. Hunc induxit ferrea proles. Quantùm in nocendo valeat testantur Rheumatismus , Pleuritis , Peripneumonia, illos enim affectus meliùs curant inani-
mæ dapes. Hinc olim nomen sibi fece-
rant cremor hordei , Ptisana , sorbitio-
nes , pulticulæ. His etiam luxuriæ temporibus quantùm diarthœis & dysente-
riis officiunt carnium juscula , in confesso habetur : inde hæc eadem summè diluta laudantur. Itaque si sanguis qua-
vis imbuatur salsugine , aquoso pulli decocto utiliter abluitur. Sic acriores succi
dulcescunt , ita mansuescunt humores.
Enimverò salia , vel contrariis , acida ,
v. g. alcalibus , infringuntur , vel sulphureis implicata hebetantur , vel multa edulcantur aqua. Posteriorem hunc
curandi modum servant à multis retrò
sæculis artis prudentes. Sed & alterum
habent commodum aquosæ pullorum
decocturæ ; sua enim quam ex pullis mu-
tuantur mollitudine , salsitudinem sanguinis dulcorant. Ex carnibus ergo ani-

malium , juniores & novellas eligito.
Quod enim de gallo veteri decocto prædicant , vulgaris est & anicularum erroris. Ex illis agninas , vervecinas , vitu-
linas , imo & porcellinas sumito ; lentum
enim , gelascentemque fundunt succum ,
salibus vel acerrimis castigandis perac-
commodum. Ex volatilibus multa gulæ
scitamenta excogitarunt coquinarii. Quid
enim non suadet luxuriandi cupido? Hic
ergo mille nocendi artes offerunt ejusmodi gulæ magistri , hominum genus
quorum opera felicius quam facilius ca-
reret humana gens. Tali quidem carnium
mangonio nunquam indulgendum est ,
sed assatas aliquot adoptet medicus , quibus nauseantem ægrorum pervellat stomachum. At hinc & talia concedant ob-
sonia si hydropem ascitim curandum sus-
ceperit. Hoc in casu quod in intemperie summum est occupat morbus , qua
ratione quæ elixa sunt , quæ mollia præ-
ferenda veniunt. Hinc & exesto *xero-*
phagia quâ serosum liquamen imbibere
volunt. Inepte bibulis medicamentis ,
derivatas aquas siccaveris , oblitâ unde
manant perenni scaturigine. Animalium
appendiculæ sunt ova & lactaria. Ovum
carneus est cremor , pulli compendium ,
tandem alimentorum flos atque princeps , his de causis torpentem sargui-

T ij

nem relevat ; at certè totum quo diffluit
sulphure , biliosis & febricitantibus nocet,sanguinem enim quodam velut æstro
lacessens pessimè fermentat. Quàm multis ergo dolum & fraudes minatur ! Ca-
seus recens , mollis, non salsus , non pu-
tidus, amicum est pabulum , quod enim
calculum ingeneret , fabellæ propinquum
est. Lac multis auxiliatur , non paucis
incommodat. Hujus in chronicis si præ-
cox usus, suave sit toxicum ; si eidem
matura dies, præsentaneum sit medicamentum. Seri lactis pretia quem laterent ?
Verùm & ex reptilibus & vilioribus ani-
malculis nobilia quoque proveniunt remedia ; Viperæ, Cochleæ, Ranæ, Tes-
tudines , quot herculeis affectibus pro-
fuere ! Plantis annumerantur cerealia semina , fructus, olera. Inde insignis medico auxiliorum ubertas , *optima enim*
remedia pauperrimus quisque cœnat. An
igitur eorum ridenda medicina quæ solâ
ferè Brassicâ utebatur ? Hæc , si non
omnia sana facit , saltem ut olus innocen-
tissimum *non paucis antistat.* Ex farinis ,
aut pane infricato salubria parantur pul-
menta. Hordeum , Avena , Oryza quid
non edunt miraculi ? Hinc nec auferas
lentes , pisa coctilia, fabas. Nihil enim
vescum est, quod saluti corporis non ac-
commodet bene sana frugalitas. Hæc

igitur (quondam inemptæ dapes) ut decet medicata , non infalubrem fuccum
valentibus præbent , eadem non ineptæ
fiunt morbis medicinæ. Macra funt enim,
à fulphure vacua , non pinguia , non oleofa , craffiufcula , non fuccofa nimis aut
actuofa : his de caufis æftuanti ftomacho
medentur, bilem deprimunt , inquietum fanguinem morantur, eundem ge-
nerofum nimis & petulantem refrænant.
Quid medicamentis propiùs accedit ? fi
flatulenta fint , ingluviei , vel condimentorum, non rerum vitio detur. Flatus ra-
refcens fit & conclufus aër quem calor
inimicus protulerit. Melancholici flatibus torquentur , iifdem laborant & icte-
rici qui in hydropem ficcum definunt.
Attamen Tympanites totus eft fpafmo-
dicus , à fpirituum *ataxiâ* pendens. A
flatibus fit cholera morbus, inclinantibus
lienteriâ , diarrhœâ & dyfenteriâ , prima refurgentis caloris nativi indicia funt
flatus ; at verò hos affectus vix unquam
inducit humorum fegnities aut frigidi-
tas. Flatus ergo caloris eft foboles. Inde nihil adeo flatulentum eft quàm ipfa
aromata. Coriandrum, Fœniculum, Ani-
fum, flatus quidem , fed quos fecêre, dif-
cutiunt. Ejufdem eft imperitiæ frigidi-
tas , qua fructus & aquam incufant.
Fructus nativa funt panis condimenta ,

T iij

aqua genuinum eſt alimentorum *menſtruum*, utraque homini ſatis. Homo fruges conſumere natus eſt, fruges ab aquis dilui à natura habent. His ergo qui frigiditatem abjiciunt, ipſimet exprobrant Creatori. Ex fructibus ſumito maturos, molliculos, eduros, quique fervorem in ſtomacho minùs concipiant. Huc pertinent pyra, poma, etiam Perſica. Sunt & pruna non unius generis, ſed quælibet diutinâ maturatione ac ſponte & arboribus decidua, quidquid habent agreſtis aut fermentativi exuerint. Non abſimile diſcrimen incurrunt fructus rubentes, fraga, groſſulæ, ceraſa; ficus etiam, menſarum deliciæ, æſtuoſæ ſunt. Hac eadem formidine tacti, melones exploſerant. Sed una aqua, tollit aut ſaltem minuit tot crimina. Hâc conditi fructus, mirum quot morbos expediant. Aqua optima ſit fontana vel fluvialis; illa ad orientem ſita ſit, utraque mollis, amabilis, non æſtuoſa, odoris & ſaporis expers. His conditionibus dolores ſedat, appetitum promovet, cruditates arcet, morbis medetur: hinc colicos curat, febre calentes ſolatur, placat hyſtericas.

V.

ALIMENTA igitur in Chronicis morbis meliora funt medicamenta. Venæ fectio, Catharfis, Digeftiva, Abforbentia, Chalybeata, fua quidem laude digna funt, fed alimentis certè funt retroponenda. Illa ex parte juvant, hæc omnem paginam implent. Alimenta facilitatem curationis parant, hanc remedia fupponunt. Quòd Chronici venæ fectione tutò curentur, novitium eft inventum ; *fanguinem enim incifâ venâ mitti novum non eft, fed nullum fermè effe morbum in quo non mittatur novum eft.* In hydrope, ictero, chlorofi, arthtitide, diarthœa, dyfenteria, fi quis incruentam omnino tentaverit medicinam, quantùm fudoris & laboris Medico, tædii & difcriminis ægrotanti! Sed hîc morborum temporibus, ægrorum temperamentis, caufarum & fymptomatum differentiis ferviendum eft : alimenta verò nufquam non conveniunt. De purgatione non minùs conftat, fed hîc fæpe fubeft alea vitæ. Indicio funt fcorbutici, hypochondriaci & hyftericæ. Hos omnes purgare torquere eft. Dyfenterici & colici affectus vix catharfin ferunt : inde tot recidivæ; fanguis enim à fermentatione

T iiij

recens, tenerior factus est, itaque purgationis stimulum acriùs sentit, statim-
que efferatus tumultuatur. Inde catharticis narcotica maritare coguntur. Iisdem
de causis in hydropicis purgatio viri opus
est exerciti : adeo verum est in Chronicis morbis, *satiùs esse alvum molliri cibo
quàm medicamento.* Et reverà purgatio
iis potissimùm utilis est quorum sanguis
bene firmus est & illæsa viscera. At in
chronicis resolutus sanguis infirmatur,
viscera labefactantur ; hinc sæpe *fatum
propinant non pharmacum.* Attamen si cathartica ex usu videantur, iis viam pa-
raverint cibi medicinales. Hac arte de-
fervescens morbi causa ima petit, tunc-
que medici manum postulat. Non est
ergo unde quis ad Indos currat alvi causâ, præsentius aliquid nostra rura offerunt, aut alimenta. Digestivorum mira
luxuries, non par utilitas. Horum maxima pars coagmenta sunt salina, naturæ ancipitis & energiæ. Sed si digestivis
aliqualis locus, omnium sint instar *herbi-
di potus,* jurulenta ex oleribus decocta.
Si sanguinem depressum & marcescen-
tem restaurare volueris & erigere, ab
ignitis remediis caveto ; cruditates enim
ut plurimùm fovet peregrinus calor. Sic
flammante febre, omnia cruda sunt ;
Renes inflammati, crudam fundunt uri-

nam. Quinimo is maximè languet stomachus, quem æstus urget, quemve
nidor infestat. Quàm igitur operam ludit & morbum φιλόθερμος Medicus qui
vino, etiam alienigenâ, & tot insidio-
sis liquoribus, cruditates emendare sa-
tagit! vinum & hîc dubius est amicus;
isthæc sorbilla, vera sunt ignis flabella,
flammæ alimenta. Absorbentium fama
nobilis, fructus infidus. Vel *calciformes*
sunt concretiones quæ vim morbi exsus-
citant; vel spongiosa sunt & multicava
corpora. Illæ medico sunt ejurandæ;
his non absimilia præbent, modò ignem
non senserint, ovorum testæ, oculi can-
crorum, lucii mandibulæ: sed & ex frugibus iis subrogantur quæ farinaceæ sunt
naturæ; sic castaneæ nuces non secus ac
alcalinæ materiæ, humores acres & serosos sorbent & ebibunt. In hac ergo
copiosa rerum paucitate conquiescat ars
Medicinalis. Cæterùm si remediorum
pauperes dicimur, nostra non est infa-
mia, sed gloria: minùs est pauper qui
cùm pauca habet, non multa desiderat.
Imò veræ sunt divitiæ cupiditatum paupertas. Quot ergo dudum terra tegit
quos vitæ servasset simplicior medendi
lex! quot orco damnatos eadem luci restituit! Ex chalybeatis discrimina comperta sunt. Nauseas, ructus nidorosos,

faftidia, dyfpepfias adportant; fæpe chronicos indurant, lædunt vifcera, flam-
mant humores: non rarò, hyftericis no-
xia, hydropicis periculofa, ictericis le-
thalia funt. His omnibus addito, pro-
tei quam induunt fpeciem, his hæmorrhagias coërcent, aliis eafdem accer-
funt; imparatis enim humoribus præpofterè refpondent medicamenta. Hac
eadem de caufâ interdum diuretica in
Diaphoretica, in Emetica Purgantia de-
generant. Hinc etiam narcotica, fæpe
vomitiones, fcotomias, anxietates indu-
cunt, illa tamen omnia comprimere nata
erant. Aquæ thermales & acidulæ quas
turbas, quofvemovent tumultus! quot
membris multârunt Balneaſad hæc enim
remedia, apparatu medicinali fanguis
invitandus erat. Et reverà inobfequen-
tium humorum eluviem extorquere,
naturam cogere eft, non ducere. Contrà, fi medicamentofis alimentis humores aliquid bonitatis reparârint, Diureticis urinæ, fudores Diaphoreticis obtemperabunt, levioribufque catharticis
alvus aufcultabit; unde qui *mochlicis*
etiam pharmacis obfurduerat morbus,
deinceps leviufculo morem geret. Arte
fic inftitutâ, genuina percipimus Chronicorum fymptomata, fpuria non fup-
ponimus. Illis quafi tot notaculis, mor-

bum à morbo, causam à causa dignos-
cimus. Veras sic aptamus indicationes,
quibus sua velut ad normam respondent
remedia, sic causariorum sanitati pros-
picimus, sic emendati repubescunt humores. Denique prudens hæc in medendo dexteritas, Chronicorum aut finit
tædia, aut fallit labores; saltem si in-
superabilis sit valetudo, quod alterum
artis votum est, amabilem Ἐυθαναςίαν
conciliat.

Ergo Chronicorum Morborum medi-
cina, in Alimento.

QUÆSTIO
MEDICA.

An Morbi à Serosâ Colluvie?

I.

SANGUIS, vivifica succorum moles, à corde progrediens, ad ipsum retrorsa. Ut promptuarium ingens, *dat omnibus, ab omnibus accipit.* Hinc velut ex mari magno, congeniti defluunt humores, eòdem confluunt adventitii. Urina, bilis, lac, spiritus, glandularumque succi, tot sunt vitalis laticis effluvia. Lympha, Chylus, necessaria sunt hujus auctaria. Serum omnium natum est vehiculum. Quomodo sanguinem subeant, aut ab eodem exeant humores, hinc intelliges. Sic aquariis organis instructum est corpus humanum, ut hydraulicam machinam æmuletur. Antliis & machinis haustoriis exantlatur sanguis, redditurque. E corde salit, funditur per canales, ad varios anfractus & euripos, quasi per modulos, aut diversis Epistomiis dividitur. Ex sanguine si quid elabi conveniat, per tubulos ex-

cretorios, veluti per Elices & Deliquias
erivatur. Ibidem reperias Obturamenta,
Emissaria, Cataractas, quibus emittuntur
coercenturve humores. Num ex tot motuum instrumentis impetuosum sanguinis motum conjicis? Imò verò, sanguis
suis cum satellitibus, & administris succis,
tacito passu vasa præterit. Nihilominùs
ne languerent ejus officia, illum cor,
ut Hydraula quædam, assiduè pellit.
Argumentum est ejusdem circuitus intra
horam sextùm revolutus. Si frequentiùs
suos orbes & circulos conficiat, non
levem morbi suspicionem importat. In-
timus est alter sanguini motus, quo benignus, temperatusvè dicitur, aut intem-
peratus. Hujus ope quamdiu luctantur
amicè varii sanguinis succi, *crasin* nativam induunt; jurgia si glifcant, exuunt.
Sanguis ergo dum ad infinitas duplicis
hujusce motûs regulas dirigitur, suum
cuique parti largitur demensum, reclusa patent Colatoria, firma stat sanitas;
iis violatis legibus, corporis res incli-
nantur, milleque surgunt ægritudines.
Harum autem causas statueris, non quas
persuaserit opinio, sed quas diuturna
observatio docuerit. Hâc, tota continetur Medici Philosophia, quæ sola est post
inventam artem quæsita ratio. Indè Systematum dubia fides, opinionibus pia

credulitas. Solus ille tutò medetur, cui
præit experientia, quemve ratio comi-
tatur. Empiricos remedia ducunt, non
natura. Si aptè curare volueris, vera te
non fefellerit caufarum origo. Sed cave
ne hæc eadem dolos tibi nectat. *Lepram
à Leprâ* distinguere non omnibus datum
est. Genuinam à spuriâ caufam difcer-
nere ; hîc opus, hîc labor est. Morbus,
caufa morbi, Symptoma, tàm diverfa
funt quàm quæ màximè. Hæc fi mifcue-
ris, ipfamet ruitura est medendi methodus. In caufas vel Symptomata an priùs
incumbendum fit, dijudicet medentis fagacitas. Ex fymptomatis, alia nata funt
adverfùs morbum naturæ luctantis inftrumenta. Sic fi variolæ ingruant, febris infurgit quæ puftulas extrudat. Cùm
puftulæ ad maturationem enituntur,
quæ decreverat febris, recrudefcit. Ejufmodi fymptomata colit Medicus. Hâc
de causâ interdùm innoxios ignes licet
accendere. Alia funt fymptomata, quæ
delirantis vel inclinatæ, gementis vel in-
firmatæ naturæ funt argumenta. Talia
funt, ineuntibus pleuritide & peripneumoniâ, alvi fluxus ; primo continuarum
febrium progreffu, fudores & *ephidrofis*.
Ille fanguinis tumultûs, hæc oppreffæ
naturæ, non rarò malignitatis funt indicia. Sed tunc fuis ab *indicationibus* non

deflectit callidus artifex : causis intentus,
symptomata dedignatur. At verò si ejus
sint conditionis ut coctionem impediant,
frangant vires, aut extrema minentur;
Medici curam ad se convertunt. Dolores ad summum progressi symptomata
sunt. Causas illorum comprimere arti
decretum est; at hæc interdùm occurrit
morbi causa, quæ non apertâ fronte la-
cessenda venit, sed per innocentia remediorum diverticula. Hinc dolores
blanditiis aggredi, non inconcessum. Inde Narcoticorum, Paregoricorum, &
ipsiusmet Opii laudes. Dysentericis Brasiliensium radix, Terebinthinata Colicis, Succinata Tussientibus meritò asse-
runtur. Sed hæc omnia à Laudano se-
juncta claudicant. Attamen symptoma-
ti, non causæ, Laudanum auxiliatur.
Arenulas è renibus deturbare, non omnes attingit. Calculos eximere, sola novit docta manus. Hîc Diuretica nocent.
Purgantia necant. Horum Frangibula,
inanes sunt lusus, cassaque nugalia. Ad
hæc si te Narcotica deficiant, quanta
pernicies Dignibus febricitantium, fri-
gentium algoribus, delirationibus Phre-
niticorum, siti hydropicorum succurrere ars ipsa præcipit. Succrescunt & morbis Diarrhœæ, Perirrhœæ, Sudores;
Pesti, Bubones, & Carbunculi; mali-

gnis febribus, Parotides; Variolis, Ptya-
liſmus, pedum manuumque tumores; Sed
hæc omnia curat vel recoctus artifex.
Imò, Carcinomatis cauſam non atten-
tare jubent ſanctiora veterum monumen-
ta ; ejuſdem verò ſymptomata demul-
cere, artis eſt conſilium. Poſthàc, *he-*
terodoxam ſymptomatum medelam quis
affirmaret ?

I I.

SÉD ne quid nimis. Cauſis mederi,
publica lex eſt; ſymptomatis indul-
gere, privata. Prior jus eſt commune,
poſterior immunitas. Illi ſit totum regu-
læ robur, alteri ſola detur exceptionis
prærogativa. In has leges agere, non
impunè cedit. A cauſis ergo interdùm
avocari, artis eſt induſtria; ſolis vacare
ſymptomatis, imperitia. Hunc adjuvant
errorem, qui cauſam cum ſymptomate
mutant. A *Seroſâ Colluvie* morbos oriri
multa eſt opinio, non firma veritas. Morborum comes eſt, non cauſa; fœtus,
non genitor. Cauſa morbos incœptat,
hos à tergo ſequitur *Seroſa Colluvies.* Illa
tota vaſis continetur, hæc non rarò vaſis exceſſit. Serum eſt ὄχημα τῆς τροφῆς, partium ſanguinis vectabulum, utilis & inutilis receptaculum. Sero ſanguis impuratus abluitur, partes impinguantur. Indi-

eicio sunt pecora , quæ uberiori potu
pinguescunt. An serum per Lymphatica
redux , ex Spiritibus residuum sit , non
improbatur. Saltem tremulus Lymphæ
motus in cadavere superstes , singulare
Seri cum Spiritibus evincit commercium.
Lympha , Serum , Aqua , pars alba sanguinis , diversa sunt nomina , hîc res
eadem. Locis & sedibus differunt , non
conditionibus. Ubiquè saltem succorum
vehiculum sonant. Lympham in sanis
acidulam statuere , errare est. Serum si
merum excrementum dixeris , à veritate
profanus esto. Pars alba sanguinis , succus est roralis partium continentium nutritius , benignus contentarum repara-
tor. Ut à sero sanguis immitior dulco-
ratur , ità quidquid hic habet acredinis ,
cum sero communicat. An hæc Acritas
acida sit vel alkalina curant ejusmodi
fragilium cultores. Quòd illi sit ignea
vis & colliquativa , Medico sufficiat. Serum unde fuerat egressum ad cor regreditur. Si ejus aliqua portio ex arteriis
decidua venis exciderit , illam ad cor
Lymphatica revehunt. Adeò in orbem
ire , juvat humores ! quidquid contra
nugati sint. Cum sanguine æquo passu
serum progreditur. Utriusque soluto ne-
xu , serum è vasis elapsum fatiscit , hæret , moratur. Hinc pedum , crurumque

intumefcentiæ, non rarò felices & criticæ funt acutorum inclinantium appendices. Serum igitur, cum fanguine, qui dulcis fuerit, amicè coalef-
cit; eundem fi acriorem fenferit, re-
filiendo præceps deturbatur, fertque re-
pulfam. Et hæc eft non ultima caufa Seri
morbofi proventûs. Hâc ratione fit ᴕ̓
ἤματ℗᾽ διάπνωσις. Diabeten faciunt vinum
meracius, & acriora Diuretica : Dy-
furiam, Stranguriam, ipfumve Calculum Cerevifia, Pomacea recentia, Mu-
ftacei liquores: Hydropem & veficæ dolores Aromatum abufus; at hîc ubiquè,
quæ non fævit acrimonia ! Ad Rheumata
pertinent Inflammatorii affectus, Peripneumonia, Arthritis, Ophthalmia, Pleuritis; quantùm enim illi fudant *Ichorum !*
Febres Hectica & Ardens, in hydropem
exeunt. Catharri acutis Morbis interve-
niunt, fi Sanguis ebulliens, in pulmones afpergine peffimâ diffiliat. Similis
notæ funt Afcites, ab exufto fanguine
natus, Lienofi, Melancholici, Scorbutici; hi enim omnes fero exundant. Sed
nùm frigidas intemperies caufaberis ?
Num frigida temperamenta ? quafi verò. Hinc ferpit ignis fuppofitus cineri
dolofo : indè fanguis ebulliens, igne mi-
cat. In tantum præfervidi fanguinis frequens liquamen eft *Serofa Colluvies !* Igi-

tur nunc etiam à calore manat Serofus
latex. Teſtatur Chymicorum ignis, qui
vel ab exſucco corpore aquam extorquere, quiquè ipſamet alkalia in aquam
convertere novit. Eſt & alia, Seroſi laticis origo, vaſorum nempè ligatura.
Hæc arte facta viventis animalis Cerebrum & Abdomen aquarum eluvie mergit. Ligaturam æmulatur in Hyſtericis,
Colicis, & Hypochondriacis, *ſpaſmodi-*
ca diatheſis. Tunc nimiùm coactus ſanguis, hâc ſaltem ſui parte levatur. Quis
jam miretur, ſi multis Diabeten prænun-
ciârunt *Spaſmodici* affectus? Iiſdem reſ-
pondet cauſis ſanguinis ſtagnatio, quâ
ſerum ſubſidit? Indè Prægnantibus, utero graviori vaſis iliacis inſidente, crura
immaniter intumeſcunt. Pari ratione
Apoplexia, Aſthma, in aquoſam deſinunt collectionem. Ratum ſit igitur quâvis in parte lenteſcentem ſanguinem,
Seroſam ponere *Colluviem.* Hinc Pletho-
ricorum ſatura nimis & turgida vaſa ſerum evomunt, undè *Spontaneæ laſſitudi-*
nes morborum prænuncia. Ad pauca redire vis? duo maximè morbidum hunc
imbrem eliciunt, ſanguinis eliquatio,
ejuſdem orbici motûs ſuſpenſa reciproca-
catio.

III.

At verò ejufmodi ferofum liquá-
men, morbi foboles eft, non pá-
rens ; fymptoma, non caufa. Chronicis, vel Acutis adnafcitur : Sed ubiqué
morbos fequitur, non præcedit. Nec ferum Continentem morbi caufam dixeris.
Caufa Antecedens eft prima mali labes
intra fanguinem concepta : eádem Conjuncta fit intra fanguinem evoluta. Illa
in fanguine filet, ibidem hæc exfufcitata
viget. Prior morbum futurum minatur,
pofterior morbum in præfentiâ committit. Sanguini affletur miafma morbofum,
caufa fit antecedens ; idem in morbum
eruperit, conjunctæ nomine falutatur.
Quòd antecedens otiofa fanguini poffit indormire, palam eft. Sic pluribus
annis fata fanguini tandem egerminat
hydrophobia. Conjuncta verò ftatim
emergit ; talis eft quæ populante Pefte
ambulantes, vitâque plenos derepentè
necat. Ut ut fit, neutrius conditione gaudet *Serofa Colluvies.* Hæc quidem morbos interdùm proximè tangit, nufquàm
proximè facit. Quâlibet violentiâ in partes fævierit ferofus latex, totum illud à
fanguine mutuatur. Si adurat, in caufâ eft
fanguis accenfus ; fi rodat, fomes eft
fanguis falfuginofus ; fi ruat, fanguis

impellit tumultuofus. Et reverà Surdi-
tatem., Cephalalgiam , Abfceffum , à
fero conjicis ? Hæc Hæmorrhagia folvit. Afthma fero imputas ? Illud inve-
xit fæpiffimè menfium fuppreffio. Eandem ob caufam à Podagrâ, Catarrhis,
& Hyftericis affectibus liberant ftata
Menfium effluvia. Pleuritides , Perip-
neumonias , Ulcera , Lepras , Vitiligi-
nes , Serum fecerit (quid enim jam non
aufura *Serofa Colluvies?*) His omnibus
medentur Hæmorrhoïdes. Hæ fi folutæ
fuerint , quot Chronicis affectibus auxi-
liantur ! Si fuppreffæ, quot ftrages edunt !
Chronicis tamen caufam attribuunt fe-
refcentis fanguinis deliquium. Membrum aliquod invadat Catarrhus , totum
condolet corpus, Febrifque non rarò fe
dat comitem. Dentem impetat Serofa
Deftillatio , quanta capitis gravitas ! quæ
totius corporis anxietudo ! Sed hæc omnia , fanguinis , non Seri ditione & do-
minatu geri quis non videt ? animo me-
ditare alternantes Deftillationum viciffi-
tudines , varias earum *metaftafes* , nihil
aliud à Sanguine fic circumferri poteft.
Ventriculi, Inteftinorum , & Renum dolores , in Articulares mutantur , & vi-
cifsim. Colici , Paralyfin incurrunt ; Cal-
culofi, ex urinâ fupprefsâ Lethargici moriuntur. Cujus, amabo, tanta volubilitas ?

Nunquid ferum poffet vi propriâ, tot al-
ternationibus circumvolitare ? veriffimè
ejufmodi tragædiatum author eft Sanguis; Serum inftrumentum. Hoc fæpè in
vaforum fundo fubfidens præcipitatum-
que volvitur; vel vafis pulfum eft. Si priùs,
iners ignavumque ferè ceffando torpet,
ejufque pendent opera ; fi pofteriùs, nufquàm ad aliam, ab eâ quam obfidet,
partem evolârit. Sed à merâ fanguinis
eliquatione, morbos fieri Serofos aliundè revincitur. Catharris accenfentur in
viris Gonorrhœa, Fluor albus in mulieri-
bus, in utrifque Coryza. Quantum Seri
plorant fub his morbis affectæ partes,
cuivis notum eft ; Ergonè Serum illud
iis caufam affinges ? Sed locorum fpatia,
partiumve interftitia animo contuere,
procul dubio, intra tàm anguftos limites, conftipari nequit enormis adeò Seri
quantitas. A fanguine ergo ftillat affiduè,
Morbi productum eft, non caufa. Quid?
quòd Hydropem illi contrahunt, qui
nimium feri difpendium paffi fuere. Indè Ptyalifmus, Diarrhœa, Fluor albus,
in Cachexiam ultimò terminantur. Eòdem definunt Phthifis & Atrophia quibus omnis humor aut aqua exhaufta eft.
Denique bene multis Hydropem attulit
Hypercatharfis. Numquid vel abfens ferum morbos committeret ? At, urgebit

aliquis, aquâ per Paracentesin eductâ, Ascites curatur. Sed quot sub ipsâ *Operantis* manu periere! Quoties *Operationem* excepit intestinorum Inflammatio lethalis! profectò hîc non *sanat humor emissus, sed Medicinæ locum facit.* Hinc nisi lacte, herbisque idoneis, Sanguinem studueris instaurare; mirum quàm citò morbus recrudescat: frustrà lacessitus exasperatur, fiuntque *hominis illius novissima, pejora prioribus.* Huc faciunt & colliquiæ quas sibi Natura fingit: tales sunt crurum hiatus & hydatides, quibus ad salutem serum elabi ferunt. Hæc esto loquantur medicinales historiæ: sed cur ejusmodi evacuationes nunquàm solvant morbum ineuntem? Cur nonnisi sub finem morbi salutares contingunt? obvia est ratio; priùs exquisitis remediis, victu, temporis morâ, maceranda fuit in sanguine morbi causa. Adeò à sanguine, non ab aquâ pendent corporis ægritudines. Procùl hinc igitur *Vesicatoria, Scarificationes, Suppedanea,* quibus has naturæ *Crises* pessimè imitantur. Quas Natura molitur evacuationes experiri, in omnes cadit; ejus verò assequi momenta, solus novit in arte veterator.

I V.

EADEM eſt querimonia de Sudori-
ficis, Hidroticis, & Diureticis remediis. Quòd Tuſſientibus Sudorifera,
Hydropicis Diuretica, Hidrotica Sy-
philidi poſſint aſſervire, ſciunt rebus
artis eruditi. At verò, quoties eadem, ex Tuſſi Peripneumoniam, ex
Hydrope Tympaniten, ex Venereis morbis lethales fecerunt affectus! Hæc ſanè
medentis animum prorsùs incertarent.
In eodem hæſitant luto, qui ſolâ Catharſi
(quaſi *gladio delphico*) *ſeroſam* quamli-
bet *colluviem* profligare volunt, Sed horum ſententiam refellere intereſt vitæ.
Seroſis affectibus Purgationem compe-
tere, nemo ſapientium dubitat. At in
omni morbo, qui ſerum oleat, ſtatim
purgationem iterùm & ſæpiùs audere,
ambitioſa nimis eſt artis cupiditas; à noſtris moribus abhorret barbata nimìs hæc
Arabum doctrina. Sero morboſa exci-
piuntur ſanguinis recrementa; tunc ſub-
dulcis ille liquor ſanguinem eluendo,
in lixivium abit : teſtis eſt aſcites, cujus ſigna ſunt prodroma aut aſſidentia,
urinæ lixiviales & lateritiæ. Sanguis
etiam *Fluorem* paſſus totus in aqueum
humorem abit, unde Anaſarca naſcitur.
Hic quidem hydrops, Diureticis, hydragogis

-dragogis (minùs Diaphoreticis) curari
se patitur. At verò quàm etiam infida
esse solet hæc ipsa medicina! si sitis nimiùm fatiget, aut si depressam sanguinis energiam omiseris relevare. Sub acutis morbis si sanguis ebullierit, sero despumat ; si deferbuerit, totam in serum
impuritatem refundit. Inde Urinarum
Nubeculæ, æneoremata, hypostases. Sic
optata se produnt Coctionis argumenta.
Hujus sub auspiciis Catharsin aggredi
consultum est, secùs inconsultum. Vic-
tis morborum causis serum saturatur. Illæ tunc sponte deciduæ, nisi foras aman-
dentur, Apostases pariunt & Recidivas.
Serum igitur sic excretioni paratum fugâ
gesturit. Per sudores, alvum, urinas,
non perinde est. Sed vias & loca de-
finiant, morbi Species, Indoles & Pro-
clivitas ; Ætas, Regio, Temperamenta.
Itaque positis in sero morborum exuviis,
genuinus est Purgationi locus, idonea
oportunitas. Sed cave ne fucum tibi faciat fallax humorum *Orgasmus*. Hic sæpe turbine sanguinis cum sero bullientis
simulatur. Hoc colore importunè moti-
tant alvum, quò serum extundant. Sed
quo successu, quo nomine, quâ au-
thoritate, quâ ratione, ipsi viderint.
Furiali fermento abreptâ humorum massâ, sanguis & serum incertò feruntur.

Hinc ægri dolent, uruntur, anguntur, Sed tum temporis, oppressâ naturâ, nihil feliciter excerni poteft. Sanguis interdum eliquatus, ferive incontinens, partes morbido madore refpergit ; fed tumultuantis eft humoris non naturæ motus. Ejufmodi *ferofam colluviem* Catharfi laceffere , *crabrones eft irritare.* Purgatio victæ morbi caufæ , non vincendæ debetur. Supponit , non tradit victoriam. Crifium inftar morborum curationem terminat , non inchoat. Verùm, an tantùm victos , & fenefcente morbo caftigatos humores , licet exterminare ? Hucufque conftans hæc duraverat avita virtus ; acceflerat *Neotericorum* concentus ; omnes nihil *immaturâ Medicinâ* perniciofius exiftimantes , fibi perfuaferant fævienti morbo *Catharticis* non efle occurrendum ; ne illum ipfa folatia irritarent magis & accenderent. Inde non priùs ad *Catharfin* aggrediebantur, quàm Venæ fectione, *Humectantibus, Abforbentibus, Invifcantibus, Invertentibus ,* uno verbo, nifi *Digestivis* utcunque cicuratus humor tangi fe pateretur. Num ex hâc medendi peritiâ pejùs fe haberet gens humana ? *Credat Judæus Apella non ego.* Utut fit , is efle poteft humorum impetus, ea *ferocitas* ; ubi Coctionem abfolutam prævertere fas eft ; expectaçe

nefas. Si *peracutorum* initio sic turgeat
humor , ut ad partes excretioni dicatas
viam affectet ; si ex Abdominis *borbo-*
rygmo , urinarum conditione, morbi ce-
leritate , non procul abesse Coctionem
aliquantam constiterit : hunc , esto , mo-
veas humorem ; præsertim cùm pespec-
tam habes ad dejectionem vel ad Vomitum ægri facilitatem : cùmque minùs
impendet ex Pharmaco , quàm ex Morbi gravitate periculum. Similiter si partibus sic impegerit turgescens serosus latex , ut itus ac reditus sanguinis fermè
perierit ; si spes coctionis est undequaque abscissa, tunc Mochlico , tanquam
classico , feriantis Naturæ vires excita-
bis. Imprimis , si nulla sit ex parte seve-
rioris Methodi rerum expectatio melio-
rum , Agonistico hostem arcere tenta-
bis præsidio. Sed hinc absint flammantes
urinæ , distenta nimis hypochondria ,
exsucca lingua, clamosa sitis , viscerum
æstus aut inflammatio. His cautionibus
humorum *Orgasmo* , turgentibus morbis, succurrere par est. At hoc sit artis
magisterium , non usus assiduus : *pluri-*
ma enim non turgent. Si vel injectâ seti
mentione ad Purgationem properes ,
probrum incurres Medici nimiùm dili-
gentis. Ad rem hanc igitur agendam ,
simul adhibeatur & industriæ celeritas,

V ij

& diligentiæ tarditas. Cæterùm de coctione Febrium Malignarum desperandâ sermones, sermones sunt. Tarda quidem est, sed tandem ventura. Inde popelli maxima pars, ex nuperis febribus malignis sua sponte evadebat : suâ miseriâ felix, quòd Medicatricem Naturam incondito purgantium usu interpellandi, ipsi copia non daretur. Et reverà, præmaturâ Catharsi ab *Orgasmo* periculum declinare conaris? Ipsemet accersis. Sub illis morbis vel accidentia suis in causis recta lacessendo, quam timueras *turgentiam*, provocas. Vel jam furentes serosos humores, in arcem vitæ detrudis. Denique, quod est ultima meta malorum, febris quam tantùm olfeceras malignam, præcoci Purgatione in Febrem re ipsâ talem convertis. Fac igitur, malignos affectus præmaturâ Catharsi aggredere; Sed cave tuo ne decesseris officio, hîc Medicum te præsta ; non Pharmacis plus æquo confisus, legitimæ methodi præcepta teneto. Ut prudens malorum præsagus, statim nascenti morborum malitiæ prospicias. Sic igitur identidem ingeminatâ venæ sectione, parata sint humorum commercia, ut Purgationis impetum ac turbas sustinere possint. His omissis, quidquid ludas miraculi, jura violas, artem prodis, quamque profiteris ore Methodum, factis negas.

V.

AGEDUM ab aquâ genus humanum denuò vindicatur. Hâc semel mortales periisse sat est. Heu mira opinionum insolentia ! cùm igne vivitur, aquâ pereundum esset. Dolitat stomachus, statim ad aromata. Caput gravatur, præstò sunt plus satis familiares *Thee*, *Cophee*, *Chocolata* decocturæ ; milleque sorbitionum pestes, quibus artem & vitam infamarunt. Aquâ sitis non avertitur, sed rebus quæsita siticulosis invitatur. Siti ardere amant, non levari. Inde quasi ad perdenda vina geniti, vinis aut meracioribus, aut pessimè medicatis abutuntur. Posthàc morbos à sero vel aquâ repetas. Sed hîc emendandum venit vulgi præjudicium. Serum morbosum, ignavi non est aut fatui saporis : crudum illud vel frigidum statuere, erroris est. Quàm ineptè igitur càlidiora huic opponunt remedia ! non frigidum est, quidquid in sanguine crudum audit. Crudum sit quidquid à temperie benignâ recedendo, calori nativo minùs est morigerum. Hoc in sensu humores *adespoti*, omneque jugum respuentes, crudi sunt. Hos enim indomitos non regit Natura, vix vincit calor nativus. Eòdem impingunt, qui Pituitam aut *Serosam*

Colluviem, frigidiori ftomacho attribuunt. *Menftruum*, quo imbuitur ventriculus, in multis magis evectum eft,
quàm depreſſum : perverſum ſæpiùs ,
quàm everſum eft. Corallia, Plumbum,
Aceto meliùs ſubiguntur, quàm Spiritu
nitri ; Ergone hic imbecillior ? imò verò, ſed ineffabiles ſunt ſolventium cum
ſolutilibus proprietates & convenientiæ.
Pari ratione ftomachus , minùs vi ,
quàm ſingulari aptitudine *menſtrui*, ſol-
vit alimenta. Hinc in multis cruditates
parit vini potio, quas frigida curat. In
Fame Caninâ , Chloroſi, Picâ , Mala-
ciâ, Menftruum acuitur ; Carbones enim,
Calcem , & Gypſum digerit : attamen
peſſum abiit ciborum Concoctio. Igitur,
ſi importuna ſputatio, Diftillationes aſſi-
duæ , Rheumatiſmi, quempiam vexave-
rint ; Ventriculi frigidam ne culpaveris
Intemperiem. Neque Lienoſos, Arthriticos, Scorbuticos , Pituitâ algentes dixeris. Tot ſunt infelices præfervidi ſanguinis fœturæ. Et reverà calidiores conf-
titutiones ſæpiùs invadunt. Hinc olim ,
cùm ftomachus frigebat , jecur incaleſ-
cere ferebatur. Itidem , ſi Serum aut Pi-
tuita Senes moleftârit , frigeſcentem eorum ne incuſaveris ſanguinem. Flammâ,
quâ vivit homo , hâc eâdem conſumi-
tur. Gliſcit in Pueris , ardet in Viris ,

deflagrat in Senibus. Senum ergo sanguis aduritur, non vappescit. Hinc Urinarum Ardores, Dysuriæ, Stranguriæ,
Calculi, domesticæ senectutis affeclæ.
Eosdem urunt immedicabiles fermè Pruritus, Herpetes, Impetigines. Si Tussi
quatiantur, turpis si stiria ab naso pendeat, si Asthmate suspirent, toti denique distillent, fermè diceres tot exeun-
tes è corpore ferventi stricturas. Vides,
ut igneæ Colliquationis fœtus est *Serosa*
Colluvies. Hanc ob rem Rheumaticos à
potu arcere, siti enecare est. De Sero
igitur has tibi dicito leges. Intùs partibus alimentum, foràs sanguinis purga-
menta convehit. Inde Ptyalismi, Sudores & Urinæ criticæ dantur : contrà pes-
simæ sortis est Serosus alvi fluxus, fœ-
dæ colliquationis argumentum. Sero
fiunt morborum *Metastases*. Eodem ad
singulas vectantur corporis partes Are-
nulæ aut Calculi ; ab his enim immunis
quæ gloriatur? Jecur, Pulmones, Cor,
Cerebrum, Intestina, suos non sibi cu-
dunt lapillos ; tot sunt varia sanguinis
ejectamenta. Horum igitur semina sanguine contineri, quis dubitaret ? Et verò
tota perit vel peritissimi Lithotomi opera, nisi calculi causas in sanguine non
rarò superstites præfocarit Medicus. Spiritus à sero vehiculum mutuari, non

V iiij

fide caret. Illud *succum* dixeris *Nervosum*
necne, de nomine lis est. Saltem spiritus dissolutos esse vapores, non appro-
batur. Bono corporis publico serum esse
natum, arguit illius multò major rubro
sanguine moles. Sic autem à Naturâ cau-
tum est, ne totus in flammas abiret Microcosmus. Serosum laticem vasis Natura coërcuit. Quem Pericardium complectitur, non hæc forte, sed sanguinis vitium fecerit; & sanè si aliquem in-
columem gladius subitò peremerit, aut
truncaverit capite, tunc sero vacat Cordis capsula. Hoc igitur sanguini admis-
ceri primitus institutum est. Quòd vel
exundet, vel à sanguine sejugatum intra vasa feratur, à morbo est. Quidquid
habet virtutis, à sanguine manat. Serum enim ad partes appellit, pellit sanguis. Omnis ergo morbi partus est *Sero-*
sa Colluvies, nullius parens. Serum, si
defuerit, non unus committitur morbus;
Etiamsi redundans adfuerit, nullus. Sero
mederi accessorium est; sanguini, præcipuum. Venæ sectione sanguinis remo-
ras, Dulcorantibus acredinem sustule-
ris, serum resorbetur; Hydragogis, ip-
safmet aquarum solvis Cataractas. *Ca-*
tharsin exigit *Turgentia*, suadet Concoctio. *Turgentia* non sit quævis humorum
inquies, quâ Morbus præludit; ut plu-

timùm enim talis procella, incruentâ
victimâ non placatur. Sed interdum serosus humor (irritis aut elusis aptioribus
remediis) ad partes, sedem ibi fixurus,
abripitur: hoc in præcipiti periculo, ne
viscerum abditis recessibus penitiùs ad-
hærescat, experiri licet quod aliàs omit-
tendum. Igitur ne cymba pereat, Mochlico jactura facienda est. Tali succussu
resides humores, præter labenti sanguinis
vortici restituis, ab apostasi revocas, se-
rùmque in vasa refundis. Hæc si te consilia ducant, agesis, *Cruda medicare*, Catharsi *Serosam* extermina *Colluviem.* Sed
crura Gravidarum Sero crepantia, Hydragogis ne minuas, futuri enim hominis extingues originem. Prægnantes succorum exuperantiâ laborant, hinc iis
ἡγεμονικόν est Venæ-Sectio, non *Catharsis.* Similiter cùm infans à matre recens
Hydrocephalo tenetur, in causâ fuit arcana quædam compressio. Quid multa?
Quovis in Sexu, Morbo, Ætate, Temperie, *Serosam Colluviem* invehit aut mora sanguinis aut Dyscrasia. His à sanguine recedentibus, illa recedit.

Ergo Morbi non à Serosâ Colluvie.

Y y

QUÆSTIO
MEDICA.

An Remediorum Curta Supellex ?

I.

MEDICINA deficienti naturæ succurrit, effrænem coercet, nutantem firmat. Hominum saluti nata, sola est quâ opus sit omnibus. Ab eâ sapientium nemo abhorruit ; unde à Romanis fuisse damnatam asserere, mendacium est. Rem non damnabant, sed improborum artem. Si sub varios casus subjecta videtur ; Ecquid enim ex omni parte beatum est ? non protinus crimen sit artis, si quid sit Professoris. Non sunt artis ista, sed hominum. Inculpata habetur quam ratio moderatur, tuetur morum integritas, regit prudentia. Neque vitio erit quòd conjecturalis audiat ; fidem merebitur, cùm multò sæpius, perque multò plures ægros prodesse soleat. Si à quibusdam morbis nunquam aut tardiùs consanescant, non statim remediis mutila & decurtata incusabitur. Inter tam multa quibus locupletari indiget , longè magis deficitur præceptis & obſervationibus , quàm medicamentis. Cùm neceſſaria ſuppetant , ſubſidiaria ſecurè & toleranter expectabuntur. Quò tandem multiplicandorum remediorum tam dira cupido ? an Pharmacum immortalitatis invenire ? an remediorum vi, morborum tædia levare prætenderent ? totâ aberrant viâ ; quemvis moveant lapidem , Syziphi ſaxum volvunt. Qui lethales ſunt morbi , tales fecit ineluctabilis lethi neceſſitas , cui nos noſtraque debemus omnes. Qui contumaces fiunt , in causâ eſt non Remediorum , ſed genuinarum Indicationum curta ſupellex. Medici maxima pars eſt , in judicando prudentia , acritas in diſcernendo, provida in agendo ſagacitas. Hinc non ex denſo pharmacorum agmine pendet Medici virtus. His dotibus inſtructo , quæ inventa ſunt remedia ſupererunt ; deſtituto , neque invenienda ſufficient. Porrò has ſupponit ars medendi leges , his præceptis abundat & inſtitutis , quibus ſi fieret ſatis , aut certa ſalus aut tutum levamen reportaretur. Hinc remedii loco ſæpe fuerit medentis induſtria. Contrà inefficaces erunt aut exitioſæ herbarum quævis poteſtates , quas neſciverit Medicus ſuis conſiliis moderari. Ex tot auxiliis, quæ veluti prodigâ manu toto in orbe sparsit summus terrarum sator, an ullum reperire est, cui spretis medendi legibus tutò fidere possis? Specifica, posthabitis occasionibus, temperamentis, ætatibus, neglecto morborum *diorismo*, damno erunt. Adeò juvat Medicus non medicinas inveniendo, sed præbendo. Cur tot occurrant remedia nomine magis quàm pretio celebrata, ne ampliùs quæsieris; famam suâ præsentiâ, ipso quæ sub usu minuunt, quod dum undique increbrescunt formulæ, latent utendi rationes, tempora, occasiones. Cortex ipse peruvianus, è contemptibus ubi jacuit per plura annorum lustra, tum primùmexire cœpit, cùm illius usurpandi methodus innotuit. Nunc quoque, licèt toto cantetur in orbe, febrium generibus, momentis, temporibus adhuc obnoxius est. Cùm tot febres, Primarias, Symptomaticas, Intermittentes, Continuas, Hecticas, Inflammatorias profligare potis sit; Malignas vix leviter attinget. Ineuntibus variolis comperietur inutilis, iisdem declinantibus opportunus. Adeo omnium horarum non est, nobile quantùmvis remedium. Cinnabarina, neglectâ humorum sanguinisve crasi, Epilepticis in perniciem erunt. Ipecacuanham aliquis præposterè obtrude-

rit ; malefido sufflamine hæmorrhagiam
coërcuerit , alvum quidem cohibet , sanguinem sistit , sed ægrum ludificatur. Isti
sunt improbi lusus eorum , quos Medicos fecit vulgi stupor. Verùm insanæ
credulitatis mox ultrices erunt febres ,
inflammationes , deliria , dolores. Imò
circumforanei audaculâ manu facta mors
interveniret , nisi in subsidium vocata
artis periti manus , imminentem hanc
miserorum averteret calamitatem. Tam
insidiosa res est , dolosus Remediorum
eventus ! Videas audaces quos fortuna
juvat ; sed eorum an temeritas detestan-
da , an optanda felicitas ? meliùs ejusmodi fortunam tot scopulis obviam , vi-
tream dices ; quæ dum splendet frangi-
tur. Ii cum bene fecerint laudem non
merebuntur , quorum utpotè fortuita
beneficia , prodesse possunt , non obli-
gare. Hos ergo Servatorum loco vene-
retur imperitum vulgus , interim ut alea-
tores reverebitur rerum prudens. Sed
huic Medicinæ prima laus erit , non
quam casus & fortuna regunt , sed ubi
mens & consilium dominentur. Ubi artificem non tam laudet opus , quàm operis intentio. Hujus æstimanda peritia est ,
non remediorum numero , sed momento. Ad hac normam factum putes , quem
non præterierit occasio præceps , non

fefellerit genuina morbi caufa, non la-
tuerit fincera agendorum ratio. Ejufmodi artificem modò præcipitem in agendo, modò lentè feftinantem offendes.
Modò remediis parcum & infrequen-
tem, modò largum invenies. Ut ut fit
in Principibus artis habendus erit, fi
cum ratione abftinere noverit aut abun-
dare. Illum medicaminum fatis habitu-
rum exiftimato, fi ex multis pauca, ex
paucis exquifita, ægrorum naturæ, ætati, regioni, idiofyncrafiæ, morborum
differentiis, fymptomatis, temporibus
noverit accommodare. His omnibus continetur indicationum difciplina, in qua
totus medendi cardo vertitur. Ejufmodi confiliis, tam firmo pede fulta medendi methodus, herculeos etiam affectus profligabit. Unde cenfenda non erit
curta remediorum fupellex, quæ legi-
timis indicationibus refpondebit.

II.

INDICATIO Remediorum quafi
Gnomon eft & Index. Huc velut ad
Pyxidem nauticam, tota refertur medendi folertia. Unde quæ implendis indicationibus paria funt Remedia, eadem morborum medelæ fatis erunt. A
morbo, caufa morbi, fymptomatis, præ-
cipuæ fluunt medendi intentiones. Mor-

bus tolli, causa deleri, mitigari Symp-
romata postulant. Singula in tempore &
loco exequi, hîc opus, hîc labor est.
Sic in tollendo morbo vide quid agas;
sua enim est interdùm ipsiusmet mali
necessitas. Morbum si perperàm com-
presseris, aut in diem longam Visceribus inseminas morbos, aut cædem facis.
Hinc febrem semper extingui adeo necesse non est, ut in quibusdam foveri
amet, in multis saluti esse soleat. In Senum morbis, huic pepercisse juvat; in
variolis, morbillis, & aliis ejusmodi,
immaturiùs febrem præfocasse, ægrum
est jugulasse. Quoties scilicet commune
& publicum est instrumentum, quo ni-
titur natura domesticum hostem pellere,
eoctiones perficere, maturare crises.
His enim anteire, petulans est, & de-
clinanda cordato cuivis audacia. Medicus enim Naturæ magis est interpres,
quàm minister. Amplius, remedio fuisse
febrem proditum est. Sic Convulsioni,
Tetano, Ebrietati, Hepatis dolori, Apo-
plexiæ quæ supervenerit, in bonis nu-
merabitur. Catarrhum quoque, Diarrhœam, Dysenteriam, si insubidè cohi-
bueris, auso potieris, sed mille pœniten-
tiæ modis obnoxio. Altera indicationum
origo est, morbi causa; quâ legitimè
sublatâ, morbo pereundum erit. Verùm

quot difficultatibus obstructa est ! Quan-
tas hîc sæpe terunt nugas ! Non pauci
fonte veritatis omisso, opinionum rivu-
los consectantur. Positâ dubitabili morborum Ætiologiâ , mille incurrunt aut
offerunt pericula. Iis tamen, quas suggerunt morborum causæ , indicationibus , credere ne formides , quas opti-
mus rerum magister usus approbaverit,
Si Recentiorum elegantias non assecuti
sunt Majores, saltem recèns inventorum
vim expresserunt. Sinceris ergo ad quas
tam frequenter vi & abundantiâ mentis
attigerunt , medendi intentionibus , debemus auscultare. Nunquid enim nos
qui hesterni sumus , iis quæ longo ex-
perimento comprobata sunt , repudium
diceremus ? Quin potiùs authoritati cedat oportet ea scientia , cujus certitudo,
constanti rerum consecutione , longique
temporis periclitatione fundatur. Remediorum materiem , selectum , processus à Neotericis accipere , pro meliore
erit ; præceptiones , consilia , adminis-
trandi rationes , à priscis Patribus. Hinc
novitiis indicationibus dimidiatam adhibere fidem, satis superque erit. Iis quoque diffidas quas suaderet sordium in
alvo torpentium , tam sæpe falsò sup-
posita colluvies. Pituitæ , viscorum ,
phlegmatum vix alicubi reperienda col-

lectio. Sanguinis inertis simul & lentes-
centis, nunquam in Acutis observan da
crassities. Hæc à naturæ majestate, cor-
porisque mechanismo aliena, ab artis dignitate abhorrere revelavit recens Ana-
tome. Indicationum pestes erunt, quotquot in acutis morbis scopulosa insinua-
bunt remedia, *acriora, fundentia, li-*
quantiave; sulphurea, camphorata, vo-
latilium & ardentium spirituum omne
genus. Esto, hæc invenerint ejusmodi
monstrorum artifices; etiamne Medici
suas facerent has artes? Tam infesta
mala in Medicinam invexerunt, frustra
quæsitæ in Viscerum, glandularumve
obstructionibus, aut abditis recessibus,
morborum origines. Sanguini vitiato,
& spiritibus inquinatis verius imputa-
buntur. Huic veritati concinunt morborum symptomata, sanguinis motus &
indoles, succorum composituræ, partium compages & officia. Quæ cùm ita
sint, Asthma deinceps non faciet crassioris Pituitæ congeries; non Colicos
dolores densus humorum cumulus; non
passiones Hystericas, intra uterum coa-
cervatus humor. Hæc enim omnia parit
non succorum moles, sed indoles. Hydropes, Icterum, Cachexias, imposte-
rùm non committet Viscerum obstruc-
tio. Non Arthritidem & Ischiadicos do-

lores, viſcoſus & craſſus humor. Febres,
Alvi fluxus, Dyſenterias, Pleuritides non
faciet imi ventris illuvies; non fœda alvi
impuritas. Aliàs parerga ſint oportet,
artis oneri non honori, recèns inventa,
ſi tam in aperto, tam triviales ſint morborum cauſæ : Si in tam facili negotio
verſaretur earum cognitio. Quorsùm tot
corpora incidiſſe ? Chymicorum artes,
diſtillationes, opera, toties in conſilium
vocaſſe quid juvat ? ſi in unius abdominis craſſiori ſaburrâ inveniendæ erant
omnium morborum indicationes & cauſæ. Longè remotiora ſunt à vulgari in-
telligentiâ naturæ opera ; quare ſupra
vulgus ſapiat oportet Medicus, qui arcanas illius artes æmulari ſuſcipit. Tertium Indicationum caput, à ſolis urgen-
tioribus ſymptomatis ducitur. Hos enim
non protegimus ſymptomatum curaces,
qui diligentiam in ſupervacaneis affec-
tant. Iſtiuſmodi ſunt, qui nulli non ſymp-
tomati propitiando litandum eſſe putant. Qui quotquot in homine dolitave-
rint partes, mille modis unctitant, aut
tot onerant medicamentis. Tanta me-
dicantium aliquot, in rebus frivolis ple-
rumque religio eſt ! His delectantur nu-
gis, ex eo quòd ſymptomata quæ ſedare
non oportet, permittere non noverint ;
quæ mitigari poſtulant, non didicerint

coërcere. Porrò, bonorum quæ afferunt
indicationes hæc summa erit. Earum im-
peritos videre est, nihil ratum, certum-
ve in arte obtinentes: nova semper dis-
centes medicamina, nunquam ad vera
pertingentes. Horum, quasi ad perdenda remedia geniti essent, eò recidit omnis improbus labor; per varia curationum tentamina inutiliter evagari. Sed
qui ex legitimâ medendi normâ, veras
tenuerint indicationes; iis ad sanandum
plus artis quàm materiæ, instrumentorum minùs quàm industriæ opus esse
comperies.

III.

QUAMCUNQUE exerceat Medicus
industriam, hæc molitur, morborum emendare causas, aut emoliri. His
duobus præcipua continetur artis soler-
tia. Eò imprimis collimant indicationes.
Et revera, specifica, quæ omnium optimè curant, quidquid edunt miraculi,
aut alterando præstant, aut evacuando.
Cortex peruvianus adeò morbi causam
invertendo juvat, ut in iis qui alvo pro-
nâ sunt aut præcipiti, non æquè certò
prodesse soleat. Quam in Syphilide la-
cessit vim morbidam Mercurius, nisi
quoquo modo foràs extruderit, omnia
sùs dèque miscet; quemque sanasse de-

buiffet morbum, exafperabit. Miram ra-
dicis Brafilienfium virtutem fcrutaris?
an quia Vomitum ciet, aut Alvum com-
primit? Nihil minùs. Hîc fæpe fæpiùs
noxam afferunt aut laborem Stibiata;
tædium non rarò aut mortem Aftrin-
gentia. Hæc igitur ratio vero propior
erit, quam emendavit morbi caufam
exterminat. Ad hæc, fi ægri viribus alendis, erigendifve ftudeat Medicus, omnem obtinuerit fru&tum, qui ex Indicationibus redire poteft. Abfit enim iis ac-
cedamus, qui medicinam in corporis &
virium diminutionibus, unicè fitam effe
infinuant. Hæc vel cogitaffe peccare eft.
Si incidenda vena, quantum feret morbi fævitia, tantum ab humano fanguine
cavendum effe ducimus. Nec in evacuan-
dis corporis regionibus admittimus,
quidquid iratis & furentibus excogitare
licet. In his conquiefcimus medicamentis, quæ dum naturam exonerant, viribus parcunt. Hinc evacuationum quæ
ad extremum ducunt, minas horremus
& pericula. Qualis autem fuerit natura
ejus qui perferet, eò ufque folùm du-
cendum approbamus. In evacuationibus
cujufcunque fint generis, non fecùs ac
in fpontaneis alvi perturbationibus, &
vomitionibus, prodeft non quanta, fed
laudabilis humorum egeftio, nocet illau-

dabilis. CLAZOMENIUM fervavit Diarrhœa , quæ HERMOCRATEM & PA-
RIUM peremit ; PITHYONEM fana-
vit perirrhœa, quæ benè multis colliqua-
tionem, turbationem , dolores , & nullam *judicationem* fignificabat. Qui NI-
CODEMUM liberare non potuerat fu-
dor immaturus , hic ipfe longiori tempore percoctus , eundem NICODE-
MUM à morbo expedivit. Adeo evacuationum dubia eft fortuna , anceps even-
tus! Ægrorum exitio futuræ funt , fi fecum traxerint eam fuccorum portionem ,
quæ mitigandæ morbi malitiæ debeba-
tur. Hinc *Elateriorum , Gummi Guttæ,*
Diagrydiatorum pericula. Talium operâ
de nocivis parùm , de neceffariis humoribus nimiùm decedit. Vetus eft , fed affiduè tenenda medendi lex , à Draftico-
rum medicaminum ufu temperare. Illa
forte tolerari potuerunt , quamdiù corpus humanum , craffioribus excrementis
fcatere creditum eft. Quamdiù ex Pancreate, Mefenterio, Articulis morborum
caufas evocandas effe docebatur. Veniam
hanc merebat , phyficis rebus & Anato-
micis inerudita temporum illorum difciplina. Verùm ex quo folius fanguineæ
molis finu , morborum fomites coërceri ;
ex quo humorum virtute , non mole ,
vi, non materiâ valere hominem & ægro-

care compertum fuit. Postquàm bilem succum esse laudabilem , pituitâ flammam sanguinis ali proditum est ; num tanta inposterum futura erit Purgantium, Sudoriferorum , Diureticorum necessitas ? Si ipsamet Emetica tantum levaminis sæpè afferunt, non soli evacuationi adjudicabis ; imprimis juvant , quia humorum in partes principes irrumpentium , aliò vertunt impetus. His adde Melancholiam , tot morborum parentem , non tam humoris aut materiæ , quàm qualitatis aut discrasiæ nomen videri ; tantillum est id omne quod habet succi ! Hinc intelligetur pleniorem fore periculi medicinam , quæ in ejusmodi evacuationibus , tutiorem & corporis œconomiæ congruam magis, quæ in causarum immutationibus stabiliretur. Saltem non incassùm caderet labor, qui in eum finem insumeretur. Hanc opinionem augent, sua cuique morbo & parti dudum attributa medicamenta, *Hepatica , Cephalica , &c. . Hysterica , Scorbutica , &c. . .* quæ non evacuando sed alterando sanant. Nolimus enim ea præparantibus annumerari, quasi ad medelam tantummodò sternerent viam. His ritè usurpatis, sanationis præcipuus debebitur honos. Nec erit, unde tam metuas à morborum reliquiis , quasi futu-

tæ fint redituri morbi certæ admonitio-
nes. Hanc ob rem caufarum craffami-
na, catharticis diligenter abftergere,
fanctè jubent. Sed hunc exolvent metum, Alterantium agendi rationes. Cùm
delendis morborum Fermentis apta nata fint, nunquid eorum operâ triumpha-
tæ morbi caufæ, fupererit adhùc vis
tanta nocendi ? Quin imò, filentibus
tunc temporis fpirituum explofionibus;
compofitis, nec ampliùs tumentibus humorum fluctibus & turbis, fponte fuã humores foràs evadent. Poftquàm hâc ratione propriis fedibus ac locis receptæ fuerint fanguinis moleculæ ; reftitutâ aliunde partium mollitie ; Glandularum, In-
cerniculorum, Emiffariorum ofcula præftò erunt. Sic purgando fanguini tam
neceffaria inconfpicua univerfi corporis
expiratio, rurfus vaporare incipiet. An
parem, aut naturæ cognatam magis fanguinis defæcandi viam invenient, quævis evacuantia ? Hæc via quæ quotidie
præverrendis morbis fufficere valet, iifdem finiendis certè non impar erit. Cæterùm five caftigare caufas aut evacua-
re, five tueri vires curet ars Medicinalis, mirâ Remediorum luxurie fylvefcit.
Unde non tam ex inopiâ magnâ, quàm
ex majori copiâ maxima ipfius nafcetur
indigentia.

IV.

SI ad stomachum vergat ducendus humor ; nunquid illum remediis defectum putabis, penes quem erit Stibiatorum facultas & usus ? Sola hæc ad vomitum , artis prudenti omnium instar erunt. Si ad Alvum ; num remediorum vis aut copia uberior quàm Purgantium ? an quorundam certior effectus ? Si pharmaco rebelles fuerint aut contumaciores humores , catharticis quibus *digestiva* copulaveris, ductiles erunt. Si partes *spasmo* lacessitæ, catharsi repugnare videbuntur ; huic incommodo Medicinam reperient *Narcotica* Purgantibus admixta. Neque vires imminutæ catharsi impares omnino erunt , si *Cardiaca Purgantibus* noveris conjugare. Num in purgando metum habes revocandæ febris ? Scrupulum hunc eximet cathartico adjunctus *Chinæ* pulvis. Proliciendorum Sudorum se objiciat occasio ; medentis implebunt vota, *Sulphureo-alcalina, Sulphureo-acida*, & bene multa quæ sale pollent *Alcalino, Nitroso, Ammoniacali.* Sed inter tot quæ hùc spectant *Euporista*, præsentanea erunt *Theriacalia, Stillatitiis aquis* cum *Opio* & *Acidis* diluta. His enim cedant oportet *Salia volatilia, Spiritus ardentes , Camphorata , Crocata* , omnia

nempe

nempe ubi *Salibus Sulphura* præesse videntur. Hæc utpotè evecta nimis, dum
in sanguine immaniores excitant ebullitiones, serum movent, non promovent.
Inde calfactus, tumensque nimiùm factus sanguis, deliria dabit, *Phrenitides*,
Hæmorrhagias; quibus cum ægri purpuream fundent cum sanguine vitam, Urinam pleno alveo fluere cupis? mollitis
Anodynorum ope glandularum poris, hanc
abundè movebunt salia cujuscumque
tribûs & familiæ; *Alcalina*, *Acida*,
Neutra. Quò etiam pertinent *Salino-
aquosa*, *Mucilaginosa*, *Oleosa*. Hæc si
pauca futura sint, amplam Diureticorum messem offerent horti; ubi quæcun-
que nascuntur boni odoris, Diuresi servire creduntur. *Cardiacorum* non minor leges erit, sed majores insidiæ. Hæc
ad artis pompam sæpius quàm emolu-
mentum excogitata diceres. In morbis
vires ægri fatiscentes accusare, plebeii
Medici non rarò argumentum est. Huic
errori, hi soli impingunt qui vires quæ
oppressæ sub pondere gemunt, à depres-
sis internoscere non didicerunt. Plus habet homo unde suis obruatur, quàm de-
ficiatur viribus. Corpus humanum putes, *Elateribus*, *Musculis*, *Fibrillis mo-
tricibus* compactum. In quo nihil membrorum est, quod mille motuum orga-

nis inſtructum non fuerit. Ubi nihil eſt,
quod virtutem roburque non ſpiret.
Membranæ, Veſiculæ, Glandulæ, Vaſ-
cula, ſuis contractoriis prædita ſunt,
ſuis firmata *Villis contractilibus.* Sed opus
tam bellè munitum, an plurimis viribus
laſciviet ? an debilitate frangetur ? viderint virium iniqui æſtimatores. Intereà
reputentur innumeræ quæ patent cerebri medullæque ſpinalis Glandulæ, Nervi, Tendines, Muſculoſæ partes, ſucco ſpirituve turgidulæ; nunquid non tot
ſpirituum aperti fontes, ſurdis etiam
mentibus inculcabunt, quàm promptus,
quàm fœcundus ſpirituum imber undique paretur ? Suum quoque Symbolum
dabit ſanguis, liquor adeò vivax, propagari tam facilis; ut cum animæ pauxil-
lulum retinuiſſe videtur, poſſit vel ſe ipſum reſeminare. Num corpus quod tot
Machinulis firmari, tot animari ſpiritibus curavit rerum ſummus Arbiter, tam
facile flacceſceret ? Interim tanto virium
apparatu ſolùm opus fuit, validioribus
membrorum & mentis laboribus ſuſti-
nendis : cùm enim uni tantùm vivitur
vitæ, vide quàm tenui ſpirituum filo contenta vita eſt. In Lipothymicis, Sopo-
ratis, Hyſtericis, dormientibus, & aliis
qui corpore reſoluto jacent mortuis ſimiles, in ſolo corde ſuperſtes vita du-

rat: Sed quantillo fomite tunc fusten-
tetur , monftrat parciffimus nervorum
nùmerus, quibus cor, mufculorum for-
tiffimus, alluitur, Nullus ergo œconomiâ corporis eruditus, in animum in-
ducet fuum, ut quæ tam paucis fpiriti-
bus foveri folita vita eft, fpirituum paucitate tam fæpe deficiat. Adde tritam ,
perennem, pronamque viam, quâ fpiritus ad cor feruntur ; poftmodùm Car-
diacis fermè carebis. Potiffimùm, fi tam
amplas opes caveris dilapidare. Si humorum ùtilioribus parcendo ad id eluc-
teris, perdere nocituros. Hinc Catharfi
tempeftivè adhibitâ, reparatas fuiffe vires notum eft. Viribus etiam profpicies,
luxuriantes fuccos refecando. Sic miflo
fanguine, creviffe vires non infrequens
eft. Sanguis enim ad hominis vitam ita
comparatus eft, ut vel emiffus , quam
mole fuffocaturus erat vitam, interdum
exfufcitet. Nihilominùs tamen, fi Car-
diacis opus eft, quos non facient animos mollia vina ? quid non afferet virtutis , *Specierum* , *Pulverum* , *Volati-*
lium, *Aromaticorum*, *Balfamicorum* den-
fa cohors? Attamen illorum albo Aurum
expungimus, cui roborandi vim attribuere, vana eft artis oftentatio. Belli cujus Aurum fomes eft, mentis cujus eft fo-
latium, nervus erit, nufquam corporis.

X ij

Quidquid de sorbili auro venditaverint, si quid habet virtutis, id omne *Menstruo* quo solutum fuerit acceptum est referendum. Fortè quâ natum est partium texturâ, *Stygios* qui fuerint in primo intestinorum limine liquores, poterit edulcare ; hoc excepto, augendis ciborum retrimentis inserviet nobilis hæc materies. Cæterùm non iis tantùm medicamentis reficietur æger, quæ sanguinis flammam augent ; sæpius hanc imminuisse, ægrum est corroborasse. Indicio sunt *Frigida*, *Temperata*, *Absorbentia*, *Acida*, *Nitrosa.* Hæc cùm sedaverint sanguinis effervescentias, à nimiâ spirituum vaporatione vindicando, vires instaurant, animos reddunt. Non minor erit remediorum multitudo, cùm castiganda erunt morborum *Fermenta.* An *Acida* fuerint ? Immanis adest *Præcipitantium*, *Fixorum*, *Volatilium*, *Terreorum*, *Lixiviorum* copia. An *Lixiviosa* aut *Alcalina ?* Præstò erunt *Vitriolata*, *Aluminosa*, cæterorumque *Acidorum* turba frequens. Nunquid hæc non ita multa videntur ? Ad enervanda morborum *Fermenta*, aderunt *Diluta*, *Aquea*, *Potulenta*, *Pinguium*, *Oleosorum*, *Inviscantium*, *Edulcantium*, immensa nubes. Si speciatim infringi indigeant ; ad hæc propria nata sunt auxilia, *Arthritica*,

Scorbutica, Febrifuga, &c. Solandis quoque visceribus ægris suppetias venient *Pectoralia, Nephritica, Stomachica, Vulneraria, &c.* Adeò multa sunt ad propulsandam vim morbi prompta, ad indicationes parata, ad medelam expedita Remedia!

V.

POSTHAC de Remediis nemo queratur, quasi illorum penuriâ sit, quòd morbi dentur omni chymicorum oleo potentiores, Si lethales fuerint, accusanda erit nimiùm severa Parcarum colus. Si contumaces, arguenda tot imminentia remediorum pericula. Densa quæ adhuc discutienda manet rerum medicarum caligo admonet, quàm suspensâ manu decernenda sint medicamenta. Præbent exemplum chymicorum operationes, quibus effectiones remediorum comparantur. Ii suos ignes, materiam, misturas ad nutum moderantur. Quæ tractant metalla, quæ insumunt menstrua, sensibus obvia sunt. Attamen quàm frequentes, quàm multiplices incurrunt aberrationes! *Nitrum, Vitriolum, Sal Commune, &c. Cuprum, Æs, Stannum, &c.* sibi ipsis imparia, dissimiliave quotidie experiuntur. Hæc, postquàm suis

manibus miscuerint, inopinos edent effectus. Unde quod inventum putave-
rant, quasi è manibus & oculis fuisset
elapsum, iterare interdum inconcessum
erit. At verò Sanguinis & Humorum
indolem num aliquis pervidit luculen-
tius? ejus est arcanæ constitutionis pur-
pureus ille latex, ut ipsius *crasin* nondum
satis aperire datum fuerit. Unicus & singularis liquor est, cui similis nullus, nulli non dissimilis. *Musti, Lactis, Vini*
affinem dicas: *Sale, Oleo, Spiritibus* fœ-
tum prædices; rem attenuabis, non at-
tinges. Quasi mentis captum longè su-
peraret, de hujus naturâ faciliùs affir-
maveris, in quo sita non sit, quàm in
quo fuerit collocata. Num *Salivæ, Succi Pancreatici, Bilis, Lymphæ, Spirituum, Nativorumque Menstruorum* indoles comperta magis? eorum omnium
naturas huc usque vix odorari licitum
fuit. Scrupulatim igitur admiscere humano sanguini, herbarum, mineralium-
ve vires, an humanæ conjecturæ, an
impudentiæ opus erit? Medicaminum
non certa magis cognitio. Eorum Nomina, Species, Natales, Familiæ, sæpe in ambiguo sunt. Adde fraudes, im-
posturas, adulteria, dolos, quibus optimæ merces interpolari possunt, fucari,

depravari : Tam disparibus & ignotis
rebus invicem commissis, quid non dis-
criminis nasciturum erit ? Scilicet cùm
ad humorum ingenia non satis accom-
modata fuerint medicamenta. Ex hâc
dissonâ medicaminum cum humoribus
Alterandis, Evacuandisve consensione;
non ex Remediorum paucitate pullulant
tot δυσχειτοι & κακόχειτοι morbi, tot in-
curabiles affectus. Sunt enim morbi quos
manu facimus. Saltem in *Chronicis* affec-
tionibus, multæ conturbationes & præ-
varicationes fiunt, remediis temerè ad-
missis. Non potiori jure causaberis remediorum penuriam, si inter prima sur-
gentis malignæ constitutionis initia pereant hominum myriades. Citò strages
minuetur, statim atque ex intellectâ novi morbi naturâ, ex genuinis illius symptomatis, proprias detexeris illius indicationes. Cùm igitur maligna febris ori-
ti incipiet, tralatitiæ medendi normæ
mancipari se nemo patietur; non enim
ômnis aut Venæ sectione tantùm, aut
unis Purgantibus, aut solis sudoriferis
curari amat. Hîc imprimis nihil in arte
perpetuum erit. Itaque *Crises*, *Judica-*
tiones, proprios morborum fines explo-
rabit ; hæc æmulabitur, quò suam omnem dirigat industriam. Morborum *Epi-*

X iiij

demicorum ut unus non eft exitus, ita nec unâ & eâdem *fideliâ* curari poftulant. Conftitutionum quæ in *Thafo* graffabantur varia erat facies, difpar even-tus. Sub illis modò faluti fuit *Hæmorrha-gia*, modò peremit *Sudor*, interdùm omnes *Alvus* fuftulit. Unde *laterem la-vabit*, qui cum genuinis Naturæ meden-tis intentionibus, Indicationes nefcierit commeriri. Alia difficilium curationum origo erit, malè pofita morbi caufa. Iftius funt fortis ulcera *Dyfenteriis, Stranguriif-ve* perperàm attributa; *Scrophulis*, *Afciti*, *Rheumatifmo*, falsò afficta *frigida mate-ries*. Tympaniti male afcriptus *Flatuum proventus*. His erroribus debetur quid-quid illi morbi, faftidii afferre folent aut opprobrii. Ab ejufmodi erratorum parte maximâ tutus erit, qui hanc fibi dixe-rit legem, nufquàm à rectâ medendi viâ delirare. Quantumvis levaminis acce-dat aut incommodi, nifi fecundùm ra-tionem fiat, veræ non deferentur Indi-cationes. Non paucos enim Chronicos fecit aut infanabiles morbos, defulto-ria Indicationum mutatio. Longè plures adhuc committit partium *Diaphthora*, cæterarum morbi infanabilis caufarum princeps. Hîc *Tartareorum* humorum copiam, glutinoforum glomeramina,

non pauci fufpicantut, fed PARACELSI
pingue commentum eft. Igitur quàm bene fano labori indulfiffent progrefsûs
Medicinæ curiofi, fi minùs in denfando
Remediorum numero, quàm Occafio-
nibus, quæ curationum animæ funt,
Indicationibufque inveniendis animos
exercuiffent. Illorum operæ deberetur,
quod jam dudùm confanefcerent gra-
viffimi affectus, *Carcinomata*, *Epilep-
fia*, *Tabes*, &c. Quofque olim morbos, *Diis* medicandos relinquebant,
nunc perfanaret, *parciffima Remediorum fupellex*. Igitur non ampliùs in artis contumeliam veniat, quam imputant Remediorum paupertas. An un-
quàm tam pauper erit Medicina, quàm
nata eft? Nonne potiùs crefcentibus
artis opibus, prifca ejus decreviffet
felicitas? Sed efto, undecunque phar-
maca corradant ii, quos faftofa juvat
luxuries. Auctandis medicamentorum
Formulis, multiplicandis *Proceffibus*,
Remediorum defcriptionibus dilatandis in-
cumbant. Ad *Specifica*, *Panchrefta*,
Arcanaque majora contendant; ut in
magnis voluiffe fat eft, fortè res laude dignas gerent. Ut quid enim artem non adjuvarent, faltem excitando artificis ingenium? Interea abundè

X v

nobis erit aurea *Divini Senis* simplicitas. Illius amamus pauperiem, qui par-
vo contentus, nec laborantium vota
fallere, nec morborum insidiis falli potuit. Illius adeuntes fortunam, curæ
rerum potiùs insistimus, quàm copiæ.

Ergo Remediorum non Curta Supellex.

QUÆSTIO
MEDICA.

An impeditæ Transpirationi Sanguinis
Missio ?

I.

ARCANAS invenisse secretionum
artes, ipsius est vitæ fontes ape-
ruisse. Vivere enim secernere est. Eò
conspirant solidorum structura, liquidorum indoles, motûs ratio, impetus,
reciproca omnium symmetria, mutua
proportio. Solidorum nomine venit non
tam vasculorum quàm villorum ordinata
compages ; Liquidorum, vivifica succorum moles vasis coërcita. Villi naturâ
suâ *contractiles*, membranis quibus ortum
dedêre, elaterem communicant. Mém-
branæ (cerebri menyngum appendices)
prima vasis fecerunt initia, vasa glandulis, glandulæ & vasa partibus omnibus.
Quid hæc omnia ad secretiones conferant, interrogas? vides tubulatas corporis partes, spiritu turgidas, vivaces,
periStaltico motu agitatas, à capite ad
calcem undulando, assiduè oscillantes.
An aliquid ad secretionem paratius? fi-

dem adjuvabit secernendorum conditio, succos intellige volubiles, pronos in motum, in moleculas infinitè parvas dividi proclives, fugere dicas secernive gestientes. Confer vim insignem, à cerebro natam, cordi communem, arteriis continuam, iu ultimos vasorum fines propagatam. Vim imprimis, quæ succos jugiter pinsendo comminuat, cogatque ad corporis habitum. Quid inde? Dum unica via patet, quâ crescat humorum moles, mille illic patent exitus, quibus continuò decrescat & deteratur, puta innumera vasorum oscula, poros, foramina varii diametri, nusquam figuræ multiplicis, ubique rotunda, majoris proinde capacitatis, nullique non figuræ accommoda. His artibus simplicibus, numero paucis, propriis ergo naturæ, se prodit immensa & jugis evacuatio, solemne & publicum corporis effluvium, *Transpiratio*, secretionum facilè princeps. Hoc enim donanda titulo, quæ dignitate præterit omnes, utilitate superat, copiâ vincit. Dignitatem arguis? cæterarum meta est & norma: Utilitatem? non quibusdam, non multis, sed omnibus prodest. Copiam? cæterarum summâ * duplo major est, quantumque

Pitcarn. p. 124. *Sanctorius*, de Pond. Aph. LVI, LVIII. &c.

alvus vacuat (*a*) 15. dierum spatio,
tantùm hæc unico expedire solet. Nutat fides ? Unicus (*b*) qui dubitare cœpit, nugari visus est. Perspiratio homini propria non est, glaciei, ovis, ranis,
lignis, lapidibus, marmori (*c*) communis. Illius inventum renovatum non
novum est, Medicinæ (*d*) cœvum,
nulli non compertum ætati (*e*); sed
tam nobile inventum Harveyano non
impar, incultum remansisse novum erit.
Heu! tot collegisse quid juvat ? Hincne
arti rediit felicitas major ? artifici major facilitas ? Additane ægris solatia ?
Quærendo ludunt, dum enim se dant
inveniendis, desunt inventis. Tales
avaris facilè comparaveris, cumulari
amant, frui negligunt. In causâ sunt nuperis systematum incantamentis occœ-
catæ mentes. Sed utile dulci miscere
quid vetat ? Perspirationem miraris ? intelligis plures materiæ Libr. halitûs for-

(*a*) *Sanctor.* Aph. LX.
(*b*) Solus *Obicius*, Ferrariensis Med. con-
tra-ire cœpit, tractatù omnium insulsissimo,
Lister, Comment. in *Sanct.* in *Præfatione.*
(*c*) *Boyl.* de Atmosphæris, p. 4. de Poro-
sit, p. 5. 6.
(*d*) *Hippocr.* Epid. Lib. VI. Sect. V. v. 7.
de Morb. Lib. II. Sect. LVII. v. 12. *Lister*, in
Sanctor. Aph. I.
(*e*) *Idem*, ibid.

mâ quotidie exhalari ? Triturâ unâ, unico locali motu id prodigii fieri stupes ? Quas in speculando agnoscis naturæ leges, modum, consuetudinem, cur in medendo æmulari contemnis ? Totam in halituoso sitam esse vides corporis œconomiam, interea in glutinoso ponis morborum causas : In alvinis nempe sordibus, crassis, viscosis, glutinosis, iisque multis & stabulantibus, quibus vacuandis totus inhias. Fœdum philosophandi genus & peregrinum ! in ipsis enim naturæ erratis, etiam quærenda dignitas. Verùm, adeone liquet in gignendis morbis tanti valere alvi dejectionem ? Quòd ex urinâ, bile, mensibus cohibitis mille emergere debeant incommoda statim intelligitur ; sunt enim secretiones à sanguine manantes, quem suo regressu contaminant. Dissimilis est alvi dejectio, quæ secretio non est, sed supervacanei ab alimentis residui vacuatio, quâ ab inquinamentis præservetur sanguis ; si tamen inquinari periclitetur ab iis, quæ longum intestinorum iter emetiri, diutiùs proinde hospitari voluit natura. Sed tu, ô Pyrophyle, cui cordi sunt adeò Chymicorum ignes, & quidquid ex eorum prodit officinis, ut quid sic te tuamque deseris artem, ut hîc in alvinis fœcibus fi-

mi ignem admittere prætermittas ? non
placet ? saltem , quem ab illis incutis,
metum minuet perpauca earum quantitas , tam parvæ molis & malitiæ, ut tutâ
valetudine ad dies (*a*) 14. homo carere possit alvinâ vacuatione. Hanc dubio
procul augeri putabis bilis accessione ;
nam si in cane , singulis horis, bilis ʒ ij.
in intestina descendunt , id est ʒ vj. intra
24. horas, Libr. 1. & amplius, eodem dato tempore in homine descendat necesse
erit. Ita sit , sed aliunde revincitur , nihil ferè bilis alvo excerni , cùm (*b*)
IV. tantùm ʒ^rum. sit in die tota alvi dejectio ; unde concludere est , bilem (*c*)
circuitu proprio sanguini remisceri. Nihili ergo , inquies , facienda erit catharsis , si tam pauca excernat alvus ? Imò
plurimi. In morbis , suo & solidorum
elatere nimio abnormis factus sanguis ,
in viscera irrumpere minatur. Hoc ne
committat, catharticorum (emeticorum
præcipuè) stimulis alvus dexterè tenta-
tur. Credes , ad vacuandos humores?
Sed *à vacuatione propriè operæ nihil ; aut
illud summè accidentarium est.* Meliùs
ergo ad *alterandos* humores , diverten-

(*a*) *Lister* , in Aphor. 58. *Sanctorii.*
(*b*) *Sanctor.* Aph. 58. *Pitcarn.* p. 124.
(*c*) *Reverhorst* , de motu Bilis circulari ,
p. 28.

dos , concutiendos , redigendofque in
ordinem. Ut enim in fanis liquidorum
æquilibrium folida confervant , fic per-
ditum in ægris eadem folida , ut decet
ftimulata , etiam vacuando nihil , refti-
tuunt. Teftes funt ligaturæ , frictiones ,
flagella , finapifmi ; quorum laus apud
Antiquos & Recentiores. Quæ ergo fti-
mulantium operas fequitur vacuatio, fanitatis fignum potiùs quàm cauia eft.
Reverâ , juvat maximè , in quantum liquidorum impetus frangit , folidorum-
que repagula laxari oftendit. Spondet
enim folvi crifpaturas, fpiritus & liquores in ordinem reponi. Hæc partium
facilitas , qualitas eft, unde alvi vacua-
tionem æftimabis : non ex quantitate,
quæ aut *ingentem tegit impofturam* , aut
minima eft. De Tranfpiratione non item,
quæ tam ampla quàm neceffaria, publica non privata fecretio eft , non pauci
& inutilis recrementi , fed totius fucci
nutritii vaporatio. Dubitas ? Quæ fu-
mitur alimentorum quantitas , * tota fermè tranfpirando redditur. Succus ergo
nutritius in adultis , fimul ac fui factâ
afpergine omnes roravit partes , corpore fugit. Meliùs , corpus humanum

* *Sanctor.* paffim. *Bellin.* Opufc. de Miff.
Sang. p. 206.

(ubi nihil nisi pinsendo agitur) pistri-
num aquarium putes, cujus organa non
tam succo farciri, quàm succorum vapore humectari indigent, non secùs ac
balneo vaporis, quo foveri amant. Ille
succus nutritius est, *nervosus* in nervis
dictus, qui postquàm *genus nervosum* &
membranas, cutem imprimis nervorum
clausulam, pervasit, tenuiori sui parte
abit in auras, spissiori lymphatica subit.
Nervorum ergo magis quàm arteriarum
opus erit Transpiratio. Hæc cùm ita sint,
fumum appelles & vaporem hominis vitam, vera dices; in difflatione enim seu
transpiratione consistit. Hæc impeditur?
in januis mors est; nisi præstò sit remedium, quod Transpirationem commodè suppleat, aut revocet; quodque illius
conditioni respondeat & quantitati.

I I.

SI quæras, quibus argumentis se pro-
dat id præsidii genus, his agnosces.
Si fluendi liquidis, si solidis oscillandi
facilitatem parat. In demoliendis morborum causis, commune erratum est, in
liquidorum culpâ quærere, quod in solidorum vitio meliùs invenias. Sanguinis
statum in morbis nosse, Medico apprimè convenit : hîc interim vide quid
agas; solida ad eam quò tendit in transf-

pirandò natura ſuccorum trituram adeò
comparata ſunt, ut præ illis liquida
agere minùs quàm agi videantur. Ponas
ingentem vim, qualis menyngum eſt,
cordis & arteriarum, quæ emboli vi &
periſtaltici motûs ad circuitum ſanguinem cogat : hunc aliundè diviſioni natum, intra tubulorum anguſtias adactum,
vaſorum plicis, curvaturis, ſimilibuſque
reſiſtentiis millies impactum, in particulas infinitè parvas elidi, diſſilire, conteri neceſſe eſt. Hâc unâ motuum ac
percuſſionum lege, æterno damnatis
exilio fermentis, vaniſque pororum &
configurationum ſubſidiis, variè pro vario vaſorum diametro tenuari, fingi,
accommodarique cogitur ſanguis, modò hujus, illius modò ſecretionis, Tranſpirationis tandem materies futurus. Aurum vi trajectum per meatus ſtrictiſſi-
mos in filum tenuatur ; ſanguis autem,
ductilior auro, per vaſorum mæandros vi
tranſmiſſus, non propagatur tantùm,
ſed excoquitur, comminuitur, vaneſcit
tandem. Multiplex ergo ille liquor qui
Bilis, Sanguinis, Lymphæ, &c. nomine venit, reverâ una eſt & eadem materies, quæ pro diverſo trituræ gradu,
pro variâ vaſorum capacitate, hoc vel
illo titulo inſignitur, hâc vel illâ indole.
Non itaque ſolius ſanguinis eſt circui-

tus; nam qui modò chylus erat, circulo non interrupto, in arteriis fit sanguis, in nervis spiritus, in capillaribus vapor, in lymphaticis lympha, quæ reddita venis novæ trituræ subjicitur. Similiter illarum figurarum exemplo, quas exaravit unicus scalpri ductus, vas unicum putes totam corporis compagem, mirè protensum, latum modò, modò angustum, plùs minùs, clam aut palam oscillans, ubique elasticum, miro contortum ordine, in quo circulo facto fines frustra quæras aut initia. Ex hujus densè convolutis glomeribus orta fuisse viscera conjicito, tot veluti ventriculos aut officinas, in quibus suus cuique cuditur succus, cuique succo datur indoles, circuitûs ratio, secretionum periodus. Comparares horologii rotis, cælive vorticibus, qui diurno, menstruo, annuo motu revolvuntur. Sunt enim ex secretionibus quæ certo annorum, mensium, dierum, horarum numero suas produnt aut repetunt periodos. Præstò sunt causæ. In illis rotæ & orbes tardiùs aut celeriùs revolvendi, in his tubulorum plicæ & glomeres citiùs aut seriùs percurrendi. Id autem omne absolvit vas unicum, liquor unus. Digna naturæ tam nuda simplicitas! Prodigium auget unici *motûs systaltici* mollis impetus, ab ortu jugis, liquori

& vasi communis, qui solus & unâ triturâ succos ad secretionem parat & transpirationem. Motus hic divinæ est particula auræ, primo sanguini, qui cum hominum primo creatus est, indita, omnibus
futurorum hominum cum primâ parente
creatis germinibus fœcundandis idonea.
Tota ergo nostra non est quam agimus
vita, sed & posterorum; in nobis enim
nata nondum sæcula vivunt. Saltem cogites, in ovulo futuri hominis (*a*) gra-
phidem seu primas partium umbras de-
lineari. Machinulam diceres suis ad os-
cillandum paratis omnibus instrumentis
sic à Creatore munitam, ut motore tantùm indigeret, qui sepultam quasi & in-
dormientem vim exsuscitaret. Accedit
seminalis aura', tangit oscillum, tunc
quæ torpebant partium compendia vi-
brari incipiunt, saliunt, (num aliquid
oscillationi similius ?) nutriuntur, cres-
cunt in partes, traditæ semel primæ os-
cillationis obstinatè tenaces. En partium
elateris originem, vim accipe. Corpora
elateris capacia, eò (*b*) majorem acqui-
runt elaterem, quò distractione in la-
mellam tenuiorem fuerint extensa. Quàm
ergo bone Deus! stupendus futurus erit

(*a*) *Malpigh.* de Ovo incubato, p. 4. de
formatione Pulli, p. 2.
(*b*) *Bayle*, Inst. Phys. de Elat. p. 308. &c.

partium corporis elater. Prima partium
stamina, quæ cicatriculâ seu ovulo contenta unicum pendebant (*a*) granulum,
per fœcundationem & accretionem evoluta ad 100. Libr. & ampliùs in adultis,
hoc est ad 560000. granorum, dilatan-
tur. Sed quam hinc auguraris vim, evincit cordis, menyngum, & ventriculi robur. Cor, quod absque arteriarum auxilio pondus 3000. (*b*) Libris majus sus-
pendere posset, unius diei spatio, sanguinem arterias ultrà pellendo resistentiam superat 756000000. (*c*) Libr.
Quid? si addideris venarum, nervorum
& lymphaticorum longitudinem ipsi su-
perandam. Æquat ventriculi (*d*) potentia 12951. Libr. pondus. Sed quàm
majorem resistentiam vincant oportet (*e*)
menynges, liquidorum & solidorum motûs autores præcipui! Exageratam credis
ejusmodi vim? (*f*) Non minori indige-
bat perspirandæ materiæ comminutio,
quæ immensa est. Cupri granum plus

(*a*) *Bellin.* de Motu Cordis, p. 15. 16.
(*b*) *Borell.* de Motu Anim. prop. 67.
(*c*) Ibid. Prop. 76. p. 150. Habet *Borellus*
3140000000. sed error est, numerandum enim
756000000.
(*d*) *Pitcarn.* p. 81.
(*e*) *Bagl.* de Fibrâ motr. p. 40. &c. *Pac-*
chioni, de Durâ Menyng. passim.
(*f*) *Bellin.* Opusc. p. 259.

quàm (*a*) 385200. aquæ granis divisum, manifestum retinet colorem : quòd
ergo transpirationis operâ plures sanguinis Libr. quotidie pereant, nihilo sui,
coloris, saporísve sensibus superstite, ultra numerum omnem fidemque eum
comminui concludendum est. Stupen-
dam virtutem ! sed quam moderatur san-
guineæ molis momentum. Momentum
reverâ, prodigii enim alterum genus
est, liquidorum 20. Libras totius cor-
poreæ molis (*b*) æquipondio sufficere.
In humoribus ergo cave molem adeò requiras, suo magis æquilibrio juvant quàm
quantitate. Sed aliunde servit adhuc sanguis. Plenè comminutus, aëreâ sui parte,
quasi spiritu, cerebrum imbuit. Spiritu;
fluore scilicet magis & madore, quàm
vero liquore. Exclamas ? te rapit opinio
vetus ? Reverâ, ut mineralis halitus est,
non minerale, quo metallicæ fiunt aut
thermales aquæ, ita sanguinei laticis aura est, non latex, spiritus animalis. Auram intellige rorem aëreum, quem undique sorbet bibula cerebri substantia,
cujus ope non secùs ac papyri purgato-
riæ, aut panni colatorii defæcatur. Tali
rore ebria cerebri compages, limbi instar

(*a*) *Boyle*, de mirâ subtilitate Effluviorum,
cap. 3.
(*b*) *Bagl.* de Fibrâ motr. p. 51. 61. 92.

panni madentis ad nervos dependentes
rorem lentè stillat, jugique oscillatoriâ
menyngum compressione ad omnes partium fibrillas transmittit. Has cuneorum
more subit, inflat chordarum instar, tonum efficit, suoque madore solidorum
vim alit & elaterem. Neque objicias unde succrescat madoris tam ingens copia;
vides auri foliati (*a*) $\frac{1}{3}$^am filum argen-
teum deaurando ad 777600. pedes, hoc
est ad 155. milliaria, exporrectam; num
ex sanguine (auro non impuriori) educ-
ta halituosa materies, eò usque rarescere non poterit, ut ultimos imbuat nervorum processus?

III.

QUID? si tantam succorum com-
minutionem minui contingat. Malè subacta sanguinis moles, ideòque re-
nitens magis, fortiorem cordi & arteriis superandum obicem seu resistentiam
ponet; illius proinde copia minor in
Transpirationem ibit. Si autem granuli
unius quadrante singulâ systole defrau-
detur perspiranda materies, uno ferè
liquidorum dodrante in die (*b*) crescet
sanguinis massa, totidem decrescet Trans-

(*a*) *Boyle*, de mirâ subtilitate Effluviorum
p. 3. &c.
(*b*) Confer *de Moor*, Cogit. p. 105.

piratio Quid futurum, ſi per dies in-
tegros, hebdomadas, menſes, cumulari
ſic ſanguis perſeveraret? tandem iret in
duplum. Interim ſolidorum vis unius
tantùm 20. Librarum moli agitandæ nata
eſt. Aut igitur duplicanda vis, aut ſanguis
duplo minuendus. Num mittendi necef-
ſariò ſanguinis argumentum luculen-
tius? Quid, inquies, ſanguinis miſſio ad
acidum impeditæ Tranſpirationis auto-
rem? Et tu ex illis es acidorum aucupi-
bus! qui ſtatim audito naſcentis morbi
nomine, ad confligendum cum acido ſeſe
accingunt. Meliùs in induſtriâ quàm vi
aut luctâ pones medentis peritiam. *Pa-
thologia eſt deviatio à recto, declinatio à
perpendiculo. Oriuntur morbi à fibris nimiùm vel laxè nimis tenſis, ſpirituum motu velociori aut ſufflaminato, motu ſanguinis & aliorum humorum celeriori nimis aut tardiori. In id igitur Therapeu-
tica incumbet ut reddatur fibris tonus priſ-
tinus & naturalis, ſpiritibus, ſanguini,
lympha, aliiſque humoribus reſtituatur
juſta temperies & motûs æquabilitas. Sed
quid ſanguinis miſſione meliùs liquidis
fluiditatem, aut æquilibrium reſtituet?
Tranſpirationi proinde quid accommo-

* *Eraſmus Blanct*, Diſſertat. de uſu Mathe-
ſeos in Medicinâ.

datius?

datius? Transpirationem juvant molles
vasorum oscillationes, à superis partibus
ad inferas sensim undulantes. Has si
urgeri contingat, quæ lentè festinare
debuisset sanguinis moles, nimiùm fes-
tinata lentescit. Nimirùm quâ arte la-
nam subigendo, stipandove arctissimè,
in densissimum panni genus compingi
vulgare est; simili, duris & crebrioribus
arteriarum vibrationibus, tot veluti pis-
tillis, concussus sanguis strictè densatur.
Nec mirum, cùm duas ferri candentis
laminas adunent repetiti malleorum ictus. Id autem fert contractilis fibræ sanguinis conditio, quæ ut molli triturâ tenuatur in rorem levissimum, sic fortioribus ictibus verberata duritiem coria-
ceam induit. Saltem, malè comminutus
sanguis morando vitium capit, crispan-
tur fibræ, impediuntur viscera. Accele-
rando, reserandove sanguini, attenuan-
tia, incidentia, volatilia, tincturas ad-
hibebis? nuperi Medentis, & in arte recentis consilium! Qui enim in capillaribus vasis tardescit sanguis, in majoribus arietando acceleratur & ardet. Meliùs ergo locum inveniet & fidem sanguinis missio. Hæc, resectâ malè feriati
sanguinis copiâ, quotquot hinc orieban-
tur obices & repagula tollit, vasis ad os-
cillandum facilitatem parat, majorem

Tome II.   Y

fanguini dat velocitatem. Sic mutantur
fuccorum hærentium *contactus* , à fuis
id eft fedibus dimoti fucci abripi fe fi-
nunt , arteriarumque ictibus teri fe patiuntur. Adde , folutis fluidorum fimul
& folidorum vinculis , aperiri liquorum commercia, fanguini , fecretioni-
bus , Tranfpirationi tandem priftinam
afleri libertatem. Hinc vides debitos
morti , à fanguine miffo oborto fudore ,
fub ipsâ medentis manu vitæ reftitutos.
Interim , promptam adeò in univerfâ
corporis œconomiâ rerum converfio-
nem exiguo alicubi aperto emiffario mirari define. Qui majora vafa , quique
minora incolunt liquores , non interrup-
tâ ferie , nifuque mutuo fibi cohærent,
Horum feriem fi ruperis , ubi obicis aut
refiftentiæ minùs fenferint etiam remo-
tiffimi , illuc accurrant neceffe eft , ficque mutetur omnis corporis œconomiæ
facies. Ex ejufmodi velocitatum & quan-
titatum rationibus intelliges, caffa non
effe aut inania verba , *revulfiones* , quas
vocant , & *derivationes.* Conce des quoque aleâ plenum effe fub febre conti-
nuâ , dum peripneumoniâ aut præfo-
cante catarrho premitur pectus , faphæ-
nam tundere. Tunc enim in pulmonibus rupto jam , vi morbi , liquidorum
cum folidis æquilibrio, inibique laxatis

aggeribus, è cerebro sanguinem ad inferas partes evocare intutum est, ne
tritam jam in pulmones ruens invadat
viam, stertorem illico commissurus.
Denique concludes arteriam præ venâ
secare satius esse, quoties celerrimè sanguinis mutandi sunt aut avertendi impetus. Igitur facto humorum cumulo,
fluidorum copiam sanguine misso minuere extra aleam est, non item solidorum elaterem intendere. Volatilibus
milleque stimulorem generibus horum
vires erigere voles? omnia rumpi citiùs
obtinebis. Eò magis, quòd Transpirationis impeditæ non infrequens causa sit
spasmodica fibrarum contractio. Præte-
reà, cùm naturâ suâ exquisito elatere in-
tenduntur nervi, lædi tam faciles eos
experieris, ut si alio quàm tremulo suo
& undulante agitentur motu, crispari,
rigere, corrugari statim incipiant. Itane ergo! tenellum adeò corpus humanum finxisset rerum Conditor, ut tot
pateret insultibus, tot remediorum sub-
jiceretur tormentis?

I V.

CREDIS, supplendæ Transpirationi nata esse sudorifera? Sudore
nihil Transpirationi dissimilius. Transpiratio humoris minùs, quàm fumidi

vaporis nomen est & secretio; roboris,
perfectæ trituræ seu coctionis opus &
argumentum: eò laudabilior, quò insen-
sibilior. Sudor, languoris aut cruditatum
index, non tam maturi subactive succi
vacuatio, quàm crudi expressio & luxuriantis. An ergo ferendus eorum error
qui omni morbo, tempori, ætati, omnium instar esse sudorifera pronuntiant?
An miserandum potiùs (Medicastrorum
esca) incautum vulgus, cui periisse non
est, bellè sudatum interiisse? Insidio-
sum pharmaci genus, sudoriferum! tot
obnoxium discriminibus, tot cautionibus muniendum. Sudorifera urinas modò, modò ipsos quos pollicebantur reti-
nent sudores. Leves catarrhos in pleu-
ritidem, intermittentes in continuas febres, has in ardentes, hæmorrhagiâ, de-
lirio, phrenitide stipatas commutant. In
aliis sanguinem profundunt debiliora,
fortissima in aliis ne stillam sudoris ex-
torquebunt. Hujusmodi sunt scorbutici, melancholici, hypochondriaci, quique diarrhœâ aut dysenteriâ laborant.
Similiter in quibus lien aut hepar ina-
ruit, nullâ vi sudorem elicies. Ut enim
optimæ perspirationis promptuarium est
stomachus; sic in præcordiis prima est
sudoris scaturigo. Ut ot occurrant periculis, fixorum, volatilium, acidorum,

oleosorum, opiatorum imprimis, cum
sudoriferis varia finxêre connubia, æquè
solliciti illorum aut acuere tarditatem,
aut feritatem retardare. Sed laterem la-
vant, imbibitos enim naturæ improbos
mores mutare hoc opus, hîc labor est.
Ut ut ergo castigata sudorifera, corpora
siccant, solvunt spiritus, turbant humores. Multum, inquies, de copiâ de-
munt; palam est, sed de periculo nihil, si inustam relinquunt labem, quam,
ô utinam! non augerent. Metûs hæc
ratio est. Facilis & expedita dum adest
Transpiratio, suda pacataque omnia,
altâ pace fruuntur; respiratio, pulsus,
secretionum series, ordo, periodus, omnia amicè conspirant. Sub sudoribus, tot
bona abesse vides; bello, tumultu, dis-
sidiis omnia plena. Talia meritò expec-
tes à salinis, armoniacalibus, volatilibus, sulphureis, mercurialibus, cujus-
modi farinæ sunt sudorifera. Talia ad
Transpirationem aptabis, quæ mollis &
assiduæ trituræ opus est? tam facilè rotundis quadrata accommodes. Sudorifera fluidis simul ac solidis stimulos ad-
dunt; quam ergo ad habitum corporis
simulant viam, præcludunt. An Transpirationis materiem ad alvum, aut vomitum convertes? sed Perspirationi nil
adversatur magis. Aliunde, num quod

tibi placuerit jubere iter, secretiones tenebunt? Quò vergit humor, eò ducendus, per loca convenientia. Secùs naturæ tramites contemnis? contemnêre. In morbis quidem pejus nihil, quàm ubi obstipatis (*a*) omnibus viis, nil elabitur; tunc deliria, convulsio, mors, ut in ERASIMO. Unde partitis per urinam, hæmorrhagiam, sudores, alvum vacuationibus, incompletis licèt, (*b*) indulgendum, modò ut in METONE has in suis agnoscat natura. Tot reclusa comperies spiramina, tot difflatos cuniculos, quibus illa à præfocatione se vindicat. Alvus imprimis quocunque modo fluens ægri commodo fiet, dum cætera non dissentiant. Sed si ab erethismo hæc omnia contingant, adversis erunt avibus. Quid autem erethismo similius, inopportuni cathartici stimulo? qui volentem nolentem ab habitu ad alvum cogeret transpirationis materiem. Parem pro alvo vacuationis copiam spondes? verùm an pari facilitate? an felicitate simili? sed isthæc copia, quæ tuum alit triumphum, morbine vel remedii soboles est? illamne fecit aut invenit catharticum? an inutilis succi vacuatio laudabilis? an damnosa

(*a*) *Hippocr.* Epid. p. 679.
(*b*) *Idem*, ibid.

utilis jactura ? Repones, cohibitam quæ
in Transpirationem cessura erat materiem, in glutinum, viscorum, phlegmatum, mucorumque primis in viis stagnantem cumulum converti ? Callidè !
tam bellè animatus fœdam hanc colluviem illicò eliminari satagis, ne sanguinem invadendo labefactet. Appositè !
quasi tam densi succi ea subibunt vasa
quæ aëri, spirituique vini invia sunt. Ne-
quæ diarrhœam febribus additam alvo
saburratæ tribues ; meliùs, exundanti-
bus vasorum succis, aut sanguinis flam-
mati radiis. Utcunque erit, eam catharsi nunquàm, sanguine misso sæpiùs cu-
rabis. Aliunde, minor est ad Transpirationem alvi purgatio, quàm ut illius suppleat vices. Ad Transpirationem est alvi
dejectio ut 1. ad 10. id est, hujus * de-
cupla est Transpiratio; adeò ut cui tempore dato ex alvo redirent ℥ iv. illi ex
transpiratione ℥ xl. sint reditæ. Itaque perspirandæ materiæ decima pars
cohibita non minus apportabit mali,
quàm alvus ex toto suppressa. Tanto
proinde erit auxilio Perspirationis aucta
pars decima, quanto tota alvi dejectio
restituta. Ad vacuandum ergo non adeo
prævalet catharsis ; eò minùs, quòd
quantumvis exhauriat centuplex facta

* *Sanctor.* passim. *Pitcarn.* p. 126 &c.

Y iiij

alvi dejectio, tantumdem redditura sit,
facta decemplex Perspiratio. Hinc effi-
citur, ut cui ad sanitatem diei spatio,
semel alvum descendere satis erat, illi
ut alvo ductâ convalescat 100es eodem
die descendere opus erit : cui bis, 200es.
Ad vacuandum ergo facilitatis gradum
unicum habet alvus, 10. transpiratio,
Porrò quod alterius decuplum natum
est, facilius erit decuplo augeri, quàm
illud quod unicum est fieri centuplum.
Sed cùm uno momento tantum vacuet
sanguinis missio, quantum sex * horis
Transpiratio ; tantò catharsi præstantior
erit sanguinis missio, quantò ad supplen-
dam Transpirationem alvo habilior erit.

V.

CLAMITANT sanguinis missione
vires dissolvi, profundi vitæ the-
sauros, crises impediri, comprimi secretiones. Verbo, illius ope pessimâ,
non tam morbos quàm homines jugulari. Horrendum monstri genus! non
remedium. Eò, urgent, horrendum
magis, quòd spiritus calidumque nativum deprædetur ; obstructiones, cachexias milleque invehat mala, tot infelices moriendi diutiùs, aut intolerantiùs
vivendi artes. His fabellis pasci amat no-

* *Bellin.* Opusc. p. 162. &c.

bile & ignobile vulgus. Vulgus, inquam,
cæteris enim in rebus judicandis, pars
est minima vulgi; in medicis, omnis homo vulgus. Sed tu quicunqne es qui vires
obtrudis, (eò enim recidit ómnis querimonia) cogitasti quid sint vires, quid
calor, crisis, secretio ? De viribus palam est, eas ali minùs copiâ sanguinis
aut energiâ, quàm virtute nervorum &
elatere. Ostendunt eduliorum, farinæ
etiam crassioris, Libræ plures, quæ in
vires insumptæ quotidie vanescunt. Ut
ut sit, quæ requiris omnia, exequitur
in solidis oscillationum, in liquidis cir-
cuituum libertas ; hanc asserit sanguinis
missio, ab exprobratione ergo tuta est.
Sed quàm pusillis viribus, aut pauco sanguine ægri vita sustentari possit, hinc liquet. Ægro, utpotè cui nihil pensi est,
non plus sanguinis aut virium est opus,
quàm dormienti. In utroque enim vivere spirare est ; veriùs in his vita omnis
pulsu, spiritu, sanguinis id est circuitu,
continetur. Vis ergo vitæ, sub somno
pendet à musculis cordis, pectoris &
arteriarum : sub vigiliâ, ab omnibus qui
corpus exercent. Unde proportio vis illius ad alteram ferè est * *immensa mi-
noris inæqualitatis*, ut somni nempe ad
vigiliam, ferè ergo nihili ad aliquid.

   * *Bellini*, de M. S.

Y v

Stupes? calculo subducto invenies, vim
musculorum cordis, pectoris & arteriarum, ad vim musculorum totius corporis, esse quoddam (*a*) nihilo proxi-
mum. Sed vi tantillæ, spirituum ac sanguinis copia minima sufficiet. Evinceret
(*b*) paucitas vasorum cor moventium
& exilitas; sed hanc ecce rem indubita-
tam. In humano corpore omnia ad æquilibrii leges diriguntur; sit ergo necesse
est æqualis & mutua liquidorum cum
solidis proportio, adeò ut liquidorum copia, solidorum vi agitandæ respondeat.
Quòd ergo tantillam solidorum vim agi-
tari sufficiat ad vitam sub morbo (ut &
sub somno) tuendam, seu ad sanguinis
circuitum, certè perexigua sanguinis &
spirituum copia sub utroque vitæ statu
satis erit. Cæterùm spirituum sufficien-
tem quantitatem ab hoc pauculo sanguine, non est unde desperes. Si enim miran-
da adeò est pauxilli olei dum ardet, pro-
pagatio, ut sub flammâ pullulare videatur;
si aquæ communis ʒj. Æolipylæ immissa
tam copiosè vaporat, quàm densa spirituum nubes ex pauculo sanguine expectanda; liquore imprimis spirituum
feracissimo, quem pinsendo dividit
vis, omnibus Chymicorum artibus,

(*a*) Idem, ibid.
(*b*) Ibid. p. 219.

ignibus , instrumentis par aut supe-
rior. Tanta nempe , ut talis sit in corpore (*a*) particula semi tantùm digito
longa , in quâ momentum , quo liqui-
dum movetur , est ut (*b*) 40800. ad.
1. quasi diceres eam esse vim , quæ liquorem intra talis particulæ anfractus
circumpellit , ut liquori per tubulum
circiter 5000es semidigito longiorem
transmittendo sufficeret. Iis obsordescis
rationibus ? hanc auscultabis. Incipiat
aliquis (*c*) ægrotare ; quæ ad exercen-
dum corpus insumenda erat sanguinis
quantitas , otiabitur. Pone v. Libras cir-
ca sanguinis circuitum occupari ; x v.
ergo Libræ inertes supererunt , quibus
tunc vita carere poterit. Adde quod à
Transpiratione (sub morbis sæpius im-
pedita) regreditur, immensa crescet su-
perflua sanguinis moles. Superadde, cordis vires sub febribus augeri , supra fidem erit quantum de viribus & sanguine , vitâ incolumi demi licebit. (*d*) Exemplo sunt qui 80. Libris minuti planè con-
valuerunt. Evellendus restat scrupulus ?
sit homo à tribus diebus (*e*) impastus ,

(*a*) Testiculus.
(*b*) *Bellini*, ibid. p. 199.
(*c*) Ibid. p. 225.
(*d*) *Lister* in *Sanct.* de Pond. Aph. 81.
(*e*) *Bellini*, Opusc. p. 210.

Y vj

necdum tamen impar muniis obeundis ;
singulisque inediæ diebus 2as aut 3es
Libras perspirando perdiderit ; cum totidem sanguinis Libris jacturam hanc
sarcire fuerit inconcessum , hominem
habebis sex sanguinis Libris minutum ;
viribus interea constantem. Minùs ,
ais , periculi est à sanguine , qui sensim
perit , quàm ab eo quem confertim re-
secat scalpellus. Quotidie superstites videas , qui per gravissima vulnera 15.
& ampliùs sanguinis Libras illicò pro-
fuderant. Quoties ergo ab impeditâ
Transpiratione sanguis cumulabitur ,
ægri etiam commodo liberè mitti poterit ; jacturam enim negligere in loco ,
lucrum est. Dicent enecari fermenta ,
sisti secretiones, pauperari succos ? Somnia. Sanguinis satis erit , si purus , si li-
ber , si ad circuitum sit expeditus. Interim si jacturam illius naufragium putas, en altera se offert tabula. Ad (*a*)
renascendum , sanguine parabilius nihil.
Providentiæ miraculum ! ne frustra esset
hominis conceptus , (*b*) millena fœcun-
dando cuique ovulo germina destinavit
Creator ; ne foret summa brevior vitæ ,
quàm facillimè sanguinem recrescere

(*a*) Sanguis est αὐτογενής. *Bonet.* Polyalt.
tom. 1. p. 7.
(*b*) *Leeuwenhoek.* tom. 1. p. 64.

voluit. Inde plures purpuream cum sanguine vitam quotidiè stillantes, in quibus nihil mutatura mors videbatur,
quiete, facili diætâ reconvalescunt. Hydropes, inquis, cachexiæ, cruditates,
mors succedunt ? Conceditur ; sed sanguinis culpâ, non·inopiâ. Corpore enim
sanguinis vacuo æquè ferè (*a*) pulsat
cor. Imò firmis visceribus, omnisque
vitii puro sanguine, qui modò exsuccus
erat, in (*b*) athleticum evadit. Quem
ergo debilem vides, eum sanguine defectum minùs credito, quàm vitiatis in-
quinatum succis, solidorum seu visce-
rùm culpâ stagnantibus. Nascente morbo integer adhuc (*c*) fatiscit ægrotans ?
Insidiæ ! impetu morbi stupent spiritus,
consternantur, non dissipantur. Tunc
ab ordinata serie dejiciuntur oscillationes, retrogradæ aut præposteræ resiliunt,
morantes aut acceleratæ tumultuantur,
huc illuc insiliunt, secretiones tandem
vacuationesque fucant, mutant, pessundant. Talibus sub initiis catharsi indulgebis ? an sanguinis missioni ? Si ejusmo-

(*a*) *Louver*, de Corde, p. 67. *De Moor*,
Cogit. p. 50.

(*b*) *Louver*, p. 68.

(*c*) *De Moor*, Cogit. p. 181. 183.

di succis turgeant vasa qui facilè obtem-
perant; si molles needum spasmodicæ oscillationes, ad loca convenientia humores adigant; offendisti, quem illicò se-
quaris orgasmum. Redigi adhuc faciles,
jugoque penitùs nondum exutæ oscillationes, aut ad pristinos tramites flecti
se patientur, aut additis mochlici stimulo calcatibus, quò vergent humores,
feliciter eò deducent. Hæc sit rara, sed
præceps, turgentis humoris purgandi
occasio, quam semper aucupari fas est,
præoccupare nunquam. Sed si intondi-
tus sit solidorum & liquidorum tumultus; si abnormes oscillationes fibras
corrugant, atque convellunt; si se-
ditiosi insultus quò non decet ferant
humores; quidquid tentando moliaris,
suadeas, imperes, surdo canes; infausta erit catharsis, aut infesta. Contrà, etiam sub impeditis viribus, secu-
rè venam incides, non oblitus moran-
te Transpiratione suffocari vires, non
extingui. Pyrii enim * pulveris exemplo, qui intra tormenta bellica pressus
nimiùm, ignem non concipit, sanguis
à cohibitâ Transpiratione lentescens sti-
patusque nimis, teri recusat & in spi-

* *Bellini*, Opusc. de M. S. p. 113.

ritus rarescere. Porrò cùm succorum
trituræ tam commodè serviat sanguinis
missio , an periculosum adeò sit , aut
tam iners remedium ; an cætera quæ
in illam congeri solent convicia , temporum iniquitati , aut remedii malitiæ
imputanda sint , judicabis.

Ergo impeditæ Transpirationi Sangui-
nis Missio.

QUÆSTIO
MEDICA.

An Potus ægris interdicendus?

I.

DE Vitâ quid interrogas? Motus est, motus, non impetus; lucta, non pugna; luctâ, non acidorum, non alcalium, non fluidorum; sed solidorum in fluida. Hæc desultoria non est aut instabilis, quasi ex tumultu, *explosione* aut *fermentatione* nata (tandem enim deferbuit Medicina, sui facta compos, ab *Archæorum*, Fermentorumque furoribus resipiscens) sed jugis, oscillans, æquabilis, nullibi non præsens. Cordis igitur energiam solo in pectore ne requiras, ubique partium est, *systaltica* illâ vi, quæ omnes motat partes. Neque sanguine in uno scruteris vitæ semina, ipse languet aut nocet solidorum exemptus regimini. Itaque corpus humanum non malè comparaveris horologio, hydraulico imprimis seu clepsydræ; quod enim in hac præstant poten-

tiæ ad quandam aquæ quantitatem *æqui-*
librata , idem exequitur ad fanguinæ
molis rationem & æquilibrium compo-
fitus folidorum elater. Tubulos intellige elafticos, in conum gracilefcentes ,
micantes affiduè , cordis ergo æmulos
aut appendices , nitentes in fanguinem :
renitentem aliunde *preffione* , mole , im-
pulfu. Rogas unde mutuus ille nifus partibus obtigerit ? Tot inter quibus deficitur fanitatis ars , tales mitte difficiles
nugas ; naturæ funt neceffitatifque de-
creta , quæ fcrutanda minùs , quàm ob-
fervanda. Utcunque fit, vides alternantem folidorum cum fluidis motum ? æquilibrium tenes quo ftat fanitas , quæ of-
cillum eft, ab æquilibrio pendens , cujus in folidis potentia , in fluidis momentum. Sic æquilibrii opus eft & finis ,
fanguinis circuitûs libertas, conftantia,
æquabilitas. Hydroftatices enim lex eft,
in recurvis fyphonibus ad eandem altitudinem fluida *æquilibrari* , id eft quantum per unum fyphonis crus defcendit ,
tantum afcendere per alterum. Sanguinem ergo , quà fluidum (nullâ aliâ ac-
cedente vi) in defcendentem aortam vibratum , per venæ cavæ truncum, ad cordis altitudinem elevaret æquilibrii virtus. Auxilio funt venarum, ut & *lym-*
phaticorum valvulæ , rotarum *hydrago-*

garum pinnas æmulantes , quæ versùs
commune receptaculum , cor nempe ,
sanguinem elevant: adjuvat iterum cordis situs cerebro vicinus , à pedibus autem remotissimus. Locorum enim major aut minor declivitas, distantiis com-
pensanda fuit. Nimirùm ut breviori itinere ferretur sanguis ad caput , quò coactus ascendit , longiori ad pedes , quò
sponte descendit. Illic enim se ipsum &
pondus vincat oportet , hîc suo pondere
omnia vincit. Sed & aliæ suppetunt adhuc servandi æquilibrii artes. Quorsum
enim arteriarum ad venas & vicissim diametrorum inæqualitas ? Cur venæ cavæ
diameter, aortæ duplex est ? Emulgentis,
sodalis arteriæ triplex ? Quare, quod suadet non levis conjectura , *iliacorum* in viris diametri breviores , quàm in fœminis? Cur tandem , quod sensibus patet,
arterias omnes capacitate vincunt venarum omnium propagines ? Quò hæc omnia ? Certe ad æquilibrium ; ut ex an-
gustis in latiora (aut è contrà) decapu-
landi liquores tardescant modò , modò
accelerentur. Est enim ubi motûs cele-
ritatem , locorum angustiis compensari
necesse est. Hâc eâdem vasorum symmetriâ fit , ut suum cuique visceri sanguinis demensum suppeditetur , mole ,
mensurâ , motu conveniens. Enimverò

præter publicum sanguinis per univer-
sum corpus circuitum, singulares in uno
quoque viscere rotandos sanguinis vor-
tices, singulares succorum (ut bilis in
hepate) circuitus concipere est, suum
tandem cuique visceri æquilibrium. Huic
ubique sustinendo, virtute opus est &
industriâ; sed utramque in corde & vi-
cariis arteriis reperies. In corde potissimùm, cujus sinister ventriculus, ut den-
sior ac vegetior, ita longior est & pro-
fundior. Nec temerè; eò enim longiùs
& efficaciùs vibrabitur sanguis, quò ex
profundiori specu & à fortioribus fibris
jaculabitur. Mallei exemplo, cujus tantò sit validior ictus, quantò manubrium
longius est, quòque major circulus quem
describit brachium, malleum adigens.
Tota ergo corporis œconomia æquilibritas est, harmonia, proportio, quam
ordo moderatur; sapientia regit. Similes quoque sint medendi fines, ultra
quos citraque vagari inconcessum sit,
hæ sint medentis ingenii exercitationes,
hæc curricula mentis. Solidorum sym-
metriæ respondet fluidorum *crasis*, motus, ingenium; sanguinis, id est, liquoris benignæ naturæ. Absit enim sanguinis
nomine intelligas, acidorum, acrium,
alcalium, similiumque incentivorum inter se pugnantium composituram; ab

hostilibus & furialibus ejusmodi succis
abhorrent naturæ mores. Dices? sangui‑
nis (*a*) ʒ xxiv. exhibete circiter partis
volatilis ʒ iv. *capitis mortui* ʒ viii. Ad‑
des ? inesse sanguini sal *fixum* (*b*) ad
acidum magis , quàm *alcali* vergens.
Suspiciosissimæ res & ambiguæ ! Quid
enim ? si tot sint subditicii chymiæ fœ‑
tus , tot ignis creaturæ. Suos enim ha‑
bet chymia fatuos ignes, fictisque sæpe
nitet luminibus, quæ quò splendent ju‑
cundiùs, eò efficaciùs perstringunt. Er‑
roris causa est , *analogismi* vitium , quo
ignem non fortem , sed lentum & mol‑
lem , quo in nobis utitur natura , com‑
parant cum suis *reverberii* , *rotæ* , & *fu‑
sionum* ignibus. Is tolerandus ignis qui
corporum partes secat non miscet , pur‑
gat non mutat. Talis est qui duas in san‑
guine ostendit , crassam (*c*) & fluidam.
Tam facilis nec adulterati procesfûs ope‑
râ, ex sanguinis recentis 5833. granis,
crassæ partis 1296. grana, fluidæ 4537.
eliciuntur. Unde subducto calculo, flui‑

(*a*) *Boyl.* Hist. Sanguinis , in Append. p.
74. *Gulielmin.* p. 53.

(*b*) *Idem* , ibid.

(*c*) *De Moor* , p. 43. *Borel.* Prop. 122.
Gulielmin. pag. 52. *Brunner.* de Lymphâ &
Pancr. passim.

di ad confistens proportio erit ut 3. (*a*)
ad 1. Simplex autem hæc *analyfis* ad
ufus medicos fatis erit, quâ patet fanguinem effe non minùs quàm aqua fluidum, *aqueum* (*b*) reverâ, dividi (*c*)
facillimum, ad irrigandum, humectan-
dum, molliendumque maximè idoneum.
Centro illius volvitur capillamentum
molle, album, glutinofum, in fibras
reticulatim (*d*) expanfum, fanguinis *fi-*
bram vocant, laxari contrahique aptam,
ferè organicam. Putant tale folidum
fanguini innatans, partium illius æquilibrio (*e*) infervire. Quid enim, aïunt,
non nafciturum difcriminis ? fi tot inter
corporis motus, fitus, mutationes, fanguinis maximè fluidi, diffolutæ (*f*)
fuiffent & fluitantes particulæ. Tali igitur opus erat retinaculo, iis ferè fimili
afferculis, quæ aquam in doliis conti-
nendo, ab effluvio coërcent. Hincque
probant, non folidis tantùm, fed &
fluidis fuum effe datum æquilibrium.

(*a*) *Gulielmin.* p. 53. *Bayle*, Hiftor. Sang.
(*b*) *Gulielmin.* pag. 65. *Pitcarn.* Differt.
pag. 22.
(*c*) Ibid.
(*d*) *Gulielm.* p. 55. 58. *Malpighi*, de Polypo
Cordis. p. 128. *Brunner.* de Lymphâ. p. 127.
(*e*) *Gulielmin.* p. 76.
(*f*) Ibid.

Adeò ad illius leges concinnata est corporis humani fabrica! Bona conjectura,
melior interim, quæ succi nutritii, ros-
cidi, mollis promptuarium (*a*) in fibrâ
sanguinis delitescere docet. Fomitem
fermè nominares humidi (*b*) primige-
nii, ellychnium (*c*) vitæ, ex quo mu-
tuantur solida unde flexilia serventur &
ductilia ; fluida, unde fluidiora fiant &
motabilia magis.

II.

QUibus stat mollitudine partium
& æquilibrio sanitas, iis foveri
amat. Illis nempe omnibus, quæ solidorum moderantur potentias, liquidorum
mulcent impetus. Priori loco erit sobrietas, quæ sanitatis parens; secundo frugalitas, quæ conservatrix. Illa fluidorum exuperantiam, hæc vitium arcet;
utraque flexibilitatem conservat & æquilibrium. Amica inter edulia, palmaria
sunt liquida præ siccis, præ assis elixa,
præ saporatis dulcia aut insipida. Verbo,
præ exquisitis (*d*) *parata vulgò, inventu facilia ac sine impendio, optima tot re-*

(*a*) Ibid. p. 77.
(*b*) Ibid. p. 90.
(*c*) Ibid.
(*d*) *Plin.* Hist. Nat. Lib. 24. c. 1.

media quæ pauperrimus quifque cœnat ;
Siculæ enim fugiendæ dapes , blanda
venena, quæ vellicando jucundè, infi-
diosè necant. Tutiffima analoga fanguini , qui cùm fanus nullo imbuitur fa-
pore , fimilibus gaudet. Vulgaris ergo
eorum diluendus error , qui unicè fa-
num hominem imaginantur atque ro-
buftum , quem animat actuofus & vi-
vidus fanguis , *falinis* , *volatilibus* , *ful-*
phureis particulis abundè dives. Attamen talis non fit oportet eorum fanguis,
quos ex popello athleticos vides ; vitam
enim mifellis adeò cibis fuftentant , ut
ex iis nihil aliud præter *aquam & terram*
eliciat chymicorum labor. Contrà , quorum fanguis vegetior futurus erat , quos
nempe faginant menfæ pingues , vino-
rumque deliciæ , laxos vides , inertes ,
ad motum tardos. Sed quid , inquies ,
fperandum virtutis ex fanguine quem
fecerint fatua alimenta aut infipida ?
Certè ipfe exfuccus , fpiritûs aut fucci
nihil fuggeret. Mechanices ignari fermo-
nes ! Num credidiffes , funem aquâ minùs quàm aquæ vapore madidum, pondus 100. Librarum fuftuliffe ? Memineris ergo , eam à naturâ effe fibris mo-
tricibus texturam , id elateris ; tot adeffe
multiplices villorum decuffatim pofito-
rum , breviffimorum vectium inftar , fal-

ciculos, ut folâ quâdam aurâ, quam
fpiritum vocant, eò efficaciori quò tenuiori, imbuti, ftupendi fiant roboris. Divinam Numinis artem! tantillum liquoris, imò pauxillum quid liquóre minus,
ad maxima corporis munia fatis eft.
Hinc fluidorum tenuiffimam partem quæ
eft minimæ molis, folidorum vi erigen-
dæ fufficere fufpicio eft. Neque impo-
nat infignis illa liquorum in vafis con-
tentorum fenfibus obvia quantitas; dica-
ta hæc humidandis partium ftaminibus,
corporis potentias non facit, fed tegit;
eâdem quâ aromatariorum induftriâ,
qui effentias avolare faciles, copiofo vef-
tiunt fucco, ut illas infrænent. Exemplum tale exhibet in humano corpore
feminalis liquor, qui totâ fuâ quâ fe
oftendit mole fervit minùs, quàm in-
voluto quem celat fpiritu. Unde quod
in humoribus craffius eft & copiofius,
vehiculi vicem gerit, quod reconditur
fenfum fugiens, minimum licèt, maximam vim habet. Nobiliores ergo credito fuccos, non quò exaltari & avolare, fed quò in lymphas tenuari faci-
liores. Solida enim majorem concipiunt
vim & elaterem, non quò actuofiori-
bus farciuntur fuccis aut volatilioribus,
quod temulentiæ genus effet; fed quò
tenuioribus imbibuntur & blandioribus,
quod

quòd fanitatis eft argumentum. Inde adhuc palam eft , quæ alimenta ftomacho
amica magis , quæ optimorum conditio. Eorum nempe , non quæ fermentationi aptiora funt aut viciniora , nulla enim inimica magis , fed quæ tritu
faciliora funt. Trituræ enim genus eft ,
ciborum concoctio. Oftendunt prima in
ore facta illius initia , fibi enim fimilis
ubique eft natura , in multiplicibus fim-
plex. Dentium non fecùs ac piftillorum
ictibus , cibos in ore tundi conceditur.
Quid autem ? fi pinfendi vim in ventriculo , dentium moliturâ longè majorem
invenias. Ita tamen eft , mufculorum
enim temporalium & mandentium (*a*)
potentia , æqualis tantùm eft ponderi
Librarum 16020. Quæ autem ftomachi
& confortium (*b*) mufculorum eft , ponderi par eft Librarum circiter 261186.
Si addideris vim illam ab ore cœptam ,
in ultimis partium receffibus ofcillando
(*c*) perfeverare aut multiplicari , ftu
pendam intelliges trituræ vim, in eâq e
unâ totam corporis œconomiam occupari : poni denique *coctionum* , *depura-*

____

(*a*) *Borell.* de Mot. Animal. Prop. 127.

(*b*) *Pitcarn.* Differt. p. 81.

(*c*) *Bellini*, Opufc. de Villo Contract. pag.
239. *Bagl.* p. 105.

tionum, *secretionumque* (*a*) commune inftrumentum. Hîc infignem confert fym-
bolam , falivæ, ftomachi & glandularum omnium liquoris, fanguinei laticis,
lymphæ mira ubertas. Tot diluentium
ftillantium undique , quæ folida hinc
humectando , illinc comminuenda fen-
fim pervadendo liquant penitiùs , & in
impalpabilem pollinem folvunt. Unde
liquet ad fanitatem, liquidorum & potûs ufu liberali , utilius effe nihil ; aquæ
potiffimùm aut fimilis inartificialis di-
luti , eò præftantioris quò fimplicioris.
Lixivium erit quo lota efculentorum falia (*b*) manfuefcant, humor quo mol-
liantur folida , *menftruum* quo fucci (*c*)
liquefcant. Huc enim refpicit tota corporis mechanice , hæc illius ultima meta laborum. Sed quanta fit potûs neceffitas, hoc uno evinceretur. Efculentorum
(*d*) diutiùs quàm potulentorum priva-
tio toleratur. Imo morbos rariùs incurrunt aquæ (*e*) helluones, fi potiffimùm

(*a*) *Pitcarn.* & *Bagl.* paffim. *Borell.* Pro-
pof. 129.

(*b*) *Borell.* Prop. 134.

(*c*) Ibid.

(*d*) *Bontekoë*, Elem. de Med. p. 84.

(*e*) *Lucas Portius*, Neapolitanus, de Milit.
Sanit. Tuend. paffim. *Mercatus* , p. 46.

thermōpotæ (*a*) fuerint. *Neque credendum* (*b*) *utique noſtris eſt, qui cùm in adversâ valetudine vinum concupierunt, deliciarum patrocinium in accuſationem non merentis ſtomachi habent.* Hinc igitur exeſto infirmandi refrigerandique ſtomachi metus; hoc enim vera rerum nomina eſt amiſiſſe. Quas vocas cruditates, ſæpius oſcillantis, feſtinantiùs & *ſpaſmodicè* agitati ſtomachi, cibos proinde celeriùs præcipitantis culpæ, aut laticis illius ab inſipido, in *acido-acre, alcaliſatum,* nidoroſum, &c. degeneris vitio, quàm alterutrius debilitati imputabis. Hinc vini, liquorum ardentium, ſtomachicorum, carminantium dolus. Crudis enim ſeu ſtomacho laborantibus, ſæpe meliùs medetur *frigida* (*c*), aut *frigidi cibi qui difficiliùs vitiantur.*

III.

ITA erit ſanitas in molli & humido poſita ? Tu tamen potu poſthabito ſanare voles ? malè ſanum naturæ interpretem ! In ſanis ſanguis pluſquàm

----

(*a*) Ibid. *Coſtæus*, de Potu in morbis, l. 1 c. 52. 53.

(*b*) *Celſus*, p. 40.

(*c*) *Celſus*, p. 23. 41. 42. Confer. *Waldſchmidt*, Inſtit. cap. proprio.

mediâ sui parte fluidus est, mollis, aquosus; solida quævis humore madent aut stillant; ipsi succi, si *coagulari, exaltari,* aut quovis alio modo distemperari faciles fuerint, aquoso temperantur : sic bilis succo pancreatico; semen vesicularum & prostatarum liquore; sanguis à renibus refluus atrabilariarum capsularum sero; remistis spiritibus lympha; lymphâ eâdem undique redeunte sanguis universus. His suppressis vitiatisve humiferorum fontibus, supremus instat dies, aut rugosa senectus. Hæc enim deliquium minùs est, quàm tabes; senioque sæpius rigent, quàm laxantur vitæ retinacula. Hinc *senum lac* dicere merum, errare est. His quoque dolosus amicus erit, nisi modicum dilutumve, ad solatium ætatis, non usum vitæ. Aliàs ut juvenes accendit, senes depascitur. Quanti erit igitur aquosorum & potulentorum usus in morbis! præcipuè ubi bullit sanguis, bilis evehitur, sæviunt succi, partes arescunt & corrugantur, nullâ aut acri lymphâ madentes. Morbi acuti sunt, aut chronici; communes, aut proprii; sed par omnibus potùs necessitas. Sub sanitate, fluida diluit potus; à morâ, lentore, salsedine, effervescentiâ præservat; rigat solida; omnium æquilibrium ruetur: Sub mor-

bis hæc singula servanda minùs habet
quàm reparanda. Bilis (sanguinis nata
tutela) à *volatili oleoso* quo turgere fertur, in acidum, acre, efferum plùs minùs evecta, acutos committit. Eadem
aut depressa nimis, ut in infantibus, aut
in acrem *lixiviosam*, *alcalisatam* in adultis (maximè utentibus vino), degene-
rans, chronicos. Sub tam multiplicibus
causis, quale auxilii genus invocandum
tibi sit, dubius hæres; *acidum*, an *alcali*; *fixum*, an *volatile*. De acido follici-
tus, an *sulphurea* futurum erit profapiæ,
an *vitriolica*. De alcali, num de *terreo-
rem*, vel *salinorum*, num de *volatilium*,
vel *fixorum* genere. Fortassis enim non
singula *calceabis eodem calopodio ?* Sed
nodum hunc *Herculeum* solves potum
offerendo. Aquæ potissimùm, quæ cùm
sit quasi *Menstruum* universale, seu genuinum *solvens*, salia quævis ex æquo
necat; si enim acida, sorbet; si alcalia, mergit; *de eâdem quasi fideliâ duos
parietes dealbando.* Præstereà si lentescit
sanguis, illum diluendo potus accelerat;
si ebulliendo furit, restinguendo cicu-
rat. Potus ergo alterantium princeps,
verè *hegemonicum* est remedium, pan-
chrestum, morbis omnibus accommo-
dum, proprium singulis, adde, si
voles, universale *specificum.* Paradoxum !

Verbo, non re. Specificum meritò illud audit, quod non vacuando, sed immutando illico sanat. Porrò tot inter remedia quæ specificorum honoribus superbiunt, pauca reperias, quæ sanguinem ad nativam indolem, fluidam scilicet, potu meliùs revocent. Sed ne quid nimis, ipsorum saltem specificorum virtutes pandit, aut arcet pericula, cæterorumque remediorum operationes mulcet aut secundat. *Cane* enim *& angue pejus* pharmacum, in sicco jacens. Ut enim *salia non agunt nisi soluta*, sic remedium idoneo destitutum menstruo, aut irritum fit, aut propriæ malitiæ relinquitur. *Cortex Peruvianus*, qui pulveris formâ stomachum lædit, ex aquâ *(a)* dilutus juvat. *Laudana* nunquam laudanda magis, quàm cùm *(b)* liquida sunt. Languent aut torquent *cathartica*, diluentibus præviis aut subsequentibus *(c)* incomitata. Hinc si offeras diluentium auxilio incorrecta, quæ ex resinosis purgantibus (potissimùm spiritu vini solvente) parata sunt *extracta*, nihil aut nimiùm movebis. *Diaphoretica* inertia fiunt aut moles-

(a) *Morton.* Pyretologiæ p. 184.
(b) *Sydenh.* p. 164.
(c) Vid. *Ingraffias*, de Potu Frigidæ post medicamentum purgans: & *Sylvatici* responsum. *Luc. Tozzi*, Comment. in Aph. L. 4. p. 224.

ta , nisi jusculis aut similibus interjecta
sint. Talium quoque gaudent consortio
spiritus volatiles, qui nunquam tutiores
quàm ubi cibos inter usurpantur. Liquidorum enim ejusmodi sodalitio mansuescunt;talique muniti vehiculo,ipsi ner-
vosi generis penetralia tacitè pervadunt,
spirituum *ataxias*, solidorum retrogra-
das oscillationes , liquidorum turbas
composituri , pacem denique reddituri
& æquilibrium. *Chronicis* non minùs auxiliabitur potus ; sub his enim ut interdum à laxatis nimiùm solidis æquilibrium pessundari concedendum est , sic
sæpius à *muriatico* sale vel *alcalisato* ,
adustâque bile , æquilibrio vim fieri ag-
noscendum erit. Obstructiones arguis ?
viscos ? phlegmata ? mucagines ? Ita sanè est , sed horum causas agnosce *calciformes* succos, *fluores*, *deliquia*, eli-
quationes. Talia enim dat sub his morbis *acido-acri* gravidus sanguis , talia
plorant aut sudant solida , glandulæ
scilicet & membranæ , salium quibus
imbuuntur stimulis continuò lacessitæ.
Testantur *ascites, tympanites, paralysis,
icterus , scorbutus , chlorosis*, &c. tales
enim morbos phlegmaticis, frigidis, ig-
navis liquoribus aut paupertinis semper
tribuere , jugulum ægris petere est. Et
reverâ nullibi apozematum , dilutorum

Z iiij

ex herbis , ptisanarum , aquarum metallicarum , balneorum frequentior usus? Quidquid enim sensibus offerat Chronicorum facies , arcanum in illis fibrarum *spasmum* , renixumque observare est , quos si diluentibus mollire præterieris , spe cades. Sic quòd *menses* emmenagogis valentioribus tam sæpe obsurdescant , facit fibrarum uteri nimium robur aut elater intentior : tunc , aut uteri vascula (ut in junioribus) nondum planè evoluta , aut tonum fibrarum uteri quasi naturâ suâ spasmodicum concipito. Vim vi addes , volatilibus , stimulantibus , aromaticis , impingendo in uteri vascula nondum evacuationi matura ? *Ataxias* movebis retrogradasque oscillationes , quæ superas versùs partes resiliendo , diaphragma , fauces , cerebrum convellent , hysterica , spasmodica , epileptica tandem symptomata daturæ. Causam quæris ? ad manum est. *Curru* (ut aiunt) *bovem trahis.* Quæ enim præmittis *aperientia , chalybeata , castorina ,* &c. curationis clausulæ debebantur. Contrà , diluentibus , potulentis , balneis primùm emollitæ partes , pleniùsque evolutæ , spontè dehiscent ? sin minùs emmenagogis , coronidis loco adhibitis , ultrò obtemperabunt.

I V.

IN aliquo viscere perit æquilibrium ?
pulmo, lien, hepar, vesica laborat ?
potûs utilitas non minor, major necessitas. Viscera (privatorum ejusmodi morborum sedes) concipias veluti cæcos recessus, altè latentes, longè dissitos,
mille vasculorum ad centenas usque ul-
nas productorum plicis & angulis an-
fractuosos, remediis ergo ferè inacces-
sos. Hæc penetralia ut inoffenso pede,
sic inoffensis partibus obviis subeant remedia necesse est. Sed hæc à nullo meliùs expectabis, quàm à potu, qui pro
remedio erit aut vehiculo, blando, molli, aquoso. Viam hîc monstrante naturâ,
quæ ubi per tenuissimos & tortuosos tubulos transmittendum suscipit sanguinem, illum ab evectâ magis pottione,
rubrâ scilicet, spoliat. Hinc capillares
appellens sanguis, purpurâ exuitur, albus enim fit, lymphæ aut aquæ similis.
Imò nullos colore, sapore, &c. spolia-
tos magis, & aquam æmulantes meliùs
observabis succos, quàm qui nobiliores
sunt, sinceriores, subtiliores, quique su-
beunda habent exiliora vasa. Sic nervorum succus, glandularum liquor, lympha sunt ; imò sanguinis vis & natura in
lymphâ consistit. Quòd ergo tam fre-

quentes in corpore videas ſeri & lymphæ ſcaturigines, ne mireris, nihilo magis quàm aquâ indiget corporis œconomia. Lympha eſt ſpiritibus congener ün-
de viviſcit humanum corpus, ſpiritibus
qui lympha ſunt conſervatur. Rudem
ergo præ naturali, Chymiam vulgarem !
Quæ hinc exeunt opera, *ſpiritus*, *clyſſi*,
eſſentiæ, *tinĉturæ*, *elixiria*, hoſtilia cre-
deres, adeò ignem unde nata ſunt, ſapiunt : Qui illinc prodeunt ſucci, ami-
cabiles ſunt, qui non à ſalſedine, acri-
moniâ, aut quovis extremo ſapore ac-
tuoſi faĉti ſunt, ſed ab exquiſito trituræ
gradu. *Volatilibus* ipſis potentiores, no-
centes tamen minùs ſunt, cùm earum,
quæ volatilium ſunt, turbarum nihil habeant, nec inquietis. Inde teneas quid
ſit diſcriminis eam inter quæ naturæ, &
alteram quæ officinarum eſt Chymiam.
Eò tendit Artis Chymicæ labor, ut ii
quos traĉtat liquores, phlegmatis aut
aquæ naturam exuant ; naturæ conſilium, ut ii quos conficit ſucci, lymphæ induant benignitatem. Poſthàc quid
ſperandum habeas à diluentibus & potu
intelliges. Abſit enim iis accedas, qui à
potu metuunt relaxari partes coĉtioneſ-
que retardari. Aïunt, fibrillis ex quibus
compinguntur partium ſtamina, utpotè
cùm longiſſimè protenſæ ſint, in itinere

longo multum de elatere illarum dece-
dere, maximè cùm à suo motûs principio recedens liquor tardescat, minua-
turque robur vectis, in quo longiùs distat *hypomochlium.* Unde concludunt in
atoniam certè venturas esse partes, si eas
liberali potu emolliri contingat. Sed hos
umbra terret. Illæ enim exporrectæ adeò
quas narrant fibræ, ut non directo du-
cuntur limite, circulos, plicaturas, an-
gulos efformant, tot quasi internodia
quæ fibrarum breviant longitudinem, tot
veluti fulcra quæ potentiam sustinent.
Fortior est ergo fibrarum tonus, quàm
ut tam facilè vincatur ; eò minùs quòd
validissima sit virtus quæ nervorum oscillationes tuetur, eorumque succum
trudit. Illa ipsissima est menyngum vis,
à quâ oscillationes descendunt & partium *eutonia.* Quò usque autem illa virtus ascendere possit, hinc augurare. Si
cor & arteriæ superant (*a*) resistentiam
756000000. Librarum, menyngum vis
quæ cordis (*b*) & arteriarum robur huc
attollit, resistentiam indefinitè majorem
superabit. Talis potentiæ energiam arguit nervorum textura, illorumque suc-

(*a*) *Borell.* de Mot. Animal. prop. 76.

(*b*) *Louver*, p. 86. c. 11. *Baglivi*, pass.
Pacchioni, p. 80. 81. 87.

Z vj

ci conditio. Nervos puta funiculos ex
fibrillis parallelis contextos, quæ à cerebro pultaceæ nascentes, illinc recedendo
solidescunt. In ejusmodi fibrillis cavita-
tem quæris? *laterem lavas.* Certè plenæ
sunt, fungosæ, *muscosæ,* forsan *congloba-
tarum* glandularum fibrillis non absi-
miles; succum quem à corticali substan-
tiâ combiberunt, ad ultimos sui fines,
menyngum illuc usque oscillantium operâ transmittentes. Ille succus lympha est
oxypora, per omnia nempe meabilis, facilis avolare, non volatilis; id est, non
inquies, nec turbulenta, vel loci impatiens, qualia sunt Chymicorum volatilia. Meliùs, roris genus est, sensim
& placidè de cerebro pluentis, qui
fluendo minùs progreditur, quàm ser-
pendo; non it enim, sed urgetur; expri-
mitur, non currit. Porrò liquorem tardigradum per cæcos, flexuosos & difficiles tramites, ad imos recessus trudere
opus est stupendæ virtutis. Partium ergo
tonum frangi tam facilè aut violari ne cre-
das. Perperàm quoque verentur coctiones potu retardari. Coctus est humor qui
ritè subactus est, exquisitè commolitus,
facilis ad circuitum, ad fluendum para-
tissimus. Nascente morbo cruda sunt
omnia; causa palàm est. Plethorâ exu-
berans sanguis, aut remixtâ impedi-

tæ transpirationis materiâ turgescens, cordis & arteriarum oscillationibus atque trituræ fortiùs resistit. Ita crescente fluidorum virtute & massâ, solidorum decrescit vis & imperium, præposteræ fiunt oscillationes ; qui enim sub sanitate ad solidorum nutum agebatur sanguis, sub morbo solidis imperat adeò, ut qui antea nullus erat intestinus aut fermentationis motus, primas tunc teneat. Hinc febris, quæ sanguinis est supra solida oscillantis prædominium. Sed hâc sub inversâ luctâ, abnormi facto succorum circuitu, quæ excernenda erant retinentur, excernuntur quæ retinenda. Tunc ut augetur sanguinis moles, minuitur comminutio, illius amittitur cum vasorum diametris proportio, ruit æquilibrium. Motu, *crasi*, misturâ incongruus fit liquor. Crudum dices ? Ita sanè ; imperfectè enim subactus est, capillarium *diametris* impar, *secretionibus* ineptus. Eo in statu impetuosiùs arietabit sanguis ? cuneabitur magis. Fortiùs impinget ? arctiùs hærebit & morabitur. Interim retrogadis factis oscillationibus, secretiones resiliunt, viscera & glandulæ suos affatim eructant succos, qui exundant, variè miscentur, eliquescunt. Hinc *diarrhæa*, sudores, *ptyalismi, perirrhæa*: verbo, quâ datâ portâ ruunt

& præcipitantur crudi liquores. Crudi, inquam, triturâ enim (à quâ omnis coctionum vis) deficiuntur. Tot malis succurrere voles ? fac, defervefcendo detumefcat fanguis, ficque trituræ cedat. Quod cùm conferant potus & diluentia, ultrò fequitur, coctiones potu non retardari, à quo fucci habent unde penitiùs comminuantur.

V.

FELICES ! fi hîc fubftitiffet de potu præconceptus error. Sed indidem venit adhuc quam ab antiquo imbiberunt de frigidis, ferofis pituitofifque morbis opinio. Imaginantur fub iis incongrua effe potulenta, ubi omnia pontus aut aqua effe creduntur. Quid (inquiunt) habent, quod potu reftinguas ii affectus, quos committunt frigidæ fermentationes ? Sed hos fallit memoria ; oblitos, dari quoque frigidarum fermentationum fervidos (*a*) halitus. Tales funt quos mittit falis armoniaci cum oleo vitrioli (*b*) miftura ; hæc enim thermometri liquorem deprimit fuo contactu, halitu (*c*) fuftollit. Similium in cor-

(*a*) Hiftoire de l'Académie Royale des Sciences. année 1700. p. 53.
(*b*) Ibid.
(*c*) Ibid.

pore fermentationum exempla produ-
cit hemitritæus, Leipyriæ, *Epialæ*, &
quædam malignæ febres, siti, phleg-
mone, erysipelate * stiparæ, sub quibus
ægri algent & ardent. Potûs ergo necessitatem ferè astrueret frigoris sensus.
Eandem suadebit ritè intellecta seroso-
rum affectuum natura. Sanguis naturâ
suâ *oleoso-volatili* perfusus, si agrestibus
succis aut acido *fluorem* passo scateat,
acetosam in vasis parit *dyscrasiam*, palu-
dosam in carnibus constitutionem, unde *œdemata*, *anasarca*, *leucophlegmatia.*
Sub his usurpes (conceditur) *pulveres,*
opiatas, *condita ex stomachicis*, *martia-*
libus, aromaticis; sæpe tamen præstabunt
lignorum decocta, *apozemata*, *lixivia*,
adeò ubique potiora sunt potulenta. Verùm si tumultuando sanguis, serum dis-
silire faciat; si bilis salibus fœta *lixiviosis*,
oleo ignem experto similis facta, sanguinem acrioribus inquinaverit succis,
nutritium liquorem assiduè liquabit,
fibrasque tubulorum quos tacitè præter-
currere debuisset lacessendo, ad spasmum & coarctationem coget. Hinc minuto vasorum diametro, illinc auctâ,
præ turbâ & colliquatione, succorum
mole, restagnent oportet, & exundent

* *Boneti* Sepulchretum, p. 206. Obs. 56.

ûndique liquores. Inde fluxionum, rheumatifmorum , hydropum pars maxima. Sed his ubi urit fitis, febris adeft, vifcera æftuant, rutilant urinæ, tam commodè quàm aqua igni auxiliabitur potulentorum ufus. Hæc tibi pugnantia videntur & inenarrata! Similia innuit artis princeps. Memineris tamen varia variis morbis & conftitutionibus potulenta accommodare; *aliis enim alia.* Videre eft, in quibus à cerebro ad ftomachum tardiùs undulantur fpiritus ; talibus vinum indulgebis , cujus ftimulo fegnes ftomachi ofcillationes erigas aut exfufcites. Sed feliciùs degunt qui amicis etiam ejufmodi irritamentis carere poffunt. Si tamen horret ftomachus inamœnam aquoforum fuavitatem , præftò erunt multiplices herbulæ , *capillares* , *traumaticæ*, amaræ. Illas inter præcara tibi fint *panchrefta Thee* folia , *falviæ* , *chamædryos* , *veronicæ.* Delicatiora placent? Aderunt flofculi , *caryophyllorum* , *violæ* , *anthos* , *papaveris erratici* ; tot amabilia potûs condimenta , quibus naufeantem falles ftomachum , aut blandè vellicabis ; maximè fi caleant ejufmodi potus , quibus tepidarium vifceribus pares. Ideò laudanda præ noftrorum popinis Veterum *Thermopolia* * , ubi non in

* *Turnebus* Adverfar. Lib. 20. p. 167. *Nonnii* Diætetic. p. 444.

perdendis vinis, sed in sorbillandis ca-
lentibus aquis, innoxiè oblectabantur.
Antiquam patrum virtutem ! à Cauponi-
bus aqua, vinum à Pharmacopœis ven-
debatur. Saltem Medicorum injussu (*a*)
prohibebatur hic insidiosus liquor, quem
fœminis & juvenibus interdicebat Ro-
manorum (*b*) sapientia. Aureæ illius
ætatis reliquias tenent, qui præsentibus
morbis caldâ (*c*), non decoctâ (*d*), succurrere, eâdem futuris prospicere vellent, nisi de eorum numero sint qui frigidâ levari amant aut lavari. Tales sunt
causus (*e*), *phrenitis,* colici dolores (*f*)bi-
liosi, hystericæ (*g*) quoque affectiones.
Sub his potissimùm in *ataxias* proni spi-

(*a*) *Alexander ab Alexandro,* Genial. Dier.
Lib. 3. c. 11. *Rosinus,* Antiq. Romanar. L.
8. annotante *Dempstero,* p. 548.

(*b*) *Auli Gellii* Noct. Attic. L. 10. c. 23.
Plin. Hist. L. 14. c. 13. *Rhodigin.* p. 37.

(*c*) *Lucas Portius,* de Aq. ferventis præs-
tantiâ, p. 2. c. 1. *Costaus,* c. 52. 53. *Mercat.*
Lib. 3. p. 52.

(*d*) Ibidem.

(*e*) *Hippocrat.* L. 3. de Morb. L. 1. Epid.
Sect. 3. *Boneti* Sepulc. p. 205. Obs. 53.
Panarol. Pentecost. 4. Obs. 8.

(*f*) *Hippocr.* S. 5. Aph. 25. *Galen.* 12. Method. c. 7. *Mercatus,* Lib. 3. p. 56.

(*g*) *Floyerus,* Disquisit. de Balneis frigid.
p. 164. &c.

ritus, disturbarive faciles nervi, frigidæ
potu vel balneo (*a*) firmantur. Te moratur AVICENNÆ, Arabum scholæ
Principis, authoritas? qui frigidam re-
formidare videtur (*b*). Sed quid? si merè *systematicum* (*c*) sit illud opus, quod
Avicennæ nomine circumfertur. Quid?
si non propriâ illius operâ, sed conduc-
titiâ (*d*) fuerit conflatum, ut asserunt
Hispani (*e*) Authores. Hæc tamen procul à nobis sint, ut & illud quod in vulgus abiit dicterium, *Avicenna judicio &
ingenio eximius, experientiâ nullus.* Neque aliis assentiri velimus, qui scribunt
Avicennam Theologiæ studio magis
quàm Medicinæ fuisse addictum; hæc
enim omnia protulerit livor. Sed unum
superest unde multorum in medicinâ er-
rorum fons & seminarium perhibetur,
tam infida nempe operum illius in lati-
num conversio, ut aut incerta aut pugnantia loqui videatur. Cæterùm in ex-

(*a*) *Idem*, ibid.

(*b*) *Avicenna*, passim. Lib. 3. Fen. 1. tr. 2.
p. 418. *Idem*, L. 1. Fen. 3. doctr. 2. p. 64.
Idem, Canticor. p. 574.

(*c*) *Schelhammer*, in *Conringii* Introd. p.
127.

(*d*) Bibliotheca Hispanica *Nicol. Antonii*,
Lib. 7. c. 11. p. 5.

(*e*) Ibid.

hibendâ ægris aquâ timidum illum fuiſſe
quis credet ? qui in febribus tertianis &
peſtilentialibus affatim eam offerri jubet ,
utpotè naturæ & caloris nativi amicam ,
roborantem , (*a*) ſtomachicam. Poſthàc AVICENNÆ fidem renues ? concedes RHASI, Arabum ſapientiſſimo ,
qui ob centum annorum experientiam ,
Medicorum peritiſſimus habetur. Hic autem plurimam aquam in morbis paſſim
& liberè (*b*) commendat. Opponunt
adhuc , aquam bileſcere. *Ridiculum :* ita
fortè ſi malè ſana , impuris nempe gra-
vida ſulphuribus intra viſcera tardeſcat ,
vel ſi parciùs propinetur. Pauxillum enim
aquæ, inopportunum ſit bilis *menſtruum,*
quo ſoluta fortiùs agit & fermentatur.
Paucam igitur aquam vincet bilis quæ
copioſiori vinceretur. Rationibus defec-
ti hinc inde corradunt Authorum teſti-
monia , ut à potu formidinem incutiant ;
ſed hæc de ipſiſſimâ frigidâ intelligenda
veniunt. Aliunde , numero vincunt (*c*) ,

(*a*) *Avicenn.* prim. part. Cantic. 122. *Id.*
p. 214. c. 4. *Idem* 38. c. 16.

(*b*) *Rhaſes ;* Lib. Diviſ. c. 152. & paſſim.
Confer *Mercatum* , Lib. 3. de Præſid. p. 5.

(*c*) *Gallego de la Serna* , Philip. III. & IV.
Hiſp. Reg. Archiatr. Method. Med. p. 148.
&c. *Mercat.* p. 52. *Heurnius*, de Febrib. p. 27.
Vid. Vid. c. 3. de Febr. *Vander Lind.* Select.

gravitate æquant & dignitate , qui illam excutient. Itaque *in acutis febri-*
bus siti oppressi , à Medicis aut potu in-
terdicto vexati, multùm posse bibere vi-
dentur ; iis enim frigida exhibita mirè
conducit. (*a*)

Med. p. 220. *Bonet.* Polyalth. tom. 1. p. 82.
Luc. Tozzi, in Aphorism. Lib. 2. p. 202. L.
4. p. 224. *Borell.* de Mot. Animal. cap. 9.
prop. 34. *Joan. Matthæus* , Centur. Difficultat.
Medicar. Quæst. 42. *Ettmuller* , de Febrib.
Costæus, de Potu in morbis. *Moniglia* , de Aq.
usu. *Lucas Portius* , de Sanit. Milit. *Jo. Lang.*
L. 1. Epist. 20. ubi sic legitur: HOMICIDII
ACCUSATIONE DIGNI NOSTRATES
MEDICI , QUI FEBRICITANTES IN-
OPPORTUNA SITI MACERANT.
(*a*) *Hippocr.* Lib. 4. Epid. sub fin.

Non ergo Potus ægris interdicendus.

QUÆSTIO
MEDICA.

An Morbi à Solidorum Tritu?

I.

COR *oscillum* vitæ. *Oscillatio ela-*
teris exercitium est , *vibrationis*
opus, *solidorum* officium. Officium publicum , partibus omnibus commune,
singulis proprium : motûs , functionum ,
sanitatis ipsius instrumentum. Prodigium ! mutos esse tam assiduos ictus ,
villosque sensûs authores verberari continuò , sentire nusquam , obsurdescere
semper. Cassa diceres verbera aut irri-
tos ictus ; interim meditatos ubique ,
frustraneos nullibi reperies. Sonant equidem , strepuntve ex *solidorum* collisio-
ne ictus ; at ex *fluidorum* occursu , si-
lent aut hebescunt. Itaque *oscillando* vasa tacent , in feriendis enim mollibus
succis occupantur. Materiem puta summè ductilem , incudi & malleo subjectam , immensè tenuandam. Hæc est sanguinis moles , *oscillationum* ictibus sic
comminuenda elongandave , ut nullibi

deplendo vaſa , ſingulorum ubique diſtantias & ſpatia repleat. Arcanam naturæ induſtriam ! pauxilli auxilio ſibi ſufficit , nec pluribus impar. Fugit enim mentem vaſorum mira pulſities ; conceptum , immanis longitudo ; fidem , enormis ſuccorum vaporatio. Igitur , quid inter tantos , exiguus chyli commeatus ? omnibus tamen ſatis eſt. Rationem habes , partibus detritis abundè ſupplet materiæ *tritus.* Avolant atomi , ſuperficies ſupplentur. Pullulantis *oſcillationis* fructus eſt , quæ quos verberat ſuccos enormi fœnore reddit ; eoſdem ut maximè ductiles immensè pandit , tenuat , exporrigit. Memineris ſuas eſſe ſingularum partium *oſcillationes* , ſuccorum tenes officinas , quæ veteraſcentibus & deciduis recentes ſufficiant. Hâc arte vegetat corpus ; ſic decreſcendo creſcit , durat , ſeneſcit. Pullationis ergo materiæ fons eſt inexhauſtus materiæ *tritura.* Id periret ubertatis , ſi ſuccorum *analyſi* ſtuderet natura , in evolvendis ſcilicet unis *ſpiritibus.* Quàm enim curta ſit talium ſupellex expertum , quàm breves inde forent hominum dies , an daretur experiendum ? Rationem exigis ? exhibet ſanguinis ex *deſtillatione* reditus. Hic tantùm eſt *unciarum* aliquot *ſpirituum* , &c. reſiduum

nil nisi mortem sapit, *capitis mortui* opprobrio damnatum. Copiosior redit ex
triturâ proventus, hâc enim omnis pars
annona est, imò *tritûs* arte pars omnis
nullis non secretionibus apta venit. Mul-
tiformis facta, quæ hîc *serum* erat, illic *bilis* ; quæ ibi *spiritus* fuit, alibi *lympha* futura est ; tandem *lympha* ubique
facta, in *serum* quòcunque revertitur.
Hos edunt versatiles succos, millies ite-
rati sanguinis circuitus, vasorum *pres-
siones*, ictus, *oscillationes*, tot artes liquorum *tritoriæ*. Reverâ, in *circulando*
chymici liquores suas exuunt vires & facies ; nec ergo varias inter variorum tubulorum angustias, *diametros*, curvatu-
ras præterfluendo corporis succi, suas
retinebunt. Addubitas ? Succorum conditionem facit *tritura*. Hos inter puros
ab impuris, à fœcatis eliquatos secernere, fabulari est. Eliquamen, locorum
angustiis & *diametrorum*, *tritura* ratio-
ni, *secretionis* modo debetur. Purum puta, qui debitè tenuatus & volubilis servit naturæ consiliis, quique ductilis maximè factus duci patitur. Fucum fecit
secretionis vox, hâc purum ab impuro
secerni creditum fuit, sed in nomine delirare erat Demensum est *secretio* ; ap-
tum ergo cuique succum partiri, *secernere* est. At itanè tam paucis, tam te-

nuibus contineretur corporis œconomia ! Siccine *tritu* uno functionum arcana conderentur ! Saltem interrogant,
quæ sit illa manus quæ *tritûs* instrumenta
tractet ? Quæ regat organa ? Quæ mo-
deretur ? An enim in agnoscendo Dei
digito conquiescendum ? An naturam
appellasse satis erit ? Nos juvat partium
mechanismus, functionum concentûs &
sanitatis author. Hîc intelligis concor-
dem partium discordiam, amica dissi-
dia. In quantum enim subigendo succos vincere amant *solida*, in tantum *fluida*
jugo gaudent, dociles vinci. Vis *æquilibrii* est, quâ libratæ res æquabiliter nec
odiosè pugnant, nec invidiosè, sed amicè luctantur. Pugiles dixeris unanimes,
qui nec ambiguè, nec de imperio, sed
ex condicto & de amicitiâ certant. *Tritûs* ergo, quæ & vitæ sunt causas scru-
tari altiùs desine. Medenti has indigitat
harmoniæ ratio, quæ *solidorum* cum *fluidis* est *æquilibritas* & concordia. Moveris
exemplo? en sensibus obvium. Vita motus
est ad annos; ad hebdomadas est horologii motus. Hunc alit æquabilis *oscilli* jacta-
tio, alterum constans *vibratio* cordis,
utrumque *æquilibrium*. Subest illic *solidorum* contractus *elater*, hîc adest à *fluidis* elater *solidorum* exercitatus, utrobique
vibratio æquabilis, ictuum parilis alter-
                                    natio.

natio. Num aliquid *ofcillationis tritûſvè*
rationem propiùs refert aut meliùs exprimit? an *ovum, ovo ſimilius?* Atqui
funĉtiones ſingulas agit ſimilis verberatus; funĉtiones ergo omnes à *tritu* naſ-
ci palam eſt. Hinc, videre tibi videris
torcular in cerebro, *embolum* in corde,
in pulmonibus *flabellum*; cernas in ore
molas & *pila*, *prælum* in œſophago, in
diaphragmate *piſtillum*, *tudiculam* in
hepate, in ſtomacho *calcatorium*. Adeò
tuditantes undequâque ſe produnt corporis partes! Porrò *vibrantes* & agita-
torias intuendo arterias, *tudiculantia*
viſcera, *quaſſantes* muſculos, membranas *prementes*, *ſtringentes* fibras; *friabiles*
addito & *quaſſabiles* materies, *agitabi-*
les & *eliquabiles* ſuccos; horum omnium cauſsâ, expreſſa paſſim recognoſcis *torcula*, *tudites*, *malleolos*; quaſsûs,
concuſsûs, ſuccuſsûs, friĉtûs, friationis,
collifionum artes; verè *preſſoria* vaſa, organa *tritûs*, *tritura* argumenta.

I I.

AT ne hilum de *fermentis?* adeòne
deprædari viſcera! ſiccine corporis *œconomiam* depauperari. Poſthâc,
vitæ nihil in tuto, intuta ſanitas. Viſceribus enim quid reliquum eſt? Otiari.
Funĉtionibus? Feriari. Appellant ad

ebullitiones, *effervescentias*, *fermentatio-*
nes. Effutita vèrba ! tituli inanes ! ludentes umbræ ! At, inquiunt, omnium ore
trita erant. Reverà, *tritûs* enim funt
appendices , folidorum faltus, pulfus ,
ofcillationes, luctæ. Sed hinc mali labes ,
motûs naturam & originem malè inter-
pretando , *rotundis quadrata mifcuerunt.*
Illius fedem in *fluidis* , in *fermentatione*
modum, caufam in *fermento* quæfierunt.
Inde monftrum jam triceps , horrefcen-
do crevit. Qui enim à fabulâ inceperat
error , in mendacium adolevit. Principio finxêre *fermentum* , *acidum* deinde
definierunt. *Acidum* proh dolor ! Inauf-
picatum nomen ! Omen infauftum !
Calamitofæ pyxidi compar ! Quo Medicinam femel ingreffo, nova arti incu-
buit malorum cohors. O fi nunquam
natum ! Atqui necdum natum eft ; fanguis enim , fi illæfus , *acido* vacat. Atqui
lympham , *ferum* , *falivam* , *fuccum pan-*
creaticum acere volunt ? Perperàm. Ex
his reperies nullum ex *acidi* afpergine
delibatum. Rem vis in fuffragia mitti ?
Chymici offerunt, fanguinem enim *def-*
tillationi fubjectum , ne micam *acidi*
reddere teftantur. In reipsâ , quorsùm
aut cur iftuc *acidum ?* ut corporis *œco-*
nomiam infeftaret ? Argumento erunt fanitatis damna, ex *acidorum* ufu aut efu

oriunda. Acida ftomacho tantillùm in-
domita, mille mortis caufas moliendo,
crucem ægro figunt & medico. Viam
autem monftrat natura, quæ femper &
ubique mulcendis, *lævigandis*, edulco-
randifve fuccis allaborat. Eapropter tot
& tam affiduè aquofos, amaros, lentefcentes latices hâc illâc in corpore fe-
vit ; diluendis haud dubiè, *concentran-
dis, deprimendis*, invifcandis, aut ante-
vertendis acoribus. Multa adhuc, (gar-
riunt enim quodlibet) caufæ *fermentorum* adeffe prætendunt. At eccuinam vel
cadenti caufæ defideratur actor ? Aliunde, obfunt longè plura, eaque gravio-
ra. Obmurmurant ergo de nefcio quibus *fulphureis, fpirituofis* fimilifque farinæ *particulis*, unde fua *fermenta* cudant.
Somnia. De his, an natæ fint, adhuc fub
judice lis eft. *Sulphura* nec prodit fanguinis odor, nec fapor. Abeft à flam-
mato fanguine *aciditas*, deflagratis tamen *fulphuribus* vulgò fuperftes. *Spiritus*
vanuêre, valere juffi. Eodem calculo no-
tatur nervorum latex, quem *nervofum
fuccum* dicunt. Sed hujus loco fufficiunt,
triti tenuatique fanguinis vaporofum fumum, quo madentes & infuccati nervorum villi, non fecùs ac aquæ halitu
ebriæ funis fibrillæ, *elaterem* concipiunt.
Nervos enim tubulorum, qui cavi fint,

congeries esse nolunt. Contrà ostendunt fasciculos esse villorum solidorum, qui bibuli sint & meabiles. Sic constitutos citharæ fidibus comparant, his enim ut illis *contractiles* esse satis est. Porrò pauca hæc alendæ *contractilitati* & intelligendæ sufficere putant. Hæc, an cum *fermentis* conveniant, judicato. Sed ecce pejora narrat, nec sine authore, arcanus rumor. *Glandularum entia* in quæstionem vocantur, illas enim non dari fama est. Heu igitur! Quò illarum munus? Quò *fermentorum* nidificia? At fortassis *nodum in scirpo quærere est.* Annuitur; attamen si vera sit nupera glandularum conditio, has, officio vacandi *fermentis*, cadere necesse est. Altera adhuc diluenda venit inusta *fermentis* inofficiosa labes. Ferunt nothos esse pullos, aut spurios fœtus, vulgò conceptos, qui ne patris quidem sui nomen dicere possunt. Ab evectâ, evolutâve sanguinis portiunculâ nasci vulgaverant, sed hoc ipsum, ortum illorum incertare clamant; primigenia enim *fermenta* retrorsùm relegentes, unde ducenda veniat atavorum *fermentorum* materies aut origo fugit, ac obliteratur. *Fermentorum* autem mendaciis accedit *fermentationis* impossibilitas. Huic necessaria sunt spatia inania, ampla, tranquilla;

sed plena sunt , angusta , motabilia ,
imò mota indesinenter, *oscillantia* nempe
corporis vasa. *Fermenta* contrita vides,
pulsa loco, statu dejecta, instrumentis
& materie defecta : De *tritu* non item.
Hujus instrumenta tam vera sunt quàm
necessaria , tam certa quàm manifesta :
nota materies, motus evidens , indubi-
tata sedes. *Fluida* intra tubulos graciles-
centes coarctari palam est. Tubulis fibras & elaterem adesse consentitur. Iterùm de *fluidis* fatentur , ea volubilia esse,
pelli facilia , imò assiduè pelli. At liquorem vibratum continuò , tubulorum
elasticorum angustiis exceptum , validè
premi quis non videt ? eundem *projectio-*
nis , molis, & impetûs vi , in tubulórum
gracilescentium parietes arietantem ,
pressioni obsistere nemo negaverit. Duplicis *potentiæ resistentias* intellextin ? al-
ternationis rationem concludere est. *Po-*
tentiarum inæqualium *resistentiæ* sunt in-
æquales; huc autem spectat corporis *flui-*
dorum solidis obsistentium conditio. Tantò enim *solidorum* vis , alternantem quæ
sanguinis est , vincere æstimatur , quantò *unum* superant *mille*. Illorum ergo
motus , alternatio sit oportet , lucta ,
oscillatio, *tritura*. *Tritura*, inquam , *tritu*
enim perfacilia sunt *fluida* quæ verberan-
tur , quia dividua sunt non minùs quàm

A a iij

aqua. Teſtatur ſanguis, ſectilis adeò, ut intra *millenorum* tubulorum capillis *quater* millies minorum *diametros* diduci notum ſit. Teſtis *lympha*, tam diſſociabilis, ut vaporando vaneſcat. Porrò, ſis memor ſuum eſſe fibris tenuioribus elaterem, innatamque minoribus canaliculis *oſcillationem* ; *tritûs* motum, modum, neceſſitatem, univerſitatem tenes. Intuere *oſcillationum* ordinem, *ſymmetriam* partium, motuum *rithmum* & conſonantiam, *harmoniam* omnium ; ſanguinis motûs æquabilitatem, ituum redituumvè illius conſtantiam, integritatem *functionum*, ſanitatem ipſam intelligis.

I I I.

INDIDEM prodeunt morborum cauſæ ; ſanitatem enim quam alit rerum corporis concordia, lædit earumdem diſcordia rerum. Quales arboribus ſunt viſci, tales finxêre morborum cauſas, *entia nova*, partus recentes ; *fermenta* dixêre artis curioſi. Iſthæc erant quibuſcum hucuſque nugabantur, ſed artis emolumento nullo aut uſu, utinàm abuſu nullo ! Quales enim cauſarum fabricas, quales machinationes commoliti ! in quibus luſêre. Luſus infelices ! in *abſorbendis* enim acoribus, in caſtigandis *cacochyliis*, in *cacochymiis* everrendis, in eluendis fordium faburris, in averruncandis humorum craffamentis otiosè occupati, tempus perdidêre; parùm eft. Operam? minus: morbos torquendo infeliciter, vifcera feliciùs heu! torferunt. Saltem præpofterè medicati morbi, in *chronicos*, variabiles, defultorios, infanabiles affectus defiêre. Hos errores artificis non artis effe docet *tritura* dogma. Quas enim in *fluidis* fuppofuerat *fermentarius* artifex morborum origines, in *folidis* ponit *tritura* ars. Credi vetat morbos effe humorum *creaturas*, *entia* fufpiciofa, novas'fubftantias; fed recentes fubftantiarum *modos*, novas *folidorum* affectiones. Illicò concludes mutatas effe, tumultuofas, feftinatas, morantes, inverfas, verbo, præpofteras *ofcillationes*, quæ morbis præludunt. Bene, fi addideris hinc rumpi *fluidorum* pronitates, nifus, *tendentias*; nafci proinde fanguinis circuitus inordinatos, abnormes excurfus; *directiones*, inclinationes, impetus, *determinationes* mutatas, quæ finceræ morborum caufæ funt. Abfit quoque omiferis fpiffigradum fanguinem, aut tardantes lentefcentefvè fuccos, hos enim repræfentat tenax & coriaceus fanguis, *inflammatoriorum* morborum individuus comes. Iterùm adde *fluidorum* acores, falfedines, acri-

A a iiij

monias , &c. morborum partus esse ,
non parentes , causarum effectus aut
asseclas, non causas ; morbis enim astant ,
non præeunt ; hos alunt, non incipiunt.
Trîtûs ergo errantis effectiones sunto ,
succos præposterè subigentis ; unde mu-
tatæ *superficies*, dissociatæ particulæ,den-
satæ , tenuatæ , pinsitæ plùs minùs. An
enim aliunde odorum , saporum , colorum,similiumvè *modorum* aut *qualitatum*
causæ ? At morbi causa ipsum *tritûs* erratum est ; argumento erit morbi insultus. Hic motûs error est , motûs autem
progressivi seu circuitionis. Intestinum
fluidorum motum iterùm obtrudis ? Som-
nium narras. Corporis *fluida* non se movent , moventur, pelluntur , non fluunt.
Porrò *solidorum* muneris est impulsio ;
hæc à *pressione*, à *pressione tritus*. Sanguis
ergo modò tumultuariè jaculatus sit ex-
lex ; hinc errat , vagatur , festinat , hæret , currit, nutat , cespitat : modò vi-
bratus irruit ; hinc insultat, arietat , al-
lidit. Inde minæ ; & reverâ , non aliunde ægrorum jactationes, anxietates, dolores , tremores , horrores , nervorum
subsultus. Meliùs, tot offensus nervorum
hîc numerabis ; nervi enim sunt partium
stamina, qui vellicati, crispati , stimu-
lati , hæc committunt. Cumulus malis
accedet , si tardari semel cœperit sangui-

nis circuitus. *Coagulantis acidi* fabellam
narrari expectas? Luderis, meliora mo-
net *tritura*. Sanguis in majoribus vasis
pulsius vehementiùs, in minoribus hæret. Itane verò sanguinem sisti simul &
accelerari? Ità concedes. Auctâ sub febre cordis *systole*, quantitas sanguinis
pellitur mole, impetu, velocitate major *capillarium diametris*, capacitatibus,
& *potentiis*. Causa in promptu est; quæ
in sanis cordis pulsui suppar est *solidorum*
vis, in ægris fit impar. Quid inde? Succis stagnatæ partes, appellenti à corde
sanguini obices ponunt. Sanguis secum
certat; nescius progredi, regredi dubius, in vetitum sibi circuitum nitens
stat, incertus quà sit sibi nescit eundum;
quid tandem? Stimulatæ *solidorum os-*
cillationes verberitando ingeminant ictus; in pellendo, premendo, exprimen-
dovè retrogrado sanguine vasa laborant.
Insano labore; *resistentiis* enim offensa
iracundius *oscillant*, temerariè ac ordine nullo. Intereà, quam ebiberant
ingurgitatæ *capillares* arteriæ sanguinis quantitatem fœnerantur, integram
enim circuitui non reddunt. Igitur hæret non tantummodò, sed verberatio-
nibus *oscillationum* suppositus diutiùs,
premitur, tunditur, densatur. Rapidum
vides sanguinem in majoribus vasis, in

A a v

minoribus tardum; inquietum in illis, in
his inertem ? Morborum fedem & rationem affecutus es ; ipfa intueris morborum feminia. Turbas inde fuborituras
augurare , *folidorum* iras, *fluidorum* impetus, nifus , excurfus, effluxus fortè &
fuccorum eluvies ; quid enim aliud exhibent *hæmorrhagiæ*, alvi fluxus , *perirrhœa*, fudores, infelicia vaforum molimina ? Unà tamen quantùmvis fingito
acores, falfedines, acrimonias; *vitium*
enim *capiunt ni moveantur aquæ*, quidni
ftagnantes fuccos ac defides inquinari
poffe concederetur ? Tantùm obfervave-
ris, *phlogofes, eryfipelata*, maculas, tuber-
cula, tumores , *apoftafes*, abfcedentia ,
cuneatis fuccis , ftrangulatifvè, circuitui elabentibus aut fuffuratis attribuenda
effe. Cæterùm *tritura* dogma minùs moratur inenodabilis febrium recursûs caufa. Singulis, alternis, quadrinis diebus
recurrunt ? Rationes aperit. Febrem infert fanguis difficilè redux. Hic enim
alicubi , vel in angulo ftagnat ? Illa fe
prodit. Stagnare pergit ? Febrem habes
continuam. Identidem ceffat ? *Intermit-
tentem*. Alternis diebus ? *Tertianam*.
Quadrinis ? *Quartanam*, &c. Sed undè,
inquies, alternis, unde quadrinis diebus ?
Id intervalli *tritui* opus eft , quò *ofcilla-
tionibus* congruenter iteratis , & fubac-

tione debitâ, tardigradum fanguinem at-
tenuando accelerare poffit & eliquare.
Cæteris enodandis par erit *tritura* doctrina ; fed hanc multa paucis proferen-
tem audito. Sub morbis, *fluidorum* non
folùm, ut ferebat fabula vetus, fed *folidorum* etiam conditioni attendere me-
mento. *Fluidorum* vitia, ut errata minùs,
quàm aberrationes habeto. Succorum
hæc funto *qualitates* novæ aut novi *modi*, non fucci recentes. Sanguinis acores contemnito nufquam ; at fanguinis
ab orbitâ delirantis excurfus, impetus,
infultus, reftagnationes metuito magis.
Quod rei caput eft, *liquidis* peccamina
ut propria aut ultronea imputes caveto ;
mutuatitia funt, *folidis* debita. Fibras igitur concipito *tenfas* aut *laxas*, *rigidas*
aut *molles*, *torpentes* aut *vellicatas*, *cor-
rugatas* aut *refolutas* ; hinc *ofcillationes*
habebis *citatas* aut *inertes*, *impeditas* aut
liberas, *pigras* aut *feftinatas*, *vividiores*
aut *remiffas* ; verbo, *inordinatas*, *inæqua-
les*, *difcordes*. Verùm, fi ex luto, fari-
nâ aut cerâ tractatis variè, *fermento-
rumvè* rudi operâ pinfitis, colore, fapo-
re, formâ, fpecie variata opificia fingit artifex, quot modis & coloribus ver-
fabiles venturi erunt in corpore fucci,
naturæ manibus tractati, tenuati, *triti*,
fubacti?

A a vj

I V.

FERMENTIS cantati, *fermentatio-nis* cantilenam recantant. Tantùm potuit isthæc fascinatio nugacitatis! à functionibus exulari *fermenta* tolerandum putant; à morbis intolerandum. *Bilescere* Sanguinem, serescere, frigescere, ardere, flammari, fervere; præterita verba: *ebullire*, *fermentari*, *effervescere*; præsentia. Ut enim sancta parùm sacrificia asseruerat Religio vetus, si *sale* deficerentur, sic destitutam *fermentis* Medicinam ut malè sanam abdicat nova *Fermentaceorum* hæresis. *Fermenti* ergo micam emendicant *Fermentarii*, seu *salis* tantillùm, quo *Pathologiam* condiant. At condituras horret & offucias casta medendi lex, ne vel modico temeranda *fermento*, unde tota corrumperetur. *Azyma* gaudet, sinceritatis amans, timida falsi, studiosa pacis, *fermentationum* ergo turbis & horroribus aversa. Re quidem ipsâ, *fermentorum* (quæ mala merx) jam satis est; has Medicina ponit exuvias, fæces artis aut *scorias* inutiles; plùs nimio fervefacta, *defervescit*; spumamque hanc omnem tandem *ebulliendo*, despumat. Meritò, nam immane dictu, quàm longè latèque delævire cœpit *fermento-*

rum furor ! ægritudinis umbram *fermen-*
to minuere , furto datur. Atqui rideas
furoris infani deliramenta ! Immerfa
adhuc nihilo *fermenta*, titulis ac nominibus cumulant; emerfa nempe nondum
è Sanguine , *acida*, *alcalia*, *fixa* , *vola-*
tilia, *oleofa*, *falina*, plaufu præcoci fa-
lutant. Sic umbras venantur ac nomina
vocant; ifthæc enim fubventaneis & ina-
nimis ovis fimiles partus funt , irrita ,
vacua germine, nunquam rumpenda ,
edenda nunquam. Id nihili produnt ,
quæ pro morborum *fermentis* militant
argumenta, leviffima funt enim vel nulla. Vidifti, quæ functionum erant, caufis, fede, fpatiis , materie , inftrumentis defecta ; quæ morborum erunt , eva-
nida comperies. Sub morbo laborat uni-
verfa corporis œconomia, univerfas ergo fimul partes emoveat neceffe eft morbi caufa. An id potentiæ, *fluidis* (quo
fermenta pertinent) competat expendi-
to. *Fluidorum* (fanguinis potiffimùm)
partes *contiguæ* funt , inftabiles proinde
earum *directiones*, faciles rumpi. Illarum motus *fluiditatis* erit aut *ebullitio-*
nis; at uterque, efto, altè feratur; latè, exefto. Igitur motum iftiufmodi ad
diftantiffima corporis propagari poffe ,
fide caret. Infuper , aquarum undæ ,
per libera fpatia ad ultimas fluvii ripas

dilatari, obvium est; Contrà, liquores intra locorum angustias, obliquitates, flexuras hærent ubique, identidem tardati, ne hilum undantes. Híc autem Sanguinem pingi putes, tubulis obliquis, tortuosis, flexuosis arctatum. Arctatum, inquam, sic enim gracilescendo vasa desinunt, ut capillorum tenuitatem, immensè superent. Has inter arctationes, Sanguinem tibi finges undulabundum aut bullantem ? inibi tumentes fluctus intelliges, sursùm prorsùm undantes ? lepidum, succlamant, *fermentationis* commentum ! quasi bulliendo tumeret Sanguis ! Clanculùm pugnat, tacitè dissidet, secretò luctatur & clandestinò. Subterfugium ! quem intestino motu agi posse negatur, domestico tumultu fervere jubent. Tamen intercedunt, *motûsque intestini* jura repetunt ; Sed negat obvius sanguinis status. *Fluido*, fluidus est minùs, aqua enim sibi relicta sponte volvitur, Sanguis vasis egressus, illico stat. Ratio in propatulo est, precariò movetur, quem mutuò à *solidis* tenet motum, reddere paratus. At liquorem hinc inde pressum assiduè, fibris quasi funibus mancipatum, verè ergastulum, hunc ad *fermentationem* comparatum recognoscis ? Aliunde, *fermentationis* requisita sunt, locorum facilitas, agilitas partium, mo-

tûs libertas; ad hæc tam idoneum sua-
debis Sanguinem undique circumsep-
tum? Quid ergo, rogant, futurum de
saporibus *acidis, salsis, sulphuratis, alcalinis*, quos prodit morbidus sanguis?
Profectò, sensilia hæc *fermentorum* se-
minia non odorari, stupere est; non
intueri, cæcutire. Bona verba! *Fracedi-
nes* sunt, putida stagnantium succorum
spiramina. Sed spiramentum est *fermentum*, aura levis, aëria minuties. Apage-
sis, his abstineto nugalibus; quæ è morbido sanguine prodeunt salia, morborum causæ non sunt, sed partus; partus autem posthumi, à morbis relicti,
horumvè superstites. His interim, si placet, secundarios, degeneres, aut abor-
tivos morbos tribuito; priorum enim
sunt rudera morborum, & ominosa ma-
teriarum superamenta, futurorum res-
ponsa malorum. Quantùm enim viva-
cem maximè, totumque à natura vitam
dilaudant *phœnicem*, tantumdem tibi
dolebit *homo totus à naturâ morbus*.
Ille è cinere renascens, moriendo
resurgit, hic à morbo revalescens,
sanescendo remorbescit. Inde videas
convalescentis *hominis ultima, pejora sæpè prioribus. De fumo* enim, (ut aiunt)
ad flammam; acutorum morborum *Cha-
rybdi* emersus, *chronicorum Scyllam* of-

fendit. Id apportat infortunii, *fluidorum* vitiis medendi nimia follicitudo. Stagnantem fanguinem, quem fluento reddidiffet opportuna *folidorum* cura, *alcalinis, fixis, volatilibus, falinis, terreis, oleofis*, irritantibus corrumpunt. Hic acer factus, infelices infert morborum *fucceffiones*; artis an opprobrio, an ludibrio artificis? Hæc funt *judicatoria, non judicantia*, quò fpectant *metaftafes, apoftafes*, multiformes morbi, ludentes, incerti, infidiofi. *Acido* enim, *falfo* aut *muriatico* fub *acutis* facto fanguine, vicarios fe dant *chronici, fplenici, melancholici, hypochondriaci* & *atrabilarii* morbi; morofi affectus, intractabiles, *echini toti*; quibus adulari dubium eft, irafci periculofum; impugnati enim validiùs, invalidiùs expugnantur.

V.

HEu! ergo de *fermentis* actum eft; quantùm luctûs! Vifcera viduantur; quot funera! *Fermentatio* jacet; quæ lachrymæ! Sed has ficcabit *tritus*; quas enim per ambages ac diverticula, obnubilaverat fanitatis & morbi caufas operofa *fermentatio*, elucidat facilis & expedita *tritura*. Illa enim hujus laus eft mira fimplicitas, veritatis imago. *Secre-*

tionibus (quibus ſtant functiones) *fermentatio* vacans , viſcerum aditus , vias , atria ſternebat *fermentis* , ſua ſingulis (tot quaſi genios familiares , quot olim januarum liminibus tutelares Deos) *fermenta* figens. *Secretiones* ferè dixiſſes *opera tenebrarum* exercenda *lemuribus.* Aliunde , *fermentorum* poſituras , indoles , nomina , formaturas luſtraveris , omnia hæc inſtabiliora vento , verſatiliora cardine, *Chamæleonte* mutabiliora reperies. *Tritura* verò æmula naturæ , opera mutat non conſilia. *Terendo* eaſdem *terit* vias , ſuccum eundem , iiſdem inſtrumentis. Tubulorum *preſſiones* ubique ſunt , verberatus, *oſcillationes* ab uno fibrarum *elatere* natæ. In ſtomacho *chylus, bilis* in hepate , in pancreate *ſuccus* , *urina* in renibus , in cerebro *lympha* laboratur ; idem in radice ſuccus eſt, *lympha* nimirùm tenuata plùs minùs , dotata variè ; diverſimodè formata ; illic *ſuccoſa* , hîc *ſereſcens* ; *tincta* modò , modò *limpida* ; ibi *amareſcens* , *elacteſcens* alibi ; *ſapida* aliàs , aliàs *inſipida.* Hinc ſua ineſſe ſalia ſanguini arguis? tantùm obſervaveris ſaporos liquores , extra ſanguinis orbitam , velut extraneos hoſpitari , expulſioni debitos. Sed *de tramite in viam.* Ipſiſſima *lympha* eſt, quæ nutriendo rorat, quæ *perſpiran-*

do vaporat. Hâc *solida* madent , *fluida*
vehuntur ; sola omnibus prospiciens, solius *trituræ* opus. Reipsâ, cibus commolitus in ore , in œsophago comminutus,
tritus in ventriculo , eliquatur in intesti-
nis : hîc videas primordia lymphæ ; quæ
secretionum ut principium , sic meta est ;
has enim inchoat & finit omnes, non
secùs ac totius corporis *œconomiæ* univer-
sitas. Intestinorum *peristole* expressa , ci-
tata *mesenterii* hujusque glandularum
pressu, sanguinem subit. Arteriarum *sys-*
tole tunditur , intra ramusculorum *dia-*
metros dispertita, divisaque rarescit , va-
nescit in cute, vasorumque finibus aut
capillamentis. Vitam ergo filum verè dixeris, *secretionum* enim filum est , polli-
cis *Parcæ* minùs quàm *tritûs* pressu de-
ductum. Vitam adhuc , si voles , voca-
veris laborem , omnia enim in corpore
laborant , secretioni *solida* , *fluida* secerni. Vivendi rationes ex *tritu* tenes , va-
lendi leges ex eodem accipito. Tuendæ
sanitatis prima lex est , cibus opportunè datus. Opportuni nomine intelligis
cibatûs locum , & tempus? appositè ; at
ciborum qui tempore & loco conveniunt , opportunitas maxima , delectus.
Hunc *tritura* definit , cùm *tritura* genus sit coctio. Opportuna ergo alimenta , quæ *tritu* facilia erunt. Secùs decre-

verat *fermentatio. Distillationi* assuefacta
aut *analysi*, coctilia magis statuerat, quæ
fermentationi paratiora erant. Hinc opi-
ma quæque, & ex animalium carnibus,
maximè jurulentis præoptaverat, quod
plus succi polliceri ferebantur. Eviluerat enim prisca victûs consuetudo, ciborum videlicet quos nonnullis exsuccos,
illiberales & ignavos vocari placuit. Sed
hos imperitia decepit, & ignorantia veri; hi enim succo potentiores sunt, friabiles enim cùm sint, frangique faciles
aut resolvi, toti in alimoniam cedunt.
Longè dissimiles, quos *fermentatio* nu-
tritui parasset; hâc enim arte pessimâ,
plurimâ sui parte, fæculentâ videlicet,
corpus defraudassent. Sed ecce, quò eos
rapit insanientis gulæ cupiditas! Ex alimentis, quæ sunt *fermentationi* aptiora
seligunt, carnium (quas in deliciis maximè habent) fortis obliti, quæ *fermentationi* tam parùm natæ sunt, ut illis solvendis *fermentum* invenire, *Corvum album* reperire sit. Perperam ergo *super
carnium ollis sedentes*, olerum, &c.
usum, præ carnibus ridiculo habent. Cla-
mat natura, cujusvis familiæ animalibus, (utpotè maximâ parte rumina-
libus), hæc una edulia parari. Quomodo ergo, tot inter naturæ argumenta,
carnariis hominibus nostris contigit tam

fœdè cæcutire ! mirari cesses, talia non
capit mens præoccupata carnium cupidi-
ne aut illarum nidoribus offuscata : surdo canere est , palato nempe exsurdato ,
aùt insanis infatuato saporibus. Cæterùm
quanti sit *tritura physiologicis* rebus &
diæteticis , ecce conspicuum est ; multò
pluris futuram esse *pathologicis* inconspi-
cuum mox non erit. Castigandis morborum *ætiologiis* servire visa fuit , rete-
xendis *indicationibus* videbitur profutu-
ra. Medentis curam præoccupaverant
fluida , *solida* reposcunt. In illis *deprimendis* , *elixiviandis* , *edulcorandis* , grande verbum ! *depurandis* , huc usque sudatum est ; in his mulcendis, leniendis ,
laxandis, sedandisvè quiescendum erit.
Verbo, in illis , conjectando locaverat
morborum sedes *fermentatio* , in his *tritura* digito monstrat. Quid autem, si
immedicabilium ægritudinum causas indidem subodorari concederetur ? An ali-
cunde incrementi tantùm Medicinæ al-
luxisset ? In hanc spem adducunt nupera
specificorum inventa. *Febres & Dysente-
rias* , quæ quondam medicationi obsur-
descebant , nunc illico sanant *Cortex Peruvianus* , *& Brasiliensium radix.* Miraris ! In *fluidis* aut humoribus causas ve-
nabantur, quas in *solidis* specifica reve-
larunt. Hæc enim partium fibras & *to-*

num firmando, nativasque restituendo
oscillationes mederi, *tritura* docet. Eadem revelabit *purgantium* abusus, aut
purgationum dolos & insidias. Tandem
pessumdabit *Orgasmi*, *trita* dices inter-
pretamenta? an popularia commenta?
quibus ventos & plebeculam pascunt;
fluida tamdiu quamdiu *fluidorum* fluctibus innixa; *solidescentia* tam parùm,
quàm *solidorum* basibus parùm *solidata*.
Rerum enim *tritûs* indocti, in *deteren-
dis* corporum succis tempus *terentes*,
eliminandis, ut loqui amant, humorum
ejectamentis, *purgantia* devovent, quæ
determinationes mutando, redigendo *directiones*, frangendo *impetus*, *insultus*
evocando, revocando tandem *oscillationes*, maximè sanant. Sed *ne extra oleas*.
Carcinomatis sola proficere *anodyna*, mul-
centia, *narcotica* observatum est; talibus *solidorum* linimentis, hasce malorum furias eblandiri tantùm hactenus
didicerant; quid autem si similes *terendo* vias, illas omninò cicurare doceret
tritura? Illi tandem Medicinæ parti,
quæ manu curat, *tritura* progressum
spondet aut incrementum; cui enim solvendo non erit? Cur *turundis* aut *vulnerum pressui*, tantâ curâ parcendum sit;
cur ab *oleosis* & *pinguibus* tam sæpè absti-
nere juvet in *herpetibus*, *erysipelate*, &c.

Cur *ulcera dysepulotica*, quæ *balsamis*, *mundificativis*, *epuloticis*, *pulveribus* & *siccantibus* quibusvis exacerbata, *lotionibus* ex aquis aut *succis* herbarum mulcentibus & *anodynis*, cicatricem induendo mitescerent, fugerat *fluidorum* systema; revelat dogma *solidorum*. Communis ratio est. Morborum partem plurimam expedit *solidorum* curatura, qui *fluidorum* Medicinam eluserant. Sed *ex ungue Leonem*. Hæc Tritûs; quæ benè multa sunt, interim plura adhuc, &c.

Ergo Morbi à Solidorum Tritu.

QUÆSTIO MEDICA.

An Creatoris & Naturæ Legum imago, Carnisprivii Lex ?

I.

ERGO-NE ad esuriem nasceretur homo, enecandus fame, abstinentiâ macerandus ? Ita ne fuerit factus ut unas depasceret herbas, fatuas dapes, debita miseris solatia, eruditis despecta mensis ? O Deus, hanccine vitam ! At num alias aut notæ melioris escas primo hominum parenti in Paradiso paraverat Naturæ Parens ? Num tot inter animantia

Tom. II. B b

quibus incolebatur recens orbis, illorum alterutri credita fuêre sanitatis
non interituræ præsidia, semina immortalitatis ? Contrà ex arboribus
elegit unam Creator, cui Vitæ titulum
fecit, & insigne nomen, cùjus quippe unius delibando fructum, sanitatem sibi renovasset homo, perennas-
setque vitam. O fortunatum ergo nimis hominem, si sua novisset bona !
At quæ ? hæcne ex chorte ducta ?
ex armentis ? ex gregibus ? ex avia-
riis ? Hinc undequaque animantia
veniunt, quorum comedisse sanguinem posthàc pro crimine (*a*) fuit.
Talibus ne polluerentur hominum
ora præcavendo Creator, hominum
primo jussit incruentas dapes. *Ecce*,
inquit, *dedi vobis omnem herbam & uni-
versa ligna* (id est arbores) *ut sint
vobis in* (*b*) *escam.* Idcone quia animantia alerent in se aliquid mali ?
Apage illud convicii genus ab eo illorum Auctore, quem capit mali ni-

(*a*) Genes. c. IX. v. 4.
(*b*) Gen. c. I. v. 29.

hil, immò boni omnis conditore
summo, sapientissimoque scrutatore
rerum, qui *omnia quæ fecerat pervi-
dendo* dixit esse *valde bona.* Interim
bonum operum illius maxime intelliges, ubi institutis suis illa serviunt
& finibus. Hinc quod à Creatoris
abalienatum est consiliis, utut sit in
se bonum, utile sit minùs. Mala
ergo æstimare aut inutilia in se ipsis
animantia, crimen erit; at utilia
minùs illa putabis hominum pabula,
utpotè in escas illorum creata minùs.
Cæterùm Creatoris arbitrio non imputabis hæc instituta rerum, vel soli
imperio omnipotenti; at ut in artificem quemlibet sponte cadit operum
suorum commoda novisse, & arcanas illorum necessitates, Supremo
Opifici num defuerit omnimoda quas
creavit rerum scientia, quâ arcanas
noverit illarum artes, simul & harum
servandarum rationes providerit?
Rationes igitur in herbis & arboribus creatis concipito similes iis quas
ad tuendam vitam in homine crean-

do ponendas prænoverit Creator.
Rem altiùs fcrutari vis aut ulteriùs?
habes ad mannm. Utrorumqué, herbarum fimul & hominum', ex æquo
factor ut fuit Deus, horum & illarum neceffitudinum bene confcium
illum intelligito ; pofthàc fugiffe illum finge tibi, fi potes, illorum ref-
ponfus mutuos, reciprocafque convenientias, immò & modos quoque
meliores, quibus invicem fibi opitu-
larentur, apertos illi fuiffe ultrò affirmabis. Sic ergo intelligendo Creator quid in fe condunt herbæ virtutis, quofque inftituit in plantis
ad alia refpectus, eodem intuitu
noverit ponendas à fe in humano
corpore creando cum herbis creatis
convenientias. Itaque quòd hominis
formationi præiverit herbarum eger-
minatio, fortuito non dabis nec cæco confilio ; parata enim in his erat
propediem formando homini annona, quâ alituræ illius providebа-
tur fapienter, nempe ut ftatim
enatus ftatim alefceret, facilibus
& paratis ad manum dapibus
illicò

illicò paſtus ; hinc apertus illorum error,
qui ab animalibus homini paſtum quæ-
rerent ; reipsâ quàm citò fame enecandus veniſſet à creatione recens , qui à
bello cum belluis vitam habendo auſ-
picandam , gladiis aut ſimilibus jugulan-
di trucidandive defectus fuiſſet inſtrumentis , utpotè quæ nonniſi multo poſt
tempore tantùm inventa fuêre, quo nempe prodierunt in orbem *fabrorum & mal-
leatorum* opera in *ære* & *(a) ferro.* Necdum etiam repertâ venandi diſciplinâ ,
quantùm homo incurriſſet periculi à fe-
ris quas venando captare tentaſſet iner-
mis! Conjecturas fingi putas , aut verba
dari ? Fidem cogent ſacri codices: *Facia-
mus* , inquit Creator , *hominem ut præſit
piſcibus , volatilibus , beſtiis , omnique (b)
reptili.* Hinc enim diſces animantia homini data eſſe , non in internecionem ,
non in eſum , ſed in dominium. Feri ſi-
mile nihil habebat aut inurbani , præſti-
tuta homini à Creatore victûs ratio, quippe quæ ex maturis (*ad veſcendum quippe bonis*) fructibus erat, quos ex omni
ligno paradiſi decerpendos habebat & co-
medendos. Hos hominis causâ factos
fuiſſe dubitas ? In illius alimoniam ceſſu-

(*a*) Gen. c. IV. v. 22.
(*b*) Gen. c. I. v. 26.

ros ádmonet Creator. Inquies, hominis nondum lapsi, & paradisi solius fuisse illam vivendi normam? Sed ab hac non descivisse lapsum hominem testatur sexdecim ante diluvium sæculorum ritus, sub quibus à carnibus abstinentiam durasse evincit, quæ nonnisi post diluvium facta est carnis edendæ copia. Hîc enim prima invenitur carnium interdictionis resolutæ epocha. At Creatoris instituti refricando memoriam, illius renovavit legem aut restituit, factum mille circiter post diluvium annis de mannâ celebre miraculum. Israëlitici enim populi per 40. annos in deserto servandi à morbis curam, & salubriter alendi annonam in se Deus suscipiens, illam duxit non ex animalium carnibus, sed ex *similæ* genere, *minuto* quod *quasi pilo tusum erat, & quasi semen coriandri* * *album.* Equidem carnibus indulgeri voluit semel populus, *Deusque pluit carnes, sed adhuc erant in ore eorum, & ira Dei erat super eos.* Reverâ ergo pœna tunc facta est carnium indulgentia; tam verum est ad Creatoris mentem quadrare, aliundè quàm ex carnibus ductam victûs rationem! Ad cerealia enim aut illius ingenii edulia spectare manna fateberis,

* Exod. c. XVI. v. 14. 31.

cogitando id escæ genus populo fuisse
solum commodatum à Deo, usque dum
terram promissam ingressus, paratos ibi
aut ad manum haberet terræ fructus;
his quippe datis manna * cessavit. Aliunde argumenta corradi cupis? Suggerunt
veteres historiæ, unde fides innuitur à
glandibus inchoasse primorum hominum
vitam. Atqui arboris fructus sunt glandes, dapes exsangues, sortis illorum &
ingenii quo donata sunt genuina hominis, utpote ad Creatoris legem facta,
edulia. Genuina enim hic dices quæ vitæ & sanitati tuendæ satis erunt, quæ
nec mole sua gravent, nec virtute lædant. Incommodum quidem duplex,
sed cui *unâ & eâdem*, ut aiunt, *fideliâ*
medetur cibi simplicitas, qui sale suo
non vellicet acriùs, fatuo sapore non ex-
furdet, unde exurgit amicabile par fanitatis parens, *frugalitas* non faftidiosa,
non injucunda *sobrietas*. Aureâ illâ me-
diocritate terræ fructus dotavit Creator,
fapidos factos satis ut moveant salivam,
non plùs saporos ne illam prodigant, aut
lympham fundant impensiùs. Aliûs modi certè sunt ex animalium carnibus edulia, quæ ut magis carnulenta sunt & fa-
pidiora, sic pungunt acutiùs, & insidio-

* Jos. c. V. v. 12,

siùs exstimulant. Quòd ergo eliquent succos & profundant *lymphas* mirabere minùs, in causâ est feriens amicè & dolo-
sè blandiens acutus illorum sapor, quo
inducta ciborum ingluvies *solida* gravat,
premit, stringit, & vasorum arctat diametros; insimul *fluida* cogit, densat, im-
pedit, tardat, circulationique struit obices. Non sic de arborum & terræ fructibus, ab his ut abest longè vellicatûs
tyrannis, non difficilis temperantia venit, tolerandaque esuries; illa nimirum
quâ jejuna semper vel satura minùs viscera, oscillando, terendo, excernendo,
depurandove paria sunt semper, unde
superamentorum, *congestionum*, cruditatum & obstructionum pericula arcen-
tur & materiæ. Hinc succorum, motuum,
secretionum, functionum justa æquabilitas, à quâ præcordiorum libertas, viscerum nitor, locorum mundities. Sic
fluidis assertum durat cum *solidis* peren-
ne æquilibrium, quod juvando corpus,
mentem serenat, facitque sanam in corpore sano.

I I.

VITÆ modus æquipondii ratio est.
Halter hinc in *fluidis*, illinc in *so-*
lidis halter. Utrumque æquiparare opus
& labor fuisset, opus in alimentorum

productione inchoatum, in hominis formatione abfolvit Creator: alimentis *numerum, pondus, menfuram* ad corpus humanum fua fecit, fingula eadem in homine fecit ad alimenta, ut fic ftabilito utrinque æquabili momento, diu penderet, nec impari lance ftatera vitæ. Hæc alimenta primæva habebis, ut futuri corporis humani *fluidorum* fcaturigines primas, & natale fundum; corpus ut futurum *folidorum* ledem & locum; utraque, ut correlativa duo aut æmula quibus fuæ fuerint *digito Dei* fignatæ rationes, refpectus, communitates, quibus ferviret œconomia animalis & amicè manciparetur. Rationes intellige, fœderationes, pacta, leges, quibus illa aufcultaret; hæque leges funt, ad quas in humano corpore, *fluidis* mutuas dant *folida* manus, fuis in operibus conficiendis & perficiendis functionibus. Digeftionum coctionumve nominibus, has defignabis functiones, quæ juxta infitas illas Naturæ leges elaborantur: ita ut alterutrinque rupto fœdere, violatis refpectibus, rationibufque mutatis vitietur labor, opera adulterentur. Hæc cùm ita fint, primæva alimenta ideò digeri apta facta erunt, aut in fluida verti, quia cum rationibus creata funt ad potentias *folidorum* in homine creatas, hæ autem po-

tentiæ singulares obtinuerunt ad primæva alimenta rationes & vires : *solidorum*
ergo potentias omnes ad ejusmodi alimenta spectare liquet & collimare, eò-
que referri totius animalis œconomiæ
Leges. Adde illius naturæ esse illas potentias, ut ad digerenda ejusmodi alimenta, affabrè & specialiter factæ videantur. In vi *systaltica* nempe consistunt ;
quæ oscillatoria, pressoria, *tritoria* omnino est, ad illa proinde comparata, quæ
frangi, conteri, eliquarive apta nata sunt :
atqui una est & universalis *Systaltica* virtus, per omnes partes, fibras per omnes diffusa, sic ut nullum viscus, officinam nullam, nullum vas, corporis re-
cessum invenias nullum, *systaltica* virtutis exortem ; de universis ergo & singulis
partium fibris concludi vetat nihil, ex
illis esse nullam, quæ *tritum* non innuat
aut non sapiat, nullam quæ ad materies
primævis affines alimentis digerendas,
facta non videatur. Huic asserto fit fides
iis ab rebus, quibus coctionum (quæ
trituræ sunt) organa, vel officinæ im-
plentur, stipantur, constant, aut ani-
mantur, omnibus quippe materiebus,
menstruis, artibus, & succis, quæ tritum
invitant, produnt, referunt, adjuvant.
Suos habet *Chymia stygios* liquores, ardentes spiritus, *evectos* sales, ardores

prunarum , carbonum uftiones, ignium
gradus , *reverberii & rotæ* furores , quibus *mixta* torqueat , extorqueatque *fpiritus volatiles* , *fales lixiviofos* , *tincturas*
mirabiles , *elementares mixtorum diffolutiones* , *radicales corporum analyfes* : ad
hæc terrea , ferrea , metallica , marmo-
rea , verbo , folida & compacta fibi fecit vafa , valida omnia inftrumenta ; hâc
omni durâ fupellectile abftinet œconomia animalis , ad abfolvendas innume-
rabiles , quæ fidem & cogitatum fupe-
rarent , diffolutiones , attenuationes ,
alkoolifationes. Grandia hæc unæ exe-
quuntur fibræ vimineæ , & flexibiles ,
toni mollis , teneri textûs , pulpofi , fpon-
giofi , comperto fed invifibili *elatere* con-
ftantes & validæ. His ex fibris membranæ denfæ non duræ , lentefcentes non
flaccidæ , firmæ non rigidæ , conflantur ;
intortæque modò , modò fornicatæ , hîc
in involucra , in tubulos illîc , canales ,
aut vafa vertuntur : *contractilia* hæc omnia , imbuta tantùm latente , & inconf-
picuâ virtute , immane tamen , quot por-
tentofos editura effectus ! *Sale volatili* ,
exaltato fpiritu , *dephlegmato* nempe fcru-
pulofiùs , vel aquæ puro , imprægnata
ifthæc vel animata op'naberis ? Una *Lympha* eft , fummè tenuis , elævigata millies , quâ rorantur , turgent , & gravi-

D d iiij

dantur, quæ ipſis pro animulâ eſt, motuum, roboris & oſcillationum cauſa ;
inſuper *menſtrua*, ſucci principes, no-
bilitati liquores, *diſſolutionum , digeſtio-
num , coctionumve* magiſtri , adminiſtri
ſecretionum liquores, ipſæ *excretionum*
materies plurimæ, aquæ ſpeciem referunt,
aut *lympham* repræſentant. Igitur corpus
humanum ſaliceto fermè compares ,
adeò aquam amant , & ſapiunt omnia
illius organa , humores , inſtrumenta ,
inſimul & inſtrumentorum illius potentiæ omnes. Nec mirum , aquæ ſunt aut
ex aquis ſucci quibus ſubigendis , trac-
tandis, elævigandiſque , ſingula hæc ſuâ
ſunt inſtitutione deſtituta. Quid enim
(amabo) aliud ab aquâ , fructuum vel
herbarum ſuccus? Quid aliud cerealium
ſucci, quàm elacteſcentes aquæ ? Itaque
alimenta hæc inter & humanum corpus
utrobique invenis ſemper ſimilitudinum
characteres, *analogiſmi* notas & affinita-
tum notacula, quibus ad invicem utraque creata recognoſcas. Singulares hæ
ſunt naturæ leges, quas fulciunt & adjuvant , quæ univerſales orbi datæ ſunt.
Aqua eſt, unde tam multa eduxit , dum
orbem condebat Creator, à quâ ut duci juſſit primordia rerum, illa ipſa eſt ,
unde vigere ea voluit, & ſuſtentari.
Hinc ne in orbe careretur aquis, fecit

primùm ut terra medias inter aquas crea-
retur ; (*a*) posthàc ut *fons ascenderet è
terrâ irrigans universam superficiem* (*b*)
terræ. Denique ut quatuor præclaris flu-
minibus rigaretur paradisus , donec futuris imbribus humescere terræ concederetur; *nondum* enim *Dominus Deus plue-
rat* (*c*) *super terram.* Num argumento ,
gravidatas nondum tunc esse imbribus
nubes ; utpotè defectas futuris halitibus , quos terra creandi propediem hominis colenda manibus , spirare sursum
debebat ? Halitibus autem qui ab inferis
vaporum formâ ad superiora ascenden-
tes , ad inferiora aquæ formâ reflexi des-
cenderent. At numquid non itus hic &
reditus , ascensusve & descensus humorum , primùm & insigne humorum cir-
culationis fuerit exemplum ? Artis naturæ aut consuetudinis illius , in fluidorum regimine , solemne argumentum ?
Inde subodoraberis fieri hodie novi nihil in aquis , quarum non secus ac cæterarum rerum , creata fuerint in principio initiamenta , adeo ut quod in animalibus sunt generationes quibus suis ex
ovis coævis mundo , educuntur anima-

(*a*) Gen. c. I. v. 2.
(*b*) Gen. c. II. v. 5.
(*c*) Gen. c. II. v. 6.

D d v

lium corpora, idipfum in aquis fint im-
bres, rores, & fimilia aquarum fpecies
& genera, aquarum in principio crea-
tarum veluti fœtus erunt & foboles; vul-
tus primigeniarum aquarum novi, quæ
circulando mutaverint formas,non aquæ
novæ. At quid (inquiunt) Medicinæ
cum illis aquis? Ut difcas meminerifque,
humano in corpore humoris effe nihil,
cujuflibet fuerit coloris, formæ, habi-
tudinis, quod in radice aut femine *lympha* non fit, aut aqua; ruber ergo fuerit albufve in corpore humor, tincta erit
faporaque diverfimodè *lympha*, fed primigeniæ *metamorphofis* fincera *lymphæ.*
Iterum, ut obferves quantum refpec-
tûs & fimilitudinis fit oportet, corpus
inter & alimenta, quibufcum corpori
de naturâ convenit, vel de fubftantiæ
modo. At quàm parum aqua ab aquâ
differt, tam parùm *lympha* diftat ab aqua.
Porrò aqua tota erant primæva alimenta,
tota etiam *lympha* funt corporis partes
& partium ftamina, utraque ergo in fe
tantùm fermè funt, quantùm *ovum ovo*,
fimilia. Similitudinis naturæ legum lu-
cidum adhuc prodit argumentum, creatus aër. Principalis ut eft naturæ actor,
illius quoque legum affertor & pro-
ditor eft. Vis ergo edoceri cujufmodi
fint potentiæ corporis, vita cujus ab

aëre pendet? Aëris attende potentiæ
genus. Tota hæc est in oscillando sita?
Oscillandi vim in corpore conjicito.
Talis est systaltica virtus totos diffusa per corporis artus? Oscillatorias asse-
rito corporis potentias, pressorias proinde, & *tritorias.* Nosti tandem de terræ fructibus, ut coqui queant, teri ama-
re? Corporis naturæ legum cum Creatoris legibus luculentissimum tenes similitudinis argumentum.

I I I.

VISE jam utrum definies? an ini-
quum esse rerum æstimatorem,
an Creatoris sapientiæ cultorem avarum,
qui humani corporis omnia ad *tritum*
creata videns & composita, de eduliis
affirmat infausta illa esse vel infesta sanitati, quæ ad tritum omnino facta sunt?
Nam hujus sunt sortis alimenta quæ jubet Carnisprivii Lex; ea tamen causariis
corporibus & dubiis valetudinibus, ut
insalubria ejurati vellent ignaræ plebis
deceptæ mentes, gerrularum ineptiis &
infantiis opinionum præoccupatæ. Cerealia hæc sunt, radices, herbæ, fructus, fragiles materiæ, seu frangi aman-
tes, indolis & ordinis à Creatore instituti, ad longiores (quas unquam vixê-
re) hominum vitas, sub quibus pro annis sæcula numerabantur. Stricta minùs

Ecclesiastica Lex, pisces & testacea concedit, primis quidem indicta hominibus, sed nostris indulta, sapienter tamen, nec inopportunè ad instituti Creatoris rationem & veritatem. Ex piscibus enim saxatiles sunt, & alii texturâ densiores quibus competit *tritûs* opera; tum ex utrisque non pauca quæ eliquescendo digeruntur in ventriculo, cujus nempe pressu, friatione, & frictu resolvi poscunt, adhucque ad Creatoris instituti mentem, qui in potum aquam creando unam, homines voluit admonitos, propria iis esse illa alimenta, quæ aquâ coquuntur meliùs, edoctosque, aquam esse nativum & universale *menstruum*, non dubium, non anceps, non impotens, omnino quippe par solvendis omnibus, non tantùm quæ instituit Creator eduliis, sed & iis quæ ejusdem cum illis foreat in posterum indolis, aut ingenii. Hujusmodi sunt pisces, fructibus arborum affines in eo, quòd fundi in ventriculo gaudeant, aut eliquescere. Argumento sit vini usus, qui ad digerendos pisces abusus est; vino enim adeo resolvi recusant pisces & fructus, ut à vini potione durescant; coctionem enim primam tardat vinum, cujus acidis facta gravis *stomachalis lympha* pigrescit; hinc coctionis ventriculi torpor, quo segnescens chylus, secundæ

& secuturis coctionibus facit moras,
folita morborum feminia. Hanc ob rem
videas tam multos, qui currente aut ex-
pirante carnifprivio, graves incurrunt
morbos; caufam rogas? Toto carnifprivii tempore duplicatum indulsêre fibi
vini demenfum; ad coquendos (aiunt)
pifces, obliti fic indigenam effe pifcibus
aquam, ut quâ viventes delectantur, eâdem mortui gaudeant adhuc. Reverâ
Lac & Butyrum habent efuriales feriæ,
à quibus crebra enafcuntur incommoda;
at illas nefciebat condimentorum pef-
tes primis hominibus data diæta; ab
hifque redundantibus condituris quamdiù jejunia vacarunt, tamdiu temporum
noftrorum incommodis caruit Carnif-
privium, utut tunc temporis in unis
fructibus, herbulis, radicibus fæpe con-
fiftens, fale & aquâ, forte rudi cocturâ,
conditis. Atqui hæcne moribus noftris
aptari juberetur? Hinc exefto auftera
hæc legum fævities, tantùm naturæ non
fuadet malorum bene temperata Relli-
gio, jubet minùs; fed ifthæc refricuiffe
decebat, ut noverint quantùm abftinere
licet! quàmque longè ab antiquis noftri
recefsê remores! De cætero butyrum &
lac quòd adeo incommodent vitæ, unde
miraris? Inde proveniunt, unde plus infi-
diarum imminet adultorum fanitati, ab

animalibus nempè, à quibus pendent
vel ut appendices, vel ut ex succis eorum confecturæ. Atqui quantò magis
hominum alituræ aptata à Creatore vides ex terræ fructibus edulia, tantò minus animalium carnes tuendæ hominum
vitæ necessarias pronuntiabis. Dogma
novum ! assertum singulare ! opinabile
pronuntiatum ! At novumne quod verum ? Quid autem tam verum, quàm
quod ab Auctore veri institutum ac proditum est ? Novanda ergo fortè hîc as-
seritur veritas, non obtruditur nova,
quin potiùs herbas hominibus & bestiis
terræ in cibaria Creatoris lege cessisse,
non novum, ast novati post diluvium
orbis donarium fuit, novum jus, concessa
homini ex animalium carnibus vivendi
copia; copia autem non necessitas, ve-
nia non lex; de frugibus enim edendis
promulgata erat à Creatore lex, legis
relaxatio fuit carnis edendæ data facultas. Noverat benignè providus Creator, *corrumpi* proclives *hominum* * *vias.*
Hunc ergo prævaricari pronum & facilem labi, concessâ re (quam attentas-
set) voluit donari, innocentem illum
servare præoptans, ne nocentem novo
diluvio punire cogeretur. Utrumque ta-

* Gen. c. VI. v. 5. 12.

men alimentum munus eft Creatoris ;
inftituentis in alio aut ordinantis, tole-
rantis aut condonantis in alio. Iterum
differunt : fruges enim, quod corporis
ferviant alituræ, de fuo habent, carnes
ab alieno ; ab animalibus nempe, quorum carnes in tantum homini fuggerunt
laudabiles efcas, in quantum ex opimis
frugibus fuerint infuccatæ ; in his muta-
tos habes cum illarum qualitatibus frugum fapores, in illis utrumque integrum habes & immutatum. Quorfum
hæc ? Ut intelligas quomodo in conflan-
dis animalium carnibus verfæ funt &
immutatæ facultates herbarum & infti-
tutio, quæ cùm ad compingendas humanas carnes jubente Creatore tende-
bant & deftinabantur, hominis fanitati
in eo pereunt, quòd in carnibus animalium converfæ, alienentur. Corporis
ergo frugibus alti, ad corpus carnibus
faginatum ratio eft, quæ ædificii ex lapidibus novis, feu à lapidicinâ recenti-
bus ftructi, ad alterum ex ruderibus vel
jam detritis ufu materiaturis reconcin-
natum. Quæ ergo ruderum à lapidibus
novis differentia cernitur, eadem frugum erit, dentibus, omnibufque *tritoriis* animalium organis inexpertarum, à
frugibus quæ animalium ore, ftomacho,
cæterifque commolendi inftrumentis

tritæ, coctæ, digestæ fuerint. Atqui repetitis tot moletrinarum pressuris invertuntur, mutantur, abalienanturve frugum substantiæ & modi, ut in animales evadant carnes, de suâ quoque ad fingendas carnes humanas habilitate perdunt tantùm, quantùm potentiæ insumpserint, & amiserint sui partium modi, in pinsendis animalium carnibus : posthàc quid sit carnibus nutriri rogabis? Degeneribus & spuriis succis, sed veris frugum ruderibus farciri est, aut veteratis materiaturis resarciri. Suas ergo Carnarii sibi habeant & Pinguarii *carnium ollas*, isthanc celebrent præ sinceris frugibus adulteratam annonam, spurias delingant istas dapes, recti nos æmulatores semper & assertores veri, antiquæ virtutis & fidei edulia vindicamus. Quid autem si homini facta carnis copia pœna illi fuerit? Reverâ hominem rectum aut sceleris purum, ab iis servasset Creator, quæ longævitatem illius abbreviare potuissent. Ideò jusserat ut sub homine esset *carnium* appetitus, fecératque ut homo dominaretur illius ; sed appetitûs illius mancipium factus est, qui modò dominus erat ; carnísque captus voluptate, vidit primùm *pulchras* esse hominum * *filias*, citò posthàc visu-

* Gen. o. V.

rus aut intellecturus jucundos esse carnium sapores. Equidem pares minùs
erant carnes tuendæ hominum longævi-
tati ; sed breviori verè dignus erat vivere vitâ, cui eviluerat non morituri
conditio. Exaggerari putas ? saltem à mutatis primævis eduliis, aut ab illorum,
in animalium visceribus adulteratis potentiis, & destinationibus, non abludit
à vero ; illinc scaturiisse tam multarum,
quibuscum nascimur invaletudinum fontes. Illinc ergo emerserit febrium densa cohors, morbida partium *diathesis*,
morborum commune seminium ; à mu-
tato enim, vitiato inversoque partium
tono committi morbos convenitur ; at
aliunde-ne lædi periclitatur magis partium *tonus*, quàm à malè moratis iis
quibus partes insuccantur, & unde suam
sibi pinsunt aut formant substantiam,
corporaturam, habitudinem, & modum ?
Istius sortis sunt alimenta unde molem
sibi-faciunt, mores, & indolem prima
partium stamina ; aliunde deduces meliùs *spasmodicarum* affectionum materies, *congestionum* causas, rationes, origines ? totque gravissimorum symptomatum ingruentium sub morbis, tam
promptè, tam sæpe, tam celeriter ? hæc
enim partium *cacopragiam* apertè pro-
ducunt, arcanamque illarum tenerita-
tem arguunt & *astheniam*.

IV.

PRÆDICANT quam cum humanis carnibus habent similitudinem animalium carnes ; quás ideò præoptant, quasi à sanguine sanguis, carnes à carnibus conficerentur melius. Sed heu sensuum mendaciis deceptas hominum mentes! in alimentis quærito similitudinem, non coloris, non nominis, non conditionis, sed indolis & naturæ; imò edulium bonitatem aperit nihil minùs, quàm conditionis perfecta parilitas, seu parilis perfectio, simileve nomen cum alendâ re, vel reparandâ. Sic spiritus reparari voles? caveto ab iis quæ spirituum titulis gaudent, aut nominibus insigniuntur; ut enim derepentè dissilit *matracium* quod actuosis & spiritu gravidis materiebus repletum fuerit, ita *sulphureis, spirituosis*, vel æstiferis eduliis si occupetur stomachus, illicò tumet, æstuat, ardet, tumque loco dulcis & lactescentis succi, æstuosos fundit latices. Igitur à tardatâ coctione aliquid times mali? ab illâ citatâ festinantiùs plus metuas; opus namque stomachi *exaltatio* non est, sed resolutio, evolutiove, quæ subitò non fit aut momento, sed patienter, & temporis progressu, unde edulis alicujus *exaltatio* facta maturiùs

in ventriculo, abfoluta operatio erit,
ubi inchoanda fuiffet, tertiam coctionem diceres quæ præoccupaffet primam.
Id vitii genus incurrunt carnes, *exal-*
tatis enim fuccis, aut plenè jam evolu-
tis ut fœtæ funt, actuofifque quibus
ebulliunt particulis, ftomachum turbant, angunt, incommodè habent. Teftes funt quibus fervet ftomachus ; his
enim vina nocent *aromatica, balfami-*
ca, fpirituofa ; inde videas noftrarium
quàm multos, quibus gravatur aut do-
let ftomachus ; hunc enim vinis proluen-
do liberiùs in dies, aut æftuofis liquoribus, inebriaminumque generibus mille, importunè follicitant, ftimulant
impenfè, fuccendunt, urunt. In alimentis ergo fimilitudinem æftimabis naturæ, non fubftantiæ, in potentiâ conve-
nient, non in formâ. Stupendum enim
quàm dolofæ funt rerum fpecies & formæ ! Sic partes in corpore videndo fanguine rubentes, eoque graves & turgi-
dulas, illincne æftimabis earum naturas,
aut fubftantiæ modum ? Errabis. Partium illarum ex aquæ repetito inje-
ctu, lotione factâ multoties, alba habebis elutia : membranea enim, & vafcu-
lofa, nudataque rubore partium ftamina fupererunt. Dices ? Elotus ille fuccus
ruber, ejectufque, dictarum partium

futurum fuiſſet alimentum. Commentum! in alimentum enim cedit ſanguinis pars non rubra ſed alba; renuis fidem? albâ non rubrâ pauperatus comperitur animalium ſanguis, quæ fame extinĉta fuerint aut inediâ. Mitte ergo hos colorum conceptus inanes, rerum enim ſuperficies, aut corticem monſtrando, fundum celant. Contrà ſi ex obſerva-tionibus meditabere naturam, in faĉto illo elotarum adulti corporis partium albore, nativam recognoſcis illarum, veramque *ſpermaticarum* partium conditionem; illas namque ex albente ſucco, nempe *lymphâ matre* natas intelliges, unde ex *lymphaticis* quoque ſuccis & albentibus creſcendum illis eſſe ultrò concludes. At *lymphaticos* ſuccos ſponte fundunt terræ fruges, tantùm ergo præ carnibus in alimenta hominum meliores illæ habendæ veniunt, quantùm plus à naturâ habent alboris, ruboris minùs, plus *lymphæ*, plus proïn affinitatis ad primigenias partium naturas. Attamen (reponunt) laĉteſcunt etiam carnes, *lymphas* enim ex ſe promunt. Argumento eſt *chylus* in quem dentibus contritæ carnes, & in ſtomacho tritæ deſinunt. Teſtis *lympha* (ſerum illud laĉteum) in quam ſuâ exutus purpurâ ſanguis ultimò abit. Et hæc quidem vera ſunt, at

illud boni quod fruges in se continent,
in antecessum habent ; quod de illo participant carnes, postliminiò assequuntur.
In illis naturæ donum est, in his artis
opus ; artis illius *tritoriæ*, unde habent
carnes ut elactescant in ventriculo, tum
ut *lymphæ* terminum attingant in *tritoriis* omnibus corporis instrumentis. Intereà nihilne roboris ventriculo? nihilne
omnibus organis illis peribit, ut ex carnibus educant *lympham*, aut illam parent, quam in terræ frugibus paratam
inveniunt, & factam? Amplius, nihilne
dispendii ferendum veniet vitæ termino? Certè tantùm hinc breviando, quantùm corporis viribus aut virtuti *systaltica* insumendum fuerit laboris aut operæ, ut carnes subigendo terendòque fortiter, enascituram extorqueant *lympham*, quam in frugibus frictu leni resolvendo, natam repetiunt, alendisque
vindicant partibus ; unde intelliges tantò plus inesse frugibus virtutis ad tuendam producendamque vitam, quantò
plus illis superest nativæ non solùm, sed
sincerioris, nec adulteratæ creatæ altilis
lymphæ. Cogites enim canalitiam fuisse
matrem illam *lympham* quæ concreata
omnibus fuit, & insita herbarum seminibus, fœtam proinde vasculis omnibus, aut tubulatis materiebus, quæ in

posteras herbas erant coalituræ. Stupet
tibi mens? melius, tua hîc imaginatio
hæret, fingendi nescia quomodo tam
arcta seminum spatia sinu suo condunt,
tàm multum simul, & adeo contractum
lymphæ fundum: quâ locorum arte complectuntur tam multiplicem utensilium
copiam, tam divitem instrumentorum
supellectilem; sed conceptum tibi juvabit comperta aëris *compressibilitas* abnormis ferè, aut immensa densari ejus
potentia. Igitur quâ fide compressa aliqua aëris portio, eò usque dilatabilis
invenitur, ut ad spatium trecentiès eo
quod occupabat amplius pandi queat,
fiduciâ eâdem affirmabis tantillum *matris*, aut creatæ *lymphæ* dividuum fuiffe, imò divisum, dividendumque intra
posterarum herbarum caules & caudices
milliarios. Ideoque in nostratibus herbis ætherea illa *lympha* compressa mirabiliter, mirabiliusque fœta tubulorum
creatorum myriadibus, corporum nostrorum alituræ debetur. Illa autem altilis
lympha quantùm in herbarum nostrarum
tubulis sincera durat, in animalium visceribus sanguis & caro ubi facta est,
adulteratúr tantùm: sic enim pinsita, à
positurâ, situ, & ordine deflectit, unde
eò plus de suâ ad alendum corpus humanum convenientiâ perdit, quò ma-

jorem illius convenientiæ partem in-
sumpserit in formandis animalium carnibus. *Non enim omnis caro eadem caro;
alia quidem pecorum, alia volatilium,
alia piscium, alia quoque hominum.* Humanæ ergo carnis ad animalium carnes
differentiæ mensura erit dispendii vis
quam patitur alimonia, quæ ad corpus
humanum directò creata, in alendis
animalium carnibus impenditur primò,
hominis alituræ secundò tantùm & postliminiò inservitura.

V.

UT quid ergo Carnisprivii legi suc-
censere? Creatoris institutum est,
& Naturæ norma. Facta hodie carnium
interdictio, quondam victûs consuetudo fuit. Quærunt, quæ ergo homini
pœna, si sic olim vita erat? Cassa ergo
Ecclesiæ Lex, inane præceptum? cogi-
tasse nefas. At carnium esus indulgentia est, cujus retractatio pœna, plecti
namque est, ab indultis arceri, præsertim jucundis, & quæ sunt ad hominum palatum. Porrò terræ fruges datæ
sunt ut necessaria vitæ subsidia, carnes
jucundæ sunt & voluptatis escæ; sed
hâc voluptate minui, numquid non,
eaque gravis pœna est? enimverò Carnisprivii Lex, non in dispendium natu-

ræ facta est, non in supplicium vitæ ;
non in sanitatis detrimentum, sed in
piaculum. Hinc qualiscumque ægritudo
venit, ægritudinis molestia, non morbi pœna, mœror magis quàm dolor,
afflictatio corporis non perditio sanitatis. Prætexunt, cum naturæ rebus mu-
tata fuisse & debilitata corpora, diluvii
nimirum aquis ita maduisse cum terris
herbas, factisque à terris per totum diluvii annum halitibus, fractos ita fuisse
aëris elateres aut emollitos, ut prioris
mundi effœtum ferè sit superamentum,
qui à diluvio nobis superest mundus.
Concludunt illâ eluvie non secùs ac lixi-
vio forti elotas fuisse naturæ res, unde
exsuccæ jacuerint, pauperatæ spiritu vi-
vifico illo, unde primævis herbis insi-
gnes factæ fuerant potentiæ. Suis ergo
herbis vigere potuisse priscæ ætatis homines concedendo, ex herbis jam effœ-
tis, nostros victitare posse negant. Spuria sunt (si illos audias) primarum herbarum *vitulamina*, terrulentæ substantiæ, fatui succi, peregrini saporis, &
facultatis alienatæ, quorum ad sanguinem appulsu, densus, lentescens, tar-
datus, serescensque ille factus ægritu-
dinibus mille ponit causas, aut dat materies. Verùm hæc aprè quidem ad gulæ cupiditates, amoresque palati, ad
naturæ

naturæ autem usus & vitæ necessitates,
quàm ineptè! Unde enim nobis isthæc
fabula, de terrâ spadoneâ, quasi à diluvio fessa resederit? suaderent stygias
fuisse seu muriaticas diluvii aquas, quibus ustulari terras aut exsiccari voluisset
Creator? At produnt dari pingues aquas,
quæ affluxu suo & effluxu ditant uber-
rimis frugibus agros.

(a) *Sic ubi destituit madidos septemfluus agros*
Nilus, & antiquo sua flumina reddidit alveo.
Æthereosque recens exarsit sidere limus;
Plurima cultores versis animalia glebis
Inveniunt, &c.

Terram igitur à diluvio, Ægypto sine
nubibus feraci numquid non meliùs
comparares? bellè memor diluvii aquas
ab aquis aut imbribus ordinariis alias
fuisse, valdèque dissimiles. Nempe eru-
perant ex reclusis (b) *abysso magnâ* &
cœli cataractis, duplici illo solemni crea-
tarum aquarum promptuario, quibus
incubabat *Dei spiritus.* Laxatis ergo
(Creatoris nutu) geminis illis fontibus,
emerserint illæ aquæ, quas à creatione
recentes, totas ideo *Spiritu Dei* turgidas, *diviserat* Creator *in aquas quæ*

(a) *Ovid.*
(b) Gen. c. VII. v. 11.

erant sub firmamento, ab aquis quæ su-
per firmamentum * *erant.* Cave ergo
lixivii inftar habeas aut detergentes,
fed pingues & fœcundas diluvii aquas,
quæ incubando terris harum aluerint
vires, infitaque refoverint rerum germina. Nec tibi veniat in pofterum præ-
fentis terræ folum ut effœtus ager, potiùs, ut novelletum quod ab aquis æthere creato gravidatis de novo fuerit re-
focillatum. Renovationis novum genus!
unde imbecilles, craffæ, & *pituitoſæ*
nobis prodierint efcæ. Ad fœnum fermè & paleas ecce modò devolvimur,
ferinas dapes, belluina pabula! Sed hinc
procul efte jocus, dicacitas, ridicula
dicta ; vertere feria ludo Medicum
dedecet, fpeculatorem majeftatis Naturæ gravem, graves Numinis operas
tractantem, hominumque vitas. Quod
ad *herbas & ligna* reciderit hominum
victus, fecit fapientia Creatoris, quo-
cum defipiendo philofophia fapit. Interim obfervabis tot inter efcas, quas ci-
bandis animantibus, inftituit Creator,
nullam inveniri, quæ ingentis fit fpiritûs, nullam in quâ habeas fpiritus *evec-*
tos, evolutos, *exaltatos.* Si potulenta
fint, nihil habent vini; fpiritûs ardentis

* Gen. c. I. v. 1.

nihil, aut falis volatilis expliciti ; fi cibaria, vel cerealia funt, lenta, craffa,
farinaria, pultacea ; vel funt legumina
& fructus, quæ tota diffluunt aquis.
Heu igitur malèfanam luxuriantis gulæ
fagacitatem, *inventum quoque quomodo
aqua* * *inebriaret !* Hujus namque fortis funt vinorum tot & vinolentorum
liquorum excogitationes, artes, omnes
ex amicabilibus & placidis fructuum
fuccis petulantes eliciendi latices, à pri-
mævo hominum potu, proh dolor,
quàm degeneres ! Cæterùm hinc venit ex leguminum efu, decantata omnis
mali labes ; terrea funt, (fi verbis eorum fides) craffa & lenta ; dum ergo
dilui pofcerent aquis, mollibufque *menf-
truis* immadefcere aut macerari, vinorum falibus, acidis, igniculis, denfan-
tur, fpiffefcunt, durantur ; intereà de-
lictum imputando rebus, quod mixtu-
ris illarum aut copulis imparibus debetur, ipfas perperam vituperant res. Te-
meraria-ne igitur aut damnofa fanitati
erat Carnifprivii hodie antiquata lex,
quæ homines fuos à vini potu olim arcendo, efculenta illius à noxâ tueba-
tur ? Hallucinationi anfa fuit præcon-
cepta de ventriculi coctione mendofa

---

* *Plin.*

opinio. Hanc chymicis digeſtionibus aptabant , haſque adjuvante nullâ vaſis continentis operâ perfici intuendo, *menſtrui* ſolius potentiæ ſueverant illas atribuere : *analogiſmique* ſpecie decepti, docuernnt *menſtrui* alicujus vi dandam quoque eſſe ciborum coctionem. Sed hæc à ventriculi operâ pendet principaliter , tritu nempe aut frictu, quem agunt molles , *elaſticæ*, & flexibiles fibræ. Cum hâc mollitudine partium benè-ne convenit, rigidarum , ſalinarum, exſiccantium rerum affrictus , contactus, uſus aut eſus ? E contrario ſtomachi *ſyſtalticæ* vi hinc mora fit ; torpet ergo in movendo ſe iners, in oſcillando ſegnis, in terendo tardus. Si inde veniant pigrities , gravitates & anxietates, rationem hanc habes ; Carniſprivii Legis cum Creatoris & Naturæ legibus nunc violatur fœdus. Coctionum rationes in aquâ poni voluerat Creator, annuerat carniſprivii lex vinum abdicando, contraïvit error vulgi , hîcque fieri amat hominum pars plurima vulgus ; tam facilis, tam contagioſa gulæ luxuries ! Palati tam fortis , tam dira cupido ! Ab ingluvie ſervaſſet homines priſcæ diætæ non acutus ſapor , ſobrietatis parens, tutela ſanitatis ; ſed paris eſt auxilii jejunii Lex feriis eſurialibus ſæpe addicta.

Quòd ergo ſub carniſprivio ægreſcant
tam multi non aliunde quæras ; jeju-
nant pauci. O ignavas, inquiunt, dapes quas ſuggerit tellus, inertes, in-
validas, à quibus niſi implearis fatiſcis
citò ! In his certè parcum eſſe debili-
tari eſt, tam ſunt ſpiritu inanes !
Eſto de ſpiritu peregrino, non ſic de
æthere creato & *elatere* primigenio
quo turgent integro adhuc, detrito
quippe attritu nullo. Inde ex legumi-
nibus invenies non pauca quæ flatibus
exæſtuant, ideo quòd in herbis habeas
utriculos, capſulas in cerealibus, den-
ſato impenſè & immenſè compreſſo æ-
there illo plenas, qui feſtinantiùs in
irato ſtomacho ſolutus, impetu rareſ-
cit, reſilit, diſploditur. Poſthàc mirabere quòd *Carminativorum* uſu tam im-
proſperè cedere ſoleant *flatuum, borbo-
rygmorum*, & ejuſmodi *exploſionum* curationes ? Igitur ut ignavas terræ fruges, aut ſpiritibus caſſas non habeto,
ſpirituum genuinorum reconditoria nata ſunt, creatus virium naturæ fundus. Ecquis reverâ alius unde gran-
dioribus animalium & robuſtioribus
fiunt vires ? Utrinque autem par, in
his & in humano corpore, coctionis
organorum apparatus, potentiarum

corporis *Mechanismus* non impar, ubiquè tritûs rationes eædem, eædem Leges; quas sanxit Creator, Natura servat, refingit Carnisprivii Lex.

Ergo Creatoris & Naturæ legum ima-
go, Carnisprivii Lex.

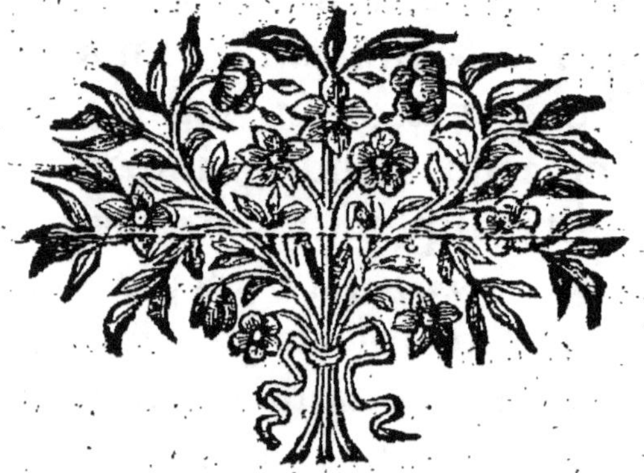

QUÆSTIO MEDICA.

An quos Morbos non sanat Chirurgiæ Ferrum, sanat Chymicus Ignis?

I.

AUDET enim Chymia tantùm ! Tam ambitiosè superbit ! *Nido majores extendens pennas*, & omnibus se præferens unam ! Una enim vult esse, aut unicè vera, quæ sua ipsius sunt curandi instrumenta, dicto cæteris repudio. Sic, vel difficiliores morbos sanabat feliciter Chirurgiæ Ferrum, breviora, per sua *caustica* Chymia jactitat compendia, quibus persanet immedicabiles. Itaque antiquati juberet HIPPOCRATI & Veteribus usitata *caumata*; dediscique doceret vulgares, quos inurebat focarios ignes. His enim eruditiores supplet Chymicus ignis & nobiliores ; tam sublime sapit aut gloriosum Chymicis, quidquid illis ex hac officina surgit! Si opus, magnum, saltem in votis, erit ; si medicamentum, *è majoribus arcanis* unum audiet, *Pan-*

chresti titulo, ut ut inexpertum adhuc, illico salutandum. His *Galenica* assimilabis? Magna erit componere parvis. *Galenica* enim remedia curationum aliquot adjutoria erunt? Omnium, etiam Chirurgicarum, absolutoria, imò *Panaceas* esse Chymica audies. Cavillantur, quasi his foret virtus minor quàm dolus, mendacii fortè plus quàm veri. At invidiosa percunctatio, iniqua malignitas; spondet enim chymica fides. Hæc tibi friget? Accendent Chymiæ ignes, qui ut minimè dolosi, fumum dant nunquam pro corpore, nunquam pro *Junone* nubem. Insuper, rerum suarum nati Opifices & Architecti, suas ad nutum sibi formant materias. Has ergo tenuant in *Spiritus*, acuunt illas in *Salia*, alias in *Sulphura* fingunt, refinguntque mixta, aut ex *non entibus entia* creant. Posthàc offucias luderent, mendaces prodendo energias? Ergo Chirurgia desæviat, mansuescant Chirurgorum manus, à vulneribus vacent aut incisionibus, humano sanguine in posterum desordidandæ. Cruentatæ curationes incruentis locum cedant. Ecce toti fervent fornaces, *fusorii* vel Æthnæi ardent *reverberationis* ignes: adde *septicos spiritus* & olea urentia, quæ *glandularum* lapideos tumores, *Polypos*, *Strumas*, *Lu-*

pias, *Steatomata*, *Scirrhos*, ipsa vel *Car-*
cinomata deterant, fundant, aliquando
dissipent, demoliendove resolvant. Curta tibi videbuntur utut exuberantia fluida
isthæc *Cathæretica* supplendis Ferri fe-
ris aut candentium instrumentorum operationibus? Sulphureis ecce ardent adhuc fornacibus officinæ. Hîc habes can-
dentes mixtorum cineres. potentioribus
energiis gravidatos, qui mille modis
parturiunt metallorum *Calces* vel *cal-*
ciformes materias, hinc emersuras in *Sa-*
ponaria liquamina, *Butyra*, *Magnetes*
Arsenicales; illinc in *vegetabilium Salia*
lixivia, corporaturis fixa, ictibus agi-
lia, ignita, acerrima, *caustica* quippe
& *corrosiva*. Tam multa habes quæ *aqua-*
rum, *spirituum*, *oleorum*, omniumque
paris facturæ fluidorum acuent mor-
daces energias mirabiliter, aut abundè
supplebunt. Apage igitur Chirurgiæ
Cultros, *Lanceolas*, *Forcipes*, *Uncos*,
Volsellas; his omnibus lætè jamjam ca-
rebitur. Horum enim instrumentorum
carnificinam arcebunt mitiora tantò magis, quantò minùs dura erunt aut ferrea
minùs præsidia. Talia namque sunt, quæ
Ferri loco instrumentali Chirurgiæ profert & offert Chymicus Ignis. His se-
motis horribilibus, cædentibus & can-
dentibus ferramentis, abscessus Chirur-

gia incruentè aperiet ; tumores utut si-
liceos, malignofque, Carcinoma nempe redolentes, nec amputando nec de-
truncando, abfumet, ulcera mundabit,
ficcabit fiftulas, fecando nihil, fed ob-
ftipando, eas occludet. Verùm tam
magnificis dotata virtutibus medicamina, ægris ut jucundiora, artis utilitati
æquè-ne fervient ac artificum honori ?
Ita fortè fibi aliquot adblandientur, qui
Profefforum titulis & muneribus infanè
fuperbientes, inter Chymiæ Adeptos
doctorari fe geftirent. Sed non ita, qui
fapientiâ & numero vincunt multò plures Artis Chirurgicæ prudentes, quos
lufêre nondum Chymicorum mendacia
verba. Hi quod audierunt à prifcis Medicinæ Magiftris, nufquam dedifcentes,
quam fida malè, & malè fana fint ad
curandum Chymica mera ; *Caufticorum*
imprimis inftrumentorum loco, uftula-
torum, corrofivorum, fimilifque naturæ demolientium tumores, ficcan-
tiumve fiftulas, Chymicorum Medicaminum fucos & pericula norunt. Talibus inftructos confiliis, ufûfque fui &
fanæ mentis fapientiâ factos Chirurgiæ
Artis nobiles atque magiftros, putabis
eos, qui Chirurgiam Chymiæ manci-
pando, ab amicabili Medicinæ lege &
magifterio diffociari committant ?

II.

BINOMINIS enim Chirurgia est, *Medica* & *Instrumentalis*, nobile par, *Suzugia* felix, cujus ad curandum *confluxus unus, conspiratio una.* Hæc Medicinæ manus, illa caput, illic opus, hìc consilium; faxit membrum ut capiti respondeat. *Instrumentalibus operationibus nihil non impendat Chirurgus, humorum verò alterationi nihil* [*]: *Instrumentalis* enim exteriora tractando curat, *Medicinalis* interiora moderando sanat. In Chirurgicis ergo maximè se dat consortii illius vis evidens, utilitas manifesta, aperta necessitas. Nam Chirurgia secat? Sectiones Medicina regit, beneque fortunat operationes. Illa divellit partes? Divulsas hæc resarciri curat. Interea peccatur hîc nec à paucis, nec mediocriter. *Fluidorum* nempe cultores plus nimio facti non pauci, *solidorum* plus nimis obliviscuntur. Hinc *fluidorum* magis quàm *solidorum* viribus imputant partium vulneratarum glutinationes, regerminationes succorum, carnium regenerationes, verbo, quascumque partium sarturas & ulcerum cicatrices. Oculos quidem ludit suppura-

---

[*] *Stahl.* Elem. Chirurg. p. 5.

tionis aſpectus & puris forma. Hoc eli-
queſcere vident, *fluidis* ergo attribuunt
vulnerum ſuppurationis omne nego-
tium. Attamen verè *mechanismus* eſt ſuppurationis operatio, à *ſolidorum ſyſtalti-*
cæ ratione dependens principaliter. *
Redintegrationem intellige partium *toni*
in fibris, modulorum in vaſis, diametrorum in ſecretoriis; hæc enim omnia
vertit, miſcetque partis vulneratio.
Reipsâ aliudne vulnus eſt, quàm carnium ſimul & vaſorum facta reſectio;
arteriarum proinde *ſanguinearum* unà
& *lymphaticarum.* Hinc ergo ſanguinis
alba pars, illinc rubra eôdem confluit.
At fortuitò-ne, an temerè vel incon-
ſultò? Imò hâc in Arte Naturæ, Naturam meditabere, id eſt, ipſiſſima ex-
pendito Creatoris conſilia. Aſſidua hîc
ubique eſt arteriarum utriuſque generis
Syſtole premens. Igitur an præſtò magis
aut propior vis, quæ appellentes agat,
inſimulque trudat ſuccos, quæque hian-
tes arteriarum exitus reprimendo cogat
diligentiùs? Interim ſimultaneâ operâ,
retropreſſa ſanguinis *rubra pars* à mini-
mis ad majora ſui generis vaſa ſe reci-
pit. Quid tum? repreſſâ rubrâ parte ad
lymphaticas, quas *Syſtole* preſſè minùs

---

* *Id.* ibid.

urget, pars alba sanguinis mox interci-
pitur; & hæc est genuina & proxima
puris materiatura. Sed hâc ipsâ illaben-
te, continuò elotæ cruentatæ carnes,
mucore succoso, sed miti, fibrillarique
litæ vestiuntur. Sic operculantur arteriarum fines aut oscula, vulnerisque
vel ulceris fundus, insimul labia &
margines utrobique pelliculantur: tal-
tus in obducendis cicatrice vulneribus,
architectantis naturæ labor! toto sub hoc
opere studet Chirurgia Medicinalis *flui-*
dorum regere fluctus, modulari recipro-
cos *solidorum* ictus, horum & illorum
motus componere. Omnes has Chymia
audax dispellit curas, nec timida quadrata aptare rotundis, sus deque habet
sanctiores omnes curandi leges. (a) *Prin-*
cipiô, superbè inquit, *animadverte hu-*
morum nullum, nec complexiones me po-
nere, neque membris attribuere quid-
quam. Pejora audire non metuis? effa-
ri pergit fornacum Princeps: (b) *Scito*
Mumiam fore quæ cuncta vulnera curat,
& hæc est Mercurius dulcis. Hîc stupes
quò hîc *Mercurius dulcis?* Aperit metallorum magistri isthoc documentum.
(c) *Solùm de minerali corpore quidquid à*

(a) *Paracelf.* Chir. min. p. 35.
(b) *Ibid.* pag. 39.
(c) *Ibid.* pag. 31.

me *tractatur intelligendum est.* Adde his
Chymiæ portentorum dogmatibus *mu-
miales* virtutes & *incarnativas* *, ut loqui amat, respectus aspectusve *corporis
mineralis* ad singulos morbos, singula-
que membra, tùm documenta Chymica in Chirurgicis præcipua tenes. Isthæc
ad HIPPOCRATIS disciplinæ truti-
nam expendes? Quantùm sub Medicæ
artis & sanitatis Principe verum sapies,
sub Chymiæ malè sano Dictatore disces
insanire tantùm. Dices, suasit illius primi Chymiæ parentis iniquitas; hanc originis maculam à se absterserunt posteri
Chymistarum filii. At an ideo quòd PA-
RACELSUM ejurasse videri volunt, Medicinam obscurasse illum accusando?
Fermè fatentes reos haberi est. Ast medendi leges ab eo obliteratas hodie-ne
comperis in posterorum illorum libris
revivifcere? Imò primi parentis exemplo illos totos in primatibus *arcanis*,
mirabilibus *specificorum* omnipotentiis,
Gigantæorum præ Galenicorum *Pigmæis*,
medicaminum. De medendi autem legibus ne quidem γρῦ. Imò sublimes eorum medicamentorum spiritus elevant,
utpotè calorem nativum relevantes, tantò minùs illum pessumdant. Post hæc pu-

* *Ibid.*

tabis Paracelsum à nepotibus suis eju-
ratum, dum illius & horum nominibus
arcana illius & sua scribere palàm pro-
fitentur? Imò quàm altè *Adeptorum* fi-
liorum medullis imbibitus fuerit Chymiæ cupidinis furor, exprimit hæc
unius * ex *Adeptorum* magistris, suos
ad *Adepturientes* pertocha: *Ite, filii,
vendite agros…… comburite libros….
emite carbones*, &c. *Ita pervenietis ad
corporum, proprietatumque cognitionem,
aliàs non.* Ergo cæteros Medicinæ libros à Chymistis combustos intelligito.
Frustra proinde quærendas venire anti-
quas medendi leges in posterorum Chymistarum libris. Et reipsâ severè adeò
effatum isthòc omnia sapiunt, quæ de
Chirurgia medicinali scripto tradiderunt,
ut huic non secùs ac *instrumentali*, non
alia exhibeant, quàm quæ ex illorum
ignibus eruêre præsidia.

<h3 style="text-align:center">III.</h3>

IDeo metallica sunt; diros enim no-
minant *morbos, qui non amant pla-
cari levi victimâ.* Hinc metuunt nihil
suis à metallis & ignibus, utut mollia
tenerescant hominum viscera. Id-ne veniret illis ab inscitiâ naturæ rerum, aut

---

* *Petr. Severin. Idea Med. Philos.* c. 17.

incogitantiâ ? Reverâ enim *metallis &*
ferro ferrea terræ fecit Creator viscera.
Ast illas non venantur muscas aquilinæ
illæ Chymistarum mentes, sublimes animæ, vivificandi capaces. Ullo tamen
mulcimine leniunt, quæ *Medicinali*
Chirurgiæ parant remedia. *Caustica* enim,
Escharotica, *Cathæretica* sunt, quæ *In-*
strumentali Chirurgiæ accommodant ; sed
tincturas, quintas essentias, spiritus, bal-
sama, unguenta, potabilia, similes cupedias, talia blandimina *Medicinali* gra-
tificant. His interim omnibus præit, vel
præest *secretum specificorum omnium sep-*
tem membrorum principalium ; altor quip-
pè propriæ singulorum membrorum
mumiæ singularis, & restaurator. Quid-
quam-ne magis ad P A R A C E L S I ingenium mumialis Philosophiæ principis ?
Hinc à suâ Chirurgiâ arcendo omnes
curandi leges, hujusmodi *mumialis* om-
nipotentiæ medicaminibus illam instruit,
pollentibus tantùm, ut morbos etiam
incognitos, cujuslibet conditionis sint,
loci & temporis, longè fugent. Tantæ
virtutis sunt decantata ipsis balsama sua,
admirabile vulnerarium, medicamento-
sum, rubrum, &c. Quæ antiquis & novis ulceribus & vulneribus persanandis
imperant, missâ quâvis aliâ Medicinâ.
Interim febri occurrendum ? Præstò iis

sunt *digestiva, tartarisata, nitrata, antimoniata, diaphoretica, sudorifera;* adhuc *spiritus acidi, minerales, vitrioli, sal Glauberianus, clyssus antimonii,* tandem *mixtura simplex;* imò *spiritibus volatilibus, salinis,* ab eruditioribus non parcitur in febribus, neque *floribus, crocis, calcibus, magisteriis* & *sulphuribus metallorum.* Paradoxa narrari credis? Dierum noftrorum *Praxis Chymiatrica* hæc eft, ubi plùs quàm familiaris eft *Kermetis mineralis* abusus, quo *ardentes, malignas, inflammatorias, morbillosas,* & *variolosas* febres oppugnare folent; an non expugnare? St. * Quod fcis, nefcias; nec extra oleas. Hæc arcanorum fpecificorum-ve turba, divites hi naturæ thefauri, bona funt & fortunæ, quibus Chymiâ ditefcente, Chymicorum filii pauperefcunt; vera ergo mendicitatis pignora, fed veriores præftigiæ bonorum quibus utramque Chirurgiam Chymia ludit. *Cauftica* enim & *ruptora ftrumarum* fimilifve naturæ *tumorum,* quæ inftrumentis Chirurgicis fupplenda jactat, tàm contemptibilia funt, quàm malè fida, cauta parùm, opere caffa, mutilati operis, aut in operando curta, ufu reprobata. Reproba-

* Chut.

tionis argumenta rogas ? Hoc in uno habes ; omnia virulentâ qualitate venenantur. Hinc partis *symmetriam*, robur, calidum primigenium, & spiritus pessumdant, unde ex *agro Chirurgico* exterminanda esse pronuntiatum est (*a*). Addit Cauteriorum experientissimus (*b*), *ab illis in totâ* 14. *annorum praxi, abhorrui, & ut zizaniam relegavi.* Superaddunt à causticis lædi quoque partes dissitas, & pravam ab iis superesse impressionem. Hæc omnia discrimina flocci facis ? Docet privata & aliorum experientia (*c*), *curatione per cauterium cum igne superari Medicinam omnem terentem.* Fatetur, utpotè expertus, causticæ Chirurgiæ Magister (*d*), malle se potiùs sexies actuali cauterio inuri, quàm unâ per *potentiale, fontanellâ.* Reverâ num aliunde Chirurgiæ efficaci venit commendatio major quàm ex operationum felicitate per ignem? Urgent *Cauterii actualis* dolorem, dum *potentialia* indolorifica sunt ; ita quidem, sed ubi *narcotica causticis* admista fuêre. At quod à *causticis* periculum capitale est, aperit tumorum inurendorum natura.

(*a*) *Bartholin.* Syntag.
(*b*) *Glandorp.* de Fonticulis, 14.
(*c*) *Pigræus*, de Septicis. *Claudinus.*
(*d*) *Glandorp.* p. 30.

Partium projecturæ sunt & appendices vasorum & *glandularum* compacturæ; ejusmodi enim sunt *scrophulæ*, *glandularum* duratarum glomerationes, *Carcinomata, Polypi, Steatomata*, similisque farturæ tot anomalorum abscessuum progenies; quàm enim latè enascendo glandulæ fœtificant, in confesso est. At unde hæc spuria vitulamina? Cujus caudicis tam uberes vasorum propagines aut surculi? Cujates sunt? Succi cujus vehicula? Canaliculos omnes habeto arteriacos, à *sanguinalium* arteriarum stipitibus coortos, *lymphatici* vectitios humoris. Talia sunt quæ corrosivis ulceranda subjiciuntur. Quàm autem periculosa sunt & *dysepulotica*, glandulosarum & nervosarum partium ulcera, proditum est; illos quippe alluit & alit *lympha*, acere prompta, virûs facilis, prona malignitati: in promptu est ratio. Ut vasa isthæc ascititia sunt, & notha, sic ad illas derivatæ solidorum oscillationes, secundariæ sunt & adventitiæ, proinde titubare, turbarique proclives. An aliunde sanguinis *stagnationes*, lentores succorum, *spirituum ataxiæ*, succi nervorum *stases* & *lymphæ*? A corrosivis ergo furiunt dolores? Causa est nervorum punctura; arrosæ illico succrescunt scrophulosæ carnes glandu-

loſæ? Ex egerminantibus vaſculis ſobo-
leſcunt, cruentantur, & in hæmorrhagias erumpunt? Arteriarum ſunt fruti-
cationes. *Serum*, *ichor* - ve puris loco
eructant? læſæ hiant, plorantque lympham *lympharum* arteriæ. Inde ſtrumo-
ſorum tumorum curis Venæ ſectione
præire ſolet Chirurgia efficax (*a*), eâ-
que non illiberali : oſtendit enîm Poly-
porum exſtirpatio, quàm ubertim inde
prorumpit ſanguis. Compertum adhuc
quantùm ſubſidendo decreſcunt à repetitis Phlebotomiis anomali abſceſſus,
tam arcta ſanguinis cum ipſiſſimâ tumorum causâ neceſſitudo ! Intereà quantùm *potentialibus cauteriis* immorigera
exaſperatur, (*b*) actuali tantùm obſe-
quioſa ſe dat emendabilem. Virus enim
etiam venereum illam infecerit? ſimul
& oſſis altè latebit caries? Unâ & eâdem fideliâ utrumque emendat ferrum
candens. Inſuper *hæmorrhagias* arcet,
ſuppurationem parit, putorem delet,
tergit fundum, folliculos abſumit, cicatrice laudabili tandem coronat opus.
Eò ne felicitatis veniunt *cauſtica*? tàm
vana ſunt & infida (unde tamen altas
Chymici tollunt criſtas) Chymica, quæ

(*a*) *Severinus*, de Medic. efficaci.
(*b*) *Idem*, ibid.

Chirurgiæ instrumentis supplenda ob-
trudi vellent medicamina.

IV.

NEc illis supercilium addet remediorum, quæ Medicinali Chirurgiæ offerunt, conditio. Eccujusnam enim
exsurdato eatenùs palato saperent, sa-
pida tam malè & insulsa *mumialis* sapientiæ salia? Neque ad sanæ vulnerum
Medicinæ sapientiam sanum sapit, *essentiarum*, *quintarum essentiarum*, *eli-
xiriorum*, *sulphurum*, *spirituum*, quæque spirant *Gas*, aut auras minerales,
rerum indoles, nec omnium ejusmodi
confecturæ *balsamicorum*, *vulnerariorum*, &c. Talium enim pericula ostendit *Traumaticorum* legitimorum usus,
vegetabilium nempe, quæ ad Medicinas à Creatore instituta, ipsissimas in se
condunt naturæ leges, hujusque ad sanitatem consilia tenent. Inde, quamvis
hæc sint naturalia *vulneraria*, si promiscuè dentur, vulnerum suppurationes
tardando, invertendo, vel siccando, eorum glutinationibus nocent graviter,
cicatricem morando. Itaque ex *vegetabilibus* temperatiora vulneraria seligunt
usu docti; imò ex his siccata reproban-
do, virentia præoptant, & ab agris recentia. Tam altè insidet eorum animis,

à vulneribus ómnia arcenda longè, quæ vividiora funt, aut actuofa nimis. Amplius à vulnerariorum illorum fubftantiæ *modo* cavent, tùm à molis eorum aut corporaturæ ratione. Sic vulnerariorum ex herbis non decocturas, fed infufa aut fuccos ufurpant; tantùm ab *Empyreumate* rerum quæ ad vulnera faciunt, tueri fe volunt! Quin etiam herbarum vulnerariarum fuccos, *refidentiâ depuratos* aut clarefcentes exhibent, à mole remedii adeò metuentes; ne quâ hæc fanguinis motui prævaleret, hujus ipfius fanguinis cum velocitate impetum faciat. Enimverò ad mechanices Legum rationes, expendendo fuppurationis rationem, propè abeffe videbitur à *fecretionum mechanifmo* aut modo. Reverâ fuppuratio partis albæ fanguinis ftillatus eft intra vulnus, ficuti fuum intra *fecretorium* lymphæ alicujus receptus eft *fecretio*. Porrò ad fecretionum felicitatem fervit nihil magis, quàm fanguinis placidior aut ferpendo factus ad *fecretoria* appulfus, quò fecernendo fucco tempus aut mora fiat. Similiter fuppurationem juvat, aliique principaliter fanguinis ad vulneratam partem placabilis acceffus. Sed hunc turbat fpiritalium remediorum ufus, quales *effentiæ* funt & *fulphura*, quorum (quia tota metallorum ftriis

gravidantur) igniculis rarefcit fanguis,
& tumet fluidorum moles. Hinc hianti-
bus magis vulnerum labiis, infimul fic-
cato humentis fucci ftillicidio, flam-
mantur vulnera, febriunt ægri, fuppuratio perit. Inde malorum Ilias, cùm
naturæ coctionum fuarum facultatibus
deftitutæ fignum fit fuppurationis de-
fectio. Tunc enim *fluidorum* & *folido-*
rum potentiæ peffumdantur, ipfiffimæ
triturationis & pifturæ artes. Interim
folidis fpafmo rigentibus, *fluidis* igne
flammantibus atque turbatis, impuratus
reftat fanguis. Inde febres, quibus fua
quoque fibi fecit chymicus ignis *febri-*
fuga. Sed qualia ? ignes ignibus objec-
ti. Nova ergo bella, novæ Medicinæ
belligerandi artes ! Urgent, alienæ-ne
vires *China* funt? alienæ-ne *Ipecacuanha* ?
Hæc quippe frigidorum remediorum
ditionis ufquamne fuerint ? Interim illic ignis febrilis reftinguitur ignis, hîc
(in dyfenteriâ) folvuntur flammatæ
partes. Ita quidem; at quo Chymiæ opprobrio ! Sic enim à *vegetabilibus* unis
expectanda venire vera remedia evinci-
tur. Nec immeritò, id enim fpondent
Herbarum gremio fata, fub Creatoris fi-
gillo (quod fuperventuræ cœli benedi-
ctionis non obfcura teffera eft) fanitatis femina vera; has ergo vertendo mutat

Chymiæ ignis, ſicque perdit commiſſas
herbis à Creatore illarum cum humano
corpore concordes convenientias. Ejuſdem originis & familiæ ſunt, quæ verè
ſunt, veraque audiunt *anodyna, papave-
rina* intellige, quæ de *vegetabilium* gen-
te oriunda, germanas ſedativas virtutes, his inſitas herbis à Creatore, quales illius inſtituto recepêre, profundunt
ægrotantium ſolamini. De *mineralibus
anodynis*, non item, quæ cùm fœturæ
ſint ignis torturæ, non alias quàm quas
ab igne obtinent, fundent energias. At
quo cœco cùm corporis ægri rebus con-
curſu, intelliges, cogitando quorsùm
& quò uſque per morbum à naturâ re-
ceſſit *fluidorum* & *ſolidorum* concentus,
diſſiliitque æquilibrium. Inde putabis,
quæ ex utrorumque diſſidiis accreverunt
his & illis qualitates aſcititiæ, ſapores novi, novi elateres; tum comparatis utrinque factis adventitiis hinc à morbo, illinc ab igne virtutibus, videbis quo nu-
mine duce, aut quàm cœco conſilio,
remedii peregrinas vires à Creatoris inſtituto, fortè an benedictione, alia, cum
alienatis humorum vitiis commiſſurus
es. De *narcoticis* vegetabilibus meliora
audies, quia tutiora; nam ſucci ſunt
virgines, ignibus utpote intacti, virium
quas à Creatore habent fidei tenaces;
hinc

hinc *narcotica* vegetabilia sunt, quorum
laudes & successus felices ad vulnera ex-
tollunt Medico-Chirurgi. *Saturniania*
fide, si voles, sed cui vide; quas enim
in nervos exerunt vires, illorum fran-
gunt, non emendant *tonum*, enervant,
non sedant; mulcere pollicentur partes?
perdunt & emasculant. Invenies qui à
volatilibus spiritibus tùm salinis, tùm
oleosis vix se temperant; sed quo non
periculo, iis à remediis quæ primo sui
in stomachum ingressu derepentè se re-
solvunt, illam corporis centro panden-
do virtutem, quæ dissitis longiùs partibus, vulneratis nempe destinatur? Interim frustrato vulneris loco, sanguinis
incendiorum, inflammationum, milleque dolorum hinc ampla seges. An minora metuis à *sudoriferorum mineralium,
sulphureorum* aut sulphuratorum usu?
Imò in his remedia concipito *explosiva*,
quæ subitò *ecclampsim* concipiendo, intra
sanguinem & spiritus fulguriunt, unde
accensiones illius, *spasticæque* horum
ataxia. Verùm ab hujusmodi fulguran-
di rationibus, adeòne distat *Kermetis
mineralis* incentivum & ardens ingenium? Illud tamen ipsum est ignitabu-
lum quod hodie ubertim & promiscuè
singulis & omnibus indulgent. At tædet
coctam hanc recoquere crambem.

V.

TAM gravia sunt quæ à Chymiâ utrique Medicinæ, *Clinicæ* simul & *Chirurgicæ*, impendent pericula! Esto, inquiunt, ab eâ quæ *Paracelsi* fuit. At quorsum hîc refricari Paracelsi memoriam, quæ dudùm extincta, suo cum *sonitu periit*? Ut quid hanc nobis obtrudendo revocare? Quid nobis & illi? Quid vobis & illi? Commercii tantùm & affinitatis, quantùm quadrat cùm scholâ, & medicaminibus Chymiæ illius, plurium è vestris Medicina recens. Ecce enim palàm & altè sonare audis *Paracelsi* & asseclarum illius nomina & remedia, *Lilium Paracelsi*, *sal Glauberi*, titulo non re mirabile, *Kermes minerale*; ex furnis enim Glauberi prodiisse clamant. Jam liberum sit & publicum cum Medicastris, moribus & Medicinâ *Paracelsi* dignis, consultationum misceri alloquia; his enim ecce se hodie commodant *Hippocratis* Medicinæ Magistri, Ampliùs, sodalitii sui consortem, talis *chymicastri* medicaminibus, arcanis (quæ jactabat) oculis & auribus auscultando, peremptum nuper vident, silentque. Posthàc, ex his tam minacibus initiis quæ Medicinæ intereunti præludunt, in futurum monendo prospicere.

parergon erit , & animi timidè pavef-
centis inane lamentum ? numquid non
urgeret præsentia *Turni?* Tam præsens
adest *Paracelsi* medicantis adoptatio!
hîc enim Chymiæ cuilibet moveri li-
tem nemo putaverit , veram quam adop-
târunt noſtræ Medicinæ Patres , retineri
volumus , ab illius ingenio reſilire nunquam approbaturi. Verùm ab eâ fidem
& animos Medentium optamus aliena-
ti , quam adversus *Paracelsi* ſectam in-
ſectati ſunt. Interim , vulnerum hîc cu-
rando cicatrices , obductam olim facultatis vulneri cicatricem nolimus refricari , præteritos illius de chymicaſ-
trorum remediis renovando dolores ,
aut horrores revocando. Solùm monea-
tur Chirurgia inſtrumentalis , ne quæ
malæ aves, *minerale Kermes* , Medicinæ dogmaticæ malo , illi aſportârunt,
eò , versùs avolando, hâc eâdem aurâ
infelici illam inficiendo funeſtent. De-
diſcat nuſquam Chirurgia , quo pericli-
taretur diſcrimine , ſi rebus Chymiæ vel
ignibus ſe commodando , medicamina
quæ parant, *vulneraria* , *balſamica* , ut
ſonant apud vulgus , tùm *digeſtiva* , *ſu-
doriſera* , vel ſanguinem dicta purantia
adoptarent , toxica omnia plerùmque ,
humoribus examurcandis tam inſanè
ſervientia, ut turbent eos miſceantque

magis. His quidem præclaris nominibus & titulis se sistit *Kermes minerale*, sed ab eo cavebit; spurium enim est medicamenti genus, virtute anceps, Medicinæ ambiguum, remedii simulacrum, boni capax vix ullius, nullius tenax, inanibus & inexploratis viribus collaudatum, vulneratorum ergo periculis experiendum. Quid ergo de *Kermete minerali* Chirurgiæ instrumentali dicendum erit? Id ipsum quod de *causticis* instrumentorum loco sufficiendis, repudium. Attamen sua maneat *cathæretica* merita laus, quæ sua inter usum loca norunt & opportunitates. Solùm secum velimus expendat Chirurgia, numquid non paulò nimis igni parceret, ubi curta venit illi ferri scindentis facultas? Quos enim morbos non sanat ferrum, persanandos igne jubet *Hippocrates*, ustionem intellige, quæ quantùm illius consuevit Chirurgiæ, nostræ desuevit tantùm. Igitur quid si ignitorum Chymiæ causticorum loco, tumores bene multos ferro insanabiles, igne Hippocratico persanare aggrederetur? Exemplo veniunt *parotides* & *steatomata*, quæ strumarum quid celant; utraque enim candente ferro Medicinæ Chirurgiæ efficaci expedire solitum fuit. Artis Chirurgicæ honori caveretur, *scrophularum*

lupiarum, *steatomatum* similisve recon-
ditioris naturæ abscessum curas, ad artis
magistros revocando, quas vulgò medicastrorum, muliercularum, mona-
chorum, & chymicastrorum pulveribus, *emplastris*, *balsamis*, similiumque
titulorum mendaciis delegari videt. Jam
enim moris & usus est manu peritis *(a)*,
ferri virgulam extremâ sui parte can-
dentem, mediam per fistulam argen-
team, ad imas usque *apophysis* spongias
medullares, cariosas feliciter intromitte-
re. Eccur hanc ad normam *strumarum* cæcos recessus sensim sic & leviter ustulan-
do, quidquid fundi occultant maligni,
deterere non tentaretur? Minus certè
hinc periculi, quam ex *corrosivis* *(b)*,
contactu quorum, unâ cum hæmorrha-
giis & doloribus carcinoma invitatur,
tandem & obtinetur. Nihilominùs tamen *septicorum* impotens eò versùs rapit
amor? Saltem sint arrosionis expertia,
qualium felicitatem Medico asseruit
mammæ cancrosæ persanatio *(c)*; sed iisdem admisto *Mercurio* dulci non pauco, laudato hîc singulariter. En ergo,
plaudendo reclamant, non adeò dam-

(a) *Bernerus*, de fungo mammar. 396. de usu
aëris.
(b) Ibid. 472.
(c) *Berner.* ibid.

nosa Chirurgis (vel etiam mercurialia)
Chymicorum medicamina. Conceditur.
At ubi chymicum omne suum exuerint ; solâ enim singulorum suorum glo-
bulorum tam multorum speciali *gravi-*
tatione juvat hîc *Mercurius*: tanto prop-
tereà securior, quanto pluries *sublima-*
tus, ignis chymici vim omnem & per-
sonatum deposuerit.

Ergo quos Morbos non sanat Chirur-
giæ Ferrum, non sanat Chymicus
Ignis.

F I N I S.

INDEX

QUÆSTIONUM MEDICARUM.

FINIS INDICIS.

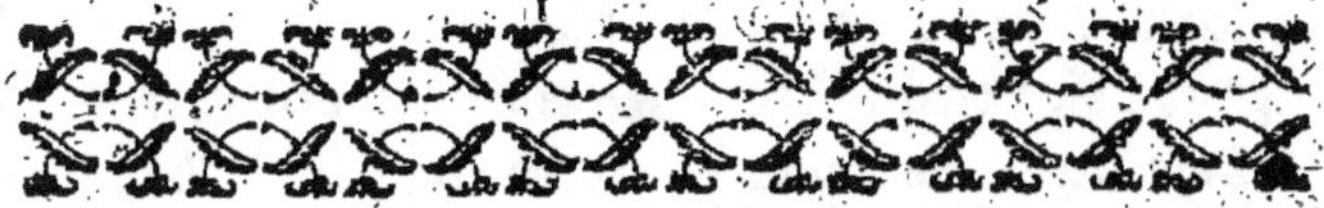

TABLE
DES MATIERES

Contenuës dans le II. Volume de
cet Ouvrage.

A

Fin de la Table du II. Volume.

ERRATA

du Second Tome.

PAg. 14. *lign.* 26. *en marge.* fur toute *lif.* fur-tout.

P. 34 *lign.* 15. l'habitu- *lif.* l'habitude.

P. 41. *lign.* 1, 2. medier *lif.* méditer.

P. 236. *lig.* 15 ait. *lif.* air.

P. 265. *ligne derniere.* Aph. 36. *lif.* Aph. 30.

P. 376. *lig.* 1. pout *lif.* pour.